中医实践论语

主　编　王心东
副主编　王　放　王　杏

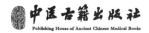

图书在版编目（CIP）数据

中医实践论语/王心东主编. —北京：中医古籍出版社，2020.9

ISBN 978-7-5152-2159-5

Ⅰ.①中… Ⅱ.①王… Ⅲ.①中医临床—研究 Ⅳ.① R24

中国版本图书馆 CIP 数据核字（2020）第 160030 号

中医实践论语

主　编　王心东
副主编　王　放　王　杏

策划编辑	姚　强
责任编辑	李　炎
封面设计	韩博玥
出版发行	中医古籍出版社
社　　址	北京东直门内南小街 16 号（100700）
电　　话	010-64089446（总编室）010-64002949（发行部）
网　　址	www.zhongyiguji.com.cn
印　　刷	北京建宏印刷有限公司
开　　本	710mm×1000mm　1/16
印　　张	21.5
字　　数	364 千字
版　　次	2020 年 9 月第 1 版　2020 年 9 月第 1 次印刷
书　　号	ISBN 978-7-5152-2159-5
定　　价	68.00 元

编委会

主　编　王心东

副主编　王　放　王　杏

编　委　袁　兵　李　政　王志甫
　　　　　王　平　张风梅　杨少玫

内容简介

本文汇集了作者45年来在中医临床专业实践中的笔耕奉献,分为学术探索讨论、临床研究细论、医圣药用概论、实践经验综论四个部分,展示了作者对中医药事业的执着热爱。

全书内容丰富,主题鲜明,发掘有深度,继承有新意,创新有依据,立论凸显特色,语言深刻独到,有显著的科学性、先进性和实用性。

本书可供从事中医药临床、教学、科研及管理工作的中医药和中西医结合人员学习参考,也可供全国各级各类中医药、中西医院校师生以及中医药爱好者阅读。

目　录

学术探索讨论　　001

脑络病辨证 …………………………………………………………………… 002
三焦的实质探索 ……………………………………………………………… 007
《五十二病方》治则学初探 …………………………………………………… 015
《五十二病方》中人部药的应用初探 ………………………………………… 020
浅析《伤寒论》中"三焦"名称含义及急症应用 …………………………… 024
中医药诊治非典型肺炎的初步认识 ………………………………………… 027
中医药防治禽流感知识 ……………………………………………………… 033
浅淡中医"治未病"及"多元并治"理论在脑动脉硬化症治疗中的应用 …… 034
试论"七情"在病因学中的地位 ……………………………………………… 037
浅谈临床检查在中医诊断中的作用 ………………………………………… 047
胆汁促进食物消化的原理新识 ……………………………………………… 049
《伤寒论》痛证治法概述 ……………………………………………………… 050
《伤寒论》通借字例释 ………………………………………………………… 053
桂枝汤归属新诠 ……………………………………………………………… 056

再谈桂枝汤解肌发散仍应归属解表剂 060
桂枝汤治疗病毒性感冒作用原理初探 063
《伤寒论》神志病证治 068
中医临床治疗学浅见 073
《中医病证诊断疗效标准》学习简介 081
进一步认识和发挥中医药的特色与优势 084

临床研究细论 087

中风回春膏治疗中风后遗失语症 088
大方复方治疗中风病急性期临床观察 091
凉肝通络汤治疗高血压 096
速效救心丸治疗高血压病临床观察 101
宣散与清解针并用对外感高热症的速效降热临床研究 105
综合自然疗法治疗脑中风后遗症 111
小续命汤合黄连解毒汤治疗中风后遗 113
"灵香牡蛎汤"治疗肝胃气滞型胃十二指肠溃疡 115
温经络照射肺俞穴治疗哮喘病的初步报告 121
重苍平渊汤治疗鼻渊病（慢性副鼻窦炎）的随机对照临床观察 124
安宫牛黄丸治疗中风后遗失语症 128

医圣药用概论 133

《伤寒论》药物大剂量应用概况 134
《金匮要略》药物大剂量应用概况 141
麻黄的重剂量应用与概况 148
生地重量应用治疗急重症和疑难病概况 159

细辛特异用量治疗急重症和疑难病概况	166
半夏重量应用治疗急重症和疑难病概况	174
柴胡重量应用治疗急重症和疑难病概况	183
桂枝的大剂量应用概况	191
《伤寒论》桂枝平冲制悸原理探讨	197
《伤寒论》桂枝解肌发散功用浅说	203
葶苈子通腑化痰作用在中风病急性期的应用概况	207
重用地龙治疗出血性脑卒中概况	211

实践经验综论　　213

葶苈子治疗中风病的体会	214
重用苍耳子治疗鼻渊病	216
局方神术散治验	219
经方合用治疗发作性睡病	222
桂椒散外敷治疗肝硬化腹水	224
中药大黄治疗复发性口疮39例	226
重用地龙治疗泌尿系统结石	229
重用黑甘草治疗支气管扩张咯血	231
导气除燥汤治疗急性前列腺炎30例小结	233
浅谈肝病乏力的辨证施治	235
"木防己汤"治疗胸胁痛临床经验	238
黄疸肝炎急性期的两种合并型证治	244
脑血管病中医治验10法	253
从络病论治失眠症的临床经验	259
难治性高血压的中医临床证治经验	263
阳和汤加味治疗重症肌无力	266

治疗冠心病心绞痛经验 …………………………………………… 268
冠状动脉粥样硬化性心脏病的证治经验 ………………………… 272
中医心痛病的诊断、辨证要点及治疗经验 ……………………… 278
脑卒中的防治经验 ………………………………………………… 283
脑血管病的中医内病外治疗法 …………………………………… 289
中风病预防常识 …………………………………………………… 300
高血压防治的误区 ………………………………………………… 313
糖尿病用药七大误区 ……………………………………………… 317
脑血管病的预防常识 ……………………………………………… 320
颈动脉斑块的中医药证治指南 …………………………………… 325

学术探索讨论

脑络病辨证

脑是中医藏象学说中的重要脏腑，络病学说是中医学的一个重要理论，运用络病学术观点指导辨治中医脑病，是中医学理论向微观深入研究和宏观扩大发展的切入点，也是进一步提高中医临床疗效的突破口。现结合国内近年来有关络病学说的研讨，就脑络病临床辨证的认识体验作初步整理探讨。

一、脑络脉与脑络病概述

脑与经络的联系广泛而密切。手之三阳经络从手走头，终于脑部；足之三阳经络由头走足，起于脑部；厥阴肝经连目系，出入额，上行与督脉会于头顶部；肾的经络从肾上入肺，沿喉咙挟舌根部，与脑相通；脾的经络挟舌本，散舌下，也与脑相通；任脉通过颈部达下唇内，上龈交至两目下；督脉由项部进入脑内，并沿头正中顶部、额部、鼻部到上唇系带处。手足三阳与手足三阴是表里对应关系，手足三阴经络也作用其间。所以十二条经络及任督二脉的气血阴阳都与脑直接或间接相通。

经络是经脉和络脉的总称。经有路径之意；经之支脉旁出者为络，经脉是主干，络脉为分支；络脉又包括别络、孙络、浮络及血络等，故有网络之意，犹如树之形状。别络乃十二经脉与任督二脉各一支别络，再加上脾之大络为十五别络，如《灵枢·邪气脏腑病形》曰："十二经脉，三百六十五络，其血气皆上于面而走空窍。"经络的作用是运行气血，联络脏腑。调节上下，沟通内外入于脑部的络脉同样具此功能，并且其由形态大小不一、级别各不相同的脑络脉互相联系，纵横交错，构成了如环无端、往复周行的脑络脉循环网络，此与脑经脉主干的线性分布有所不同，把脑部上下、头面内外、五官七窍、皮肉筋脉等组织器官连成了一个有机的奇恒之腑。这种脑络脉密如蛛网、遍及全脑、分布广泛的组织结构，是脑髓组织功能与全身全脑各部位贯通营卫、环流经气、渗灌气血、输布津液的桥梁，对人的生理病理功能至关重要，故《难经·二十三经》曰："别络十五，皆因其原，如环无端，转相灌溉，朝于寸口、人迎，以处百病，而决死生也。"

脑络脉汇集网织于脑窍，与脑部经脉共同荣养形成了脑主神明生命、脑统血脉运动、脑为纯阳清窍、脑司思维感知等功能。在病理情况下，脑络脉又是脑部病邪转变的通路，所以脑对脑络脉的网络结构及其贯通营卫气血的作用非常紧密又高度依赖，二者互相依存，互相影响，相合嵌辐辏，须臾不分离。再加上脑络脉非常细小狭窄，阴阳气血运行相对缓慢，脑腑气血汇聚数量相对有限，使脑对缺气缺血高度敏感，易致邪滞脑络，痹阻难解，一旦受害，则不能速愈，恢复较慢，或虚实兼夹，或倾刻致命，给临床治疗带来了相当的难度，正如《张聿青医案》云："直者为经，横者为络，邪既入络，易入难出，势不能脱然无累。"

简言之，脑络病就是脑部络脉受邪而致脑络脉功能失调所表现的病证，六淫侵犯、七情过极、痰饮瘀血、外伤虫积、秽物中毒、饮食失常以及失治误治等，均可作用于脑络，导致脑络脉瘀滞、枯虚、创伤、毒蚀等多种病因，互为因果，形成郁闭胶凝、顽难锢结、反复难愈的脑络脉病机病变特点，临床常表现出各种麻木、瘫痪、头痛、舌謇、视盲、头风、耳鸣、口眼歪斜、痉挛、震颤、眩晕、抽搐、中风、癫、痫、厥等病症。

二、脑络病的十纲辨证

（一）挚领脑络阴阳纲要

尽管脑络病病机复杂，但脑络病的基本矛盾概括而言就是阴阳失调，故脑络脉的阴阳辨证是脑络病辨识病症性质的总纲。《灵枢·百病始生》指出："阳络伤则血外溢，阴络伤则血内溢"，表明络有阴阳两类。脑之络脉，大抵循行在脑外、在气分，属阳络；在脑内、在血分，属阴络。手足三阳经络之络脉病属阳络病，从人身之背入于脑的督脉其络脉病也属脑之阳络病，而足少阴肾、足厥阴肝、足太阴脾的络脉病则属于脑之阴络病。如脑络脉受邪引发的头痛病症，太阳病头痛在头后部连于项，少阳病头痛在头两侧，阳明病头痛多在头前额，以上均属脑之阳络病；太阴病头痛多全头痛，沉重如裹且常有痰，少阴病头痛发作剧烈并气逆足寒，厥阴病头痛多头顶痛伴吐涎沫，以上均属脑之阴络病。出血性中风，血外溢，为脑之阳络病，缺血性中风，血内凝，为脑之阴络病。以脑络脉本身的阴阳本质病变而言，证现属热、性实、症急，属脑之阳络病证；属寒、性虚、症缓，属脑之阴络病证。如痫病的邪阻脑窍、闭阻络脉致昏冒僵仆、肢体抽搐，常分阳痫与阴痫辨治，阳痫脑络偏实热，阴痫脑络偏虚寒。总之，脑部络脉阴阳功能失调或阳络与阴络各自病变，易致脑部络脉阴阳的盛衰偏颇或互相转化，要分清阴阳络脉类别与病性，抓住本质，执简驭繁，补偏救弊。

（二）区别脑络表里层次

夷考其原，经络的循行规律是，阳经行于肢体外侧，阴经行于肢体内侧。络脉是经脉的分支，同理，在肢体外侧有络脉，在肢体内侧也有络脉。脑络脉的分布又呈树状、网状，脑部络脉自然当有脑之表络外络和脑之里络内络的位置区分。脑络脉既是颅脑生理机能的渠道，表里脑之络脉就同样是颅脑病变的途径，因之，同属络脉络病，均可既能新病初病入于络脉，又能久病慢病入于络脉，即初病入络与久病入络是络脉病变的表里两种位次的不同表现形式，其内外络脉均可受邪犯祟则是其相同一致的本质，这是络病学说层位辨证的完整含义。所不同的，只是外表层脑络多六淫外伤，属外感诱发病因，内里层脑络多痰瘀胶结为患，属内伤直接病因。如面瘫，多因正气不足，经络空虚，风邪乘虚入中阳明络脉，使颜面一侧营卫不和，气血痹阻而发病，属表层脑络病变。偏头风（三叉神经痛）有外感侵袭，有内伤诱发，外邪致病若日久不愈常循经入里络，而内伤致病又多易感受外邪，使表络瘀滞，里络阻遏，病情复加严重，此表里脑络并病是本病的一大临床特点。中风病中经络的半身不遂症是脑部表络发病，中脏腑的半身不遂症则是脑之表里络脉同时发病。一般而言，脑之表络病症相对病程短、病情轻、较易治疗，而脑之里络病症则相对病程长、病情重、较难治愈，表里脑络同时有病则不啻缠绵难愈。

（三）把握脑络虚实状况

脑系纯阳清窍，诸阳之会，十二经络之气与五脏六腑之精皆汇聚于头，通过脑络脉的作用又统领脏腑。若邪之所凑，侵犯脑络，使脑络血行不畅，络道结滞，则易产生气滞、血瘀、痰阻、热积等脑络实症病。脑为髓海，聚精会神，藏而不泻，通过脑络脉的气血濡养，传导通达，调节全身，使人府精神明，轻劲多力，伎巧智慧，灵动活验。若脑髓不足，则脑络失养，气血不荣，使人脑转耳鸣，胫酸眩冒，目无所见，懈怠安卧，此为脑络虚证病。正是邪气盛则脑络实，精气亏则脑络虚。临床所见，脑络病易虚易实，有盈有缺，有单纯的脑络虚症或单纯的脑络实症，更多的则是常见多发的脑络虚实兼夹病症。蛛网膜下腔出血的头痛、项强，是风火痰瘀直中督脉脑络，属脑络实病症。偏头风的阵发性、电击样、烧灼样头痛，乃脑不通，络脉血瘀，也是脑络实病症。以头部及四肢震摇颤抖为主症的震颤病症为脑络失养，运动失司，多属脑络虚症或以络虚为本。脑动脉硬化症的眩晕昏闷、耳鸣脑响、失眠健忘，多属脑络痹阻与脑络枯虚共有病，是络实与络虚相兼病症。

（四）明辨脑络寒热性质

寒为肃杀之气，伤于脑络，为祸酷烈，而火热阳毒，损害脑络则其变速，其势彰，其害大，故分辨脑络脉的寒热病性，对脑络病的辨证非常重要。《素问·阴阳应象大论》云："阳盛则热，阴盛则寒"，《素问·调经论》云："阳虚则外寒，阴虚则内热"，邪伤络脉，证现寒邪侵袭脑络和脑络脉本身的阳气不足易产生脑络寒症，热邪犯扰脑络和脑络脉本身的阴液亏虚易产生脑络热症。如伤寒由表入里，传入厥阴，厥阴络脉会于巅顶，寒邪循络脉上逆，可见脑冷头痛病症；内伤久病，脑之元阳亏虚，络脉阳气不展，清阳不行，阳气不达四肢，可见头昏、晕厥、肢冷病症。前者多见于颅内高压性头痛、颅内低压性头痛等现代疾病，后者常见于心脑缺血综合征、自主神经功能紊乱、颈动脉或椎基底动脉供血不足等疾病。再如因外感六淫或受疫疠之气，郁滞脑络，化热生风，可见热厥抽搐、头痛语謇、神昏瘛疭病症；久病失养，脑络脉枯虚，络阴不足，阴虚阳亢，可见头晕胀痛、面部烘热、视物不清、脑内烦热病症。前者常见于流行性脑脊髓膜炎、流行性乙型脑炎等疾病，后者常见于高血压病、中风先兆症等疾病。

（五）分清脑络急缓病症

脑络病多因外感六淫，猛悍剽疾，内伤七情，陡强过激，痰饮瘀血，凝滞固结，浊物中毒，阻塞暴戾，造成邪气直接作用于脑络而发病，或由脑部经脉及脑髓脑腑病邪传导脑络所致，形成错综复杂、多元相关的病因病理，常表现为急难或急危重难病症。因此，明辨轻重，权衡缓急，拯急救难，防止贻误病机，显得十分迫切而突出。临床上因脑络脉病变招致的急性病症有：风火痰瘀并走于上、阻滞脑络而致半身不遂、口眼㖞斜、言语蹇涩，或有猝然昏倒的中风急病，如脑出血、脑血栓、蛛网膜下腔出血、脑栓塞等；有阴阳失调、气机逆乱、脑络气血不相顺接引起的突然昏倒、不省人事、四肢厥冷、脉微欲绝的厥脱急症，如各种原因引起的休克、低血压、脑血管供血不足等；有阴虚阳亢、热盛动风、风袭脑络发生的肢体抽搐急症，如癫痫、流脑、乙脑等；有气血不和、清浊相干、痹阻脑络的急性头痛病症，如丛集性头痛、脑动静脉畸形、三叉神经痛等。凡不属于脑络脉的急性病变均为脑络缓病，如中医的颤证病、痿躄病、痴呆病、麻木病等，当然其中某些病症类型或阶段也有急症表现，但总体来讲多属缓证。西医的帕金森病、脑动脉硬化、脑萎缩、脑积水、肌收缩性头痛、遗传性共济失调病、视神经炎、脑外伤后综合征、脑神经衰弱等，以及前述急性病症后的恢复期、后遗期等，多属脑络病非急性病症。实践中了然脑络脉之急缓病情，有利于急症急治、拦截病势，挽狂澜于既倒，缓病则宿邪缓攻、徐图复正，切莫造次而孟浪。

以上十纲辨识脑络病，实乃临床粗浅的认识思路和运用方法，在实际应用中，它们之间又是相互联系不可分割的，要灵活运用和合并使用，如辨别脑络之浅深必须与脑络病之性质及病势的盛衰结合，辨别脑络之类别又必须与脑络病之表里寒热虚实急缓联系。脑络病的病理变化及表现常常多种多样，阴阳表里、虚实寒热、急缓轻重常相互交织在一起，形成纷纭复杂的病症局面，在一定条件下，脑络病的各种病理性质类型还可以出现不同病情的传变和转化。因此，临证当综合分析，细心斟酌，全面正确地把握脑络病的实质。

参考文献

[1] 王永炎.提高脑血管疾病疗效难点的思考.中国中西医结合杂志，1997（4）：195-196.

[2] 史常永.络病论发范.中国医药学报，1992，7（4）：3-10.

[3] 周小青.络病辨证.中医杂志，1997，38（10）：584-585.

[4] 雷燕.络病理论探微.北京中医药大学报，1998，21（2）：18-23.

[5] 周小青，刘建新，宁晓然，等.论初病入络.湖南中医学院学报，1997，17（3）：4-5.

三焦的实质探索

关于三焦的实质探讨,近代争论不休,究指何物,迄今尚未定论,在理论和实践中欲正确地认识和探索其实质,急需首先正确地认识三焦的概念。我们温习历史上有关医学经典著作及论述,体会到三焦的概念相当复杂,经反复辨析,认为整个三焦有"广义"和"狭义"两种概念含义,对此仅做粗浅讨论,不当之处,敬请指教。

一、对广义三焦的认识

中医学的基本理论是在历代医家长期深入实践的基础上,在反复验证总结经验的过程中,逐步发展完善的。我们认为三焦有一广义的概念,也是在有关中医经典著作中,从其所记载的一些特点性能方面所寻绎认识到的,其主要表现在以下三个方面。

(一)实质特征

众所周知,中医学的藏象学说体现在《内经》《难经》等经典著作和历代有关医学家的著述中,都有其组织、形态、结构以及生理、病理等方面的描述,尽管它与现代医学的脏腑组织解剖和生理功能、病理征象不尽相同,但它们都有一定的物质基础,三焦亦当不离其外,如《灵枢·营卫生会》曰:"上焦出于胃上口,并咽以上,贯膈而布胸中";"中焦亦并胃中,出上焦之后";"下焦者,别回肠,注入膀胱,而渗入焉"。《难经·三十一难》云:"三焦者,何禀何生?何始何终?""三焦者,在心下,下膈,在胃上口";"中焦者,在胃中脘,不上不下";"下焦者,当膀胱上口……,故名曰三焦"。

(二)生理功能

有其实质的存在,就有其一定的作用和功能活动,故《难经·三十一难》说:"三焦者,水谷之道路,气之所终始也""上焦"主内而不出,其治在膻中,

"中焦"主腐熟水谷，其治在脐傍，"下焦"主分别清浊，主出而不内……其治在脐下一寸。《灵枢·营卫生会》亦说："上焦如雾，中焦如沤，下焦如渎"。

（三）病理现象

病理变化及征象是生理功能活动的异常所致，所以《灵枢·五癃津液别》曰："阴阳气道不通，四海闭塞，三焦不泻，津液不化，水谷并行肠胃之中，别于回肠，留于下焦，不得渗膀胱，则下焦胀"。在《沈氏尊生书·三焦病源流》上有这样的记述："上焦如雾，雾不散则为喘满"；"中焦如沤，沤不利则留饮不散，久为胀满"；"下焦如渎，渎不利则为肿满"。

据上所述，可以看出这三焦部位是大的，功用是广的，其病理变化相应地呈全身性。因为这种三焦主司人身气化，主水谷精微的蒸发、敷布、吸收、运化和排泄。故若气化不通，则水谷精微道路滞塞，三焦气化泻利无权，就不能充分发挥其"雾""沤""渎"的作用，于是表现出上为"喘满"、中为"胀满"、下为"肿满"的病理症状，因而便不能达到宣发、灌溉、化物的目的。如果说这种三焦是五脏六腑气化功能的总体现，那么，水谷精微气化为精、气、血、津、液而敷布全身，则必应在一定的基础上所进行，这种基础，即是三焦气化所在场所——实质组织或物质形态。

在祖国医学历代重要医著上，对三焦的实质形态结构很少提及，以致后人无法"按图索骥"，形成中医学理论上一大悬题。为了揭示其三焦实质，古医家多从《素问》《灵枢》《难经》等书所论述的部位、功能及病理征象上去寻找其基础。历来沿用至今的三焦概念，多是指人体脏腑部位划分的总和概念，即膈以上为上焦，膈以下至脐腹为中焦，脐以下为下焦（仅在分界线上各书稍有差异），但一般均共认三焦是一个整体，而上、中、下之分，也只是对不同脏腑的不同病症为便于辨证施治而划分的，所以《灵枢》《难经》相继有"分段三焦"的概念认识，今任应秋教授也有"三焦分段，成为脏腑的别名"的见解和观点，故上焦心肺主之，中焦脾胃主之，下焦肝肾主之，五脏六腑也就成为三焦的主要基础了。

但是，我们对此认为，这实际上纯粹是一种学术见解的三焦概念，确切地讲并无一种实质脏器，因为上焦主纳而不出，其功用也就是心肺的作用，中焦主腐熟水谷，其功用和脾胃功用一致，下焦主泌别清浊，其功用和肝肾功用无差别，所以《医宗必读》论述到："三焦者，人之三元之气也，总领五脏六腑，营卫经络，内外左右之气。三焦通则内外左右上下皆通，其余周身灌溉，和内调外,荣左养右,导上引下,莫大于此",颇有见地地总结了上述三焦的功能以及它的气化作用,并把它扩充到整个人体来认识,这就使我们对三焦的概念认识也较为清楚些,也使我们理解到三焦是"上雾""中枢""下渎"功能的综合。换言之,就是说这种三焦的概念是上、中、下人体部位的总代名称,是五脏六腑功能的总概括,也是五脏六腑特殊的气化功能的主导者。故又如《难经·六十六难》说:"三焦者,原气之别使也,主通行三气,经历于五脏六腑。原者,三焦之尊号也,故所止辄为原。五脏六腑之有病者,皆取其原也"。三焦以原穴为尊号,收敛摄纳上、中、下之气化,统领五脏六腑的含义自不待言,由此而成为中医传统理论和实践中一直认识并沿用的概念。我们亦赞同这种观点。但是,我们认为这种整体的三焦概念并非是三焦的完整的概念,它仅是全部三焦概念中的其中一种,是一种含义较广的三焦概念,因此,我们认为并确称其为"广义三焦"。

二、对狭义三焦的认识

中医学理论体系的完整性,在逻辑上是较为严密明确的,有其广义三焦的概念,亦有其狭义三焦的概念。博陈诸辈医籍,为我们进一步全面认识三焦概念,提供和取阅了原始素材,使我们朦胧地看到了一个确有实质脏器的三焦,其具体含义特点也体现在三个方面。

（一）实质特征

如《灵枢·本输》曰:"三焦者,中渎之腑也,水道出焉,属膀胱,是孤之腑也。"《素问·金匮真言论》云:"胆胃大肠小肠膀胱三焦六腑皆为阳。"《难经·三十九难》亦曰:"五脏各一腑,三焦亦是一腑,然不属于五脏,"又曰:"所以腑有六者,谓三焦也……此外腑也。"

（二）生理功能

在《素问·五脏别论》中说:"夫胃大肠小肠三焦膀胱,此五者,天气之所生也,其气象天,故泻而不藏,此受五脏浊气,名曰传化之府",在《素问·六节脏象论》中又说:"脾胃大肠小肠三焦膀胱者,仓廪之本,营之居也,名曰器,能化糟粕,转味而入出者也。"

（三）病理现象

《灵枢·邪气脏府病形》论述六腑之病态时说:"三焦病者,腹胀气满、小腹尤坚，不得小便，窘急，溢则水留，留即为胀。"《灵枢·胀论》论述五脏六腑之胀病也说："三焦胀者，气满于皮肤中，轻轻然而不坚。"《素问·咳论》亦曾讲到："久咳不已，则三焦受之，三焦咳状，咳而腹满，不欲食饮，此皆聚于胃，关于肺，使人多涕唾而面浮肿气逆也。"

于此，则可见三焦之又一斑，这种三焦为六腑之一。"腑有去者，亦与三焦共一气也。"既与它腑共为阳腑相联系而处于同一人体中，又相区别而有其一定的特殊性——"孤腑""外腑"。所谓"孤腑"，是与"脏"相对言之而无相合之意，即独立矣、孤单矣；所谓"外腑"，是指其功能较它腑突出、特殊。李中梓在《内经知要》中曾曰"十二藏中惟三焦独大"，就是指这种"外腑"三焦的其中一个主要特征。

另据《素问·灵兰秘典论》："三焦者，决渎之官，水道出焉"的论述来看，明显地在说这种三焦有开通闭塞、疏通水道的作用。此主行水的特点，我们认为只是起到了一个为五脏运输、排泄水液的渠道或通路的作用，也可说是五脏排泄水液的支河，仅仅只是如此而已，所以我们称此三焦为"狭义三焦"，虽仅如此单纯、狭义，然而却又是独特的、重要的。为什么呢？因为同诸腑的功能一样，此种狭义三焦也有其"泻而不藏"的特点。如胆藏精汁，苦降消食，胃受纳下传，腐熟水谷，小肠受盛化物，分清别浊，大肠传导变化，膀胱贮液排尿，此三焦决渎行水，为水液代谢的道路，诸六腑"泻"则下行，"传"则化物运送，故"以通为用""以降为顺"，此三焦正是具此特性，方将水液、湿浊向下疏通，向外排泄。《素问·五脏别论》曰"腑"性："此受五脏浊气，名曰传化之府，此不能久留输泻者也。魄门亦为五脏使，水谷不得久藏"。五脏凭借六腑之一的三焦的"通""降"特性，利用这种排泄水液的道路，才能使脾得三焦而能运化水湿；肺得三焦而能通调治节；肾得三焦而能使气机疏散宣泄，是以五脏六腑之湿浊皆出之于三焦，皆使用于此三焦。若这种狭义三焦的"通""降"之性失职，腑气不通，河道阻塞，也可直接或间接地影响及五脏，所以与诸腑比较而言，这是它不同而为"孤腑""外腑"的特殊之处。

或问：既然"决渎行水"是六腑之一的狭义三焦的独特功能，那么与广义三焦的概念中的一个含义，即《灵枢·营卫生会》的"下焦如渎"的论点岂不是一致吗？此正是关键所在。我们知道，中医名词术语，是一词具双重含义，或一词多义，此处细品原著，始可知《素问·灵兰秘典论》所称的"决渎行水"是六腑之一的功能仅是排泄、传输水液，具"泻而不藏"的特性，是一

"传化之腑"。而《灵枢·营卫生会》的"下焦如渎"是对下焦所属脏腑功能的总概括，即此下焦有"济泌别汁"的作用。"济泌别汁"指既有吸收精微的一面，又有渗利糟粕的一面。下焦居寄肝、肾、命门、膀胱，既有"泻而不藏"的"传化之腑"；又有"藏而不泻"的"脏"器，脏腑共处一所，共同担负"济泌别汁"的功能，完成"渎"的任务，这与六腑之一的三焦单纯的"决渎行水"功能大为不同，所以此篇中的"下焦如渎"是下焦部位中所有脏腑功能的集中概括，是不能与六腑之一的"决渎"词义含糊混淆的。至于六腑之一的三焦"决渎行水"与广义三焦"下焦如渎"中"泻而不藏"的"传化之腑"某些脏腑功能有相同之处，那是"三焦之腑"与"膀胱之腑"的共同"腑"性特征所体现，不同的是"膀胱之腑"深居下焦部位，为"州都之官，津液藏焉，气化才能出也"。在肾气与命门的作用下，才能发挥其功用，对"脏"器有直接的不可缺少的依赖性，而狭义三焦居处胃腹部，疏通水道，决渎行水，虽与诸脏腑互有影响和联系，但却无直接的依赖性，故有"三焦者，中渎之腑，水道出焉，属膀胱，是孤之腑"的论述，意指狭义三焦的运化、排泄水液功能同储存、排泄尿液的膀胱的功能无多大差异。今任应秋教授也曾认识到这一点，他说："三焦的生理，有似于膀胱，主要在行气通水"。表明二者同为水腑，共逐水液湿浊，但一究以气为主，气化则津液出焉，一专以水为主，决渎则水道出焉，是狭气三焦与之同处，亦与之异处。故又有"孤"意矣。

需要着重说明的是，《素问》《灵枢》《难经》等医籍关于狭义三焦的概念，尽管未指明其实质，但已粗略地给后人描述了一定的部位特征和病理现象，按照这些线索去追求其实质，总比无路可循好得多。遵"有诸内必行诸外"以及"藏之于内，形见于外"的中医辨证认识论，我们根据上述有关条文，可以看到，此种狭义三焦的病症多是"腹气满"，腹"胀"而"窘急"，且"不欲食饮"而有呕吐咳嗽涕唾，还有气逆、气满、溢水、浮肿现象，并明确交代病变"聚于胃"等，说明其病变部位明显地是在胃腹部，其病理变化是与水液不能正常排泄，腑气不能正常"通""降"有关，反证与前面讨论的"决渎行水，疏通水道"的功能是一致的。概而言之，此三焦的功能障碍主要表现为肿、胀、满的症候。

历代医家的有关著述及实践都证明，若这种狭义三焦决渎失职，行水不利，腑气不通，水气互结，便可上迫于胸膈"关于肺"而致咳嗽、浮肿，下及于少腹而致水胀、坚满，中可使胃腹部腑气不降而致逆气、腹满，"气满于皮肤中"，亦即此三焦病变处于胸膈以下、少腹以上，局限在相当于广义三焦的中焦部位，但是又不完全等同之，只是突出地表现于腑性的特征，因此认为这是一种特定部位的病变和症候，缘由水湿壅聚、腑气不通所形成，故多呈实证、阳证，所以治应泄水利湿、理气通腑。历代医家尤多这方面的实践，创立和积累了不少功效卓著、经久不衰的名方验方，并收录于各有关著述中传延后人。如单纯水湿壅聚，轻症，《明医指掌》用"四苓散"；重症，《伤寒论》用"十枣汤"。水液聚而偏热，轻症，《伤寒论》用"茵陈蒿汤"，《湿病条辨》用"黄芩滑石汤"；重症，《儒门事亲》用"导水丸"（牵牛子、大黄、滑石、茯苓）；若水聚与腑气不利同病，轻症，《儒门事亲》用"禹功散"（牵牛子、茴香），《中藏经》用"五皮饮"；重症，《景岳全书》用"舟车丸"；若上及于肺的，《三因极一病症方论》用"控涎丹"，《金匮要略》用"己椒苈黄丸"；下及于少腹的，《伤寒论》用"五苓散"，中则水湿伴腑气不降的，《金匮要略》用"甘遂半夏汤"等等，应用广泛，效验有证。当然，这些医家的临床和记载，限于历史原因尚未明显地区分出三焦的广、狭两种概念，故对其所治病症均未明言直接作用于这种"狭义三焦"，但他们所共同求责于"水湿壅聚，腑气不通"的病因病机，与此却是基本一致的，所以施治有桴鼓之应。至于影响其他脏腑，兼挟阴阳气血的病症及治疗，则属相关之病变，又另当别论。另外，后世近代中西医系对此病症的继承、发展和运用，限于专题，暂不赘述。

三、小结

上述扼要叙述和讨论，足见三焦概念不是单一的，而是广泛的，复杂的。现将广义和狭义的三焦概念及其实质特点、生理功能、脏腑特性和病变部位四方面特征，简要归纳列于表1。

表1 广义和狭义三焦区别

概念	实质特点	生理功能	脏腑特性	病变部位
广义三焦	人体上、中、下三个部位的总代名称及其所属五脏六腑组织结构功能的总代表	主司人体气化，统领五脏六腑，敷布吸收、运化排泄水谷及精、气、血、津液等	主"纳""运""出"，或谓主"雾""沤""渎"	其病变是在相应的人体上、中、下三个部位上发生的
狭义三焦	为六腑之一，是独立的"孤腑""外腑"	决渎行水，仅运化、排泄水液	泻而不藏，为传化之腑	其病变主要围绕"胃腹部"发生

分析两种三焦概念，可看出广义三焦概念的四方面特征，基本上包括了狭义三焦概念的特征，狭义寓存于广义之中，但广义又不等于或代替狭义，"广义"部位广，功能大；"狭义"部位局限，范围不大，功能相对较小。"广义"主敷布、吸收、运化、排泄水谷及精、气、血、津液；但"狭义""决渎行水"对精、气、血无直接作用，只能运化与排泄水液，无敷布和吸收精微的作用。因"狭义"是"广义"中的一个重要方面，且"狭义"又特殊于"广义"，故所述广、狭三焦概念，相互既有密切的联系，又有严格的区别。各自的四方面含义，必须认真分清而不能混为一谈，若偏执一点或缺乏整体的认识，则难免仍泾渭不明，莫衷一是。只有概念清楚，含义明了，才能合乎科学逻辑，有的放矢地比拟探讨，并进而顺藤摸瓜，追寻三焦下落。因此，我们认为在探讨三焦实质时，首先应当正确、全面地理解和掌握三焦的概念及其含义特征。

在我们认识三焦有广义和狭义两种概念的基础上，还须附带指出，近年有四种三焦概念的研讨总结（见《中医杂志》1980年（8）；以下简称《研讨》文），对此，我们有以下看法：

1. 关于广、狭三焦概念，并非仅限于《内经》所论，也并非只是《内经》中之一的三焦概念中的广、狭含义。在《内经》中有广义三焦的论述，也有狭义三焦的阐发，同样，在历代医家的有关著述中亦存在着有同有异的广、狭三焦概念的认识和记载，虽然大多含糊和混乱，无人系统地予以整理，致使三焦概念不统一，滥觞于各有关古医家笔下，但有一点我们可以认为，广、狭三焦概念及其含义特征，并不是如《研讨》文所言，仅限于《内经》专论，这大概是毋庸置疑的。

2. 发明于《难经》"有名而无形的"元气之别使的三焦，《研讨》文称为四种三焦之一。我们认为这种"元气之别使的三焦"所表现的仍然是"命门"的功能体现，是"相火"的同义语，其实质还是"肾间动气"这种三焦的根本。肾藏命门，相火游离别使于命门，因此，说到底还是肾与命门火的作用。肾与命门隶属下焦，仍属我们认识的广义三焦的范畴。

3. 临床上及温病学中的上、中、下三焦，《研讨》文也概括为四种三焦之一。根据这种部位名称，三焦的辨证和运用，我们仔细对照，认为也仍在我们讨论的广义三焦概念内容之中，在其"病变部位"所示的特定含义之中。

4. 至于湿温病病机术语的"少阳三焦"，《研讨》文也整理为中焦之一。我们则认为是临床上脾、胃、肝、胆、脏腑病变的病与病位的综合名称，主要是指明疾病发生在中焦部位，此亦属我们认识的广义三焦概念中的内容（当然，此种少阳三焦还包括有病性与病势等的辨证）。

总之，我们认为总结历代三焦概念的演变及形成是有一定意义的，但概括为四种三焦概念，似与中医经典和历代有关医家的著述认识有不尽相同之处，仍有较含糊、欠清晰之嫌。我们的指导思想认为，应从有关中医经典和有关医家的著述中，精求古训，博采众文，全面理解，正确认识，进而综合统一，精炼使用。因此我们将复杂的三焦概念概括划分为广义和狭义两种概念，力求符合中医经典和古代有关医家的完整认识，便于在科研、教学和临床中准确恰当、简明扼要地加以运用。当然，这两种三焦概念的认识总结，尚属管窥之见，是否可行，仍有待进一步讨论认识。

本文粗浅地讨论三焦的广义和狭义两种概念及其含义特征，试图为揭开"三焦"实质之谜提供研究认识的线索，若能在决定研讨三焦的进程方面起到一点有效的推动作用，则乃我们所幸之事。正确与否，恳待同道予以斧正。

《五十二病方》治则学初探

《五十二病方》[1]（以下简称《病方》）是我国已发现的最早的古医方书，书中记载了十分宝贵的治则思想的运用与经验，鉴于迄今尚无对早于《内经》及先秦以前的中医治则思想进行专题研讨的文献[2]，故为了全面系统地反映祖国医学治则思想的历史渊流和发展概貌，便于指导实践，更好地为临床服务，今特对此浅析如下。

一、治求标本

明辨疾病的标与本，是中医学处理具体矛盾的有效手段和措施，《病方》在其有限的病种、简要的文字中，比较明显地记载了祖国医学早期医疗实践中治求标本的具体用法，打下了后世执简驭繁、治求标本的思维基础。

1. 治本。如治金刃、竹木、跌打等诸伤病症，其中的一个方子是，"以续[断]根一把，独□长枝者二梃，黄芩二梃，甘草□梃，秋乌喙二……即并煎□熟，以布捉取，出其汁，以陈缊□□傅之"。续断，《神农本草经》云，主治"金疮痈，伤折跌，续筋骨"，本方即以此为主，调血脉，补肝肾，续筋骨，以治跌打损伤之病因之本；再如治"毒乌喙者"，方一用"屑芍药，以□半杯，以三指大撮饮之"，是对被毒箭射伤的病症，用芍药清热凉血化瘀止痛，以治其病机之本的治则运用。

2. 治标。对"诸伤"，"止血出者，燔发，发按其痏"，出血之际，新病即为标，病势急骤，当先止其血，后再求其出血病因，故急用血余炭，速即按在创伤处。又一方，"金伤者，以肪膏、乌喙□□，皆相□煎，施之"，由金刃所伤，疼痛为其现症主症，即用乌头镇痛镇静，以治其标症。

3. 标本兼治。"诸伤"方一，"燔白鸡毛及人发，冶[各]等。百草末八灰，治而□□□□□□一垸温酒一杯中，饮之"，本法用血余炭、百草灰收敛固涩，治出血之标，用温酒温通血脉，治伤病之本，对立统一，相互协调，标本兼顾。对"蚖"病，"䪽兰，以酒沃，饮其汁，以滓封其痏"，被毒蛇咬伤，内毒是其本，外伤是其标，内服兰草，以"利水道，杀蛊毒，辟不祥"（《神农本草经》语），并用酒冲服，以通血脉，散毒邪，取其药滓，封其伤口，施以外治疗法。此种汁滓皆用，内外合治，标本兼顾之法，足以提高疗效，值得推广应用。

二、区分缓急

根据病症的轻重程度和态势发展，以决定治疗的缓急宜忌，实是和求本之法紧密相连的治则，急则治其标，缓则治其本，此常理也。《病方》有关区分缓急的治则应用。从其记载和治疗特点来看，均多用外治之法。

1. 卒病急治。①固涩急止血："止血出者，燔发，以按其痏"，这种用血余炭外敷患处治诸伤出血的疗法，是中医药急症止血法的最早记载；②放血泄热毒：对"䫻"病症的治疗，"先上卵，引下其皮，以砭穿其脽旁"，用砭石在颊旁尻周围刺络放血，此乃一种使热毒外泄、肿消痛减的非药物急症治法。

2. 卒后缓治。"诸伤""令伤毋瘢，取彘膏、□衍并冶，傅之"，另有"以男子洇傅之，皆不瘢"，这些均是治疗创伤急症后，防治伤口愈合遗留瘢痕的病后缓治之法。

三、辨治异同

临床常见有病虽同而病机各异，病不同而病机则一的现象，故其治疗就有同病异治和异病同治之分。这种现代普遍应用的治则，在《病书》中可以找到最早的踪迹。

1. 同病异治：如书中载，①治"毒乌喙"病：一方，"屑芍药，以□半杯，以三指大撮饮之"；又一方，"取杞本长尺，大如指，削，舂木臼中，煮以酒"；另一方，"煮铁，饮之"；还有一方，"取䕏芜本若□芊一□□□□□□□□傅痏"，对这种被毒箭所伤病症，由于其证候不同，因此分别用芍药凉血止痛，用骨皮（杞本）清热退蒸，用铁镇心安神，平肝解毒，用川芎（䕏芜本）活血化瘀；②治"癃"病：一方，用"湮汲水三斗，以龙须一束并煮"；又方，"以水一斗煮葵种一斗，浚取其汁"；还有方，"取景天长尽，大围束一，分以为三，以醇酒半斗，三汤煮之，熟，浚取其汁，歊之"，由于患"癃"病的病机有异，故分别用龙须清热利湿，用冬葵种利尿通淋，用景天清热解毒。

2.异病同治。在这方面有用人尿配伍它药治疗许多不同病症的载述，如用人尿配伍蒿、桂、姜等煮沸以熏疟痔、配伍水芝煮陈葵种而治膏溺、配伍燔鹿角治被毒蛇咬伤的"蚖"病、配伍苦酒以治小腿部外伤的"胻伤"病症、配伍藜芦治"干瘙"病等。

四、三因治宜

祖国医学特有的因人因时因地治宜的用药个体化特点，强调人的禀赋体质类型，重视自然界气候对人的影响，注重方中药用的特性，既符合辨证施治的精神，也是整体观念的实际运用，从《病方》中我们也可以看到这种治则的历史端倪。

1.因人治宜。书中云："婴儿病痫方：取雷尾矢三颗，冶，以豬煎膏和之。小婴儿以水〔半〕斗，大者以一斗，三分和，取一分置水中，挠，以浴之"，这是根据年龄大小决定洗浴之药液量，是因人治宜法的具体体现。

2.因时治宜。对"脉痔"病症，"取野兽肉食者五物之毛等，燔治，合挠□，每旦先食，取三指大撮三，以温酒一杯和，饮之。到暮又先食饮，如前数"，这是早晚空腹服用，以利药趋下焦、通脉止血的治法。根据人体一日内气血盈亏的节律性，针对早晚时辰变化的差异性，选择特定的服药时间，这种因时服药法，对于病症的预防和治疗具有重要价值，也是中医时间医学治疗应用的最早记载。

3.因地治宜。书中对阴疽症，"以白蔹、黄芪、芍药、甘草四物煮，□、姜、蜀椒、茱萸四物而当一物……"，对阴寒症用了蜀椒一药。蜀椒，又名花椒，全国大多数地区都产此药，但究其源，因其自古产于蜀而闻名，故《神农本草经》云"蜀椒"，《名医别录》载"巴椒"（巴，即今之四川重庆一带），《太平圣惠方》记为"川椒"。历代医家认为，川椒，产地特异，性味特强，麻辣持久，效用显著，故因产地选择此种地道药材。

五、随症施治

随症施治是一种针对疾病的主要征象而采取的证治治则，对临床治疗、处方用药具有稳定性、针对性较强的特征。在《病方》一书中，这种治则思想应用比较普遍广泛，记载较多。

1. 寒者热之。"伤痓者，择薤一把，以醇酒半斗煮沸，饮之……"，运用性温味辛的薤、酒药物特性，可知此"伤痓"乃是阴寒之证，故用温热之法以治之。

2. 热者寒之。又治"伤痓""冶黄芩、甘草相半，即以甗膏财足以煎之"，此是用苦寒之药以治疗肠热性病症。

3. 火郁发之。治疗"久伤者，薖杏核中仁，以朒膏弁，封痏……"，杏仁有宣发降泄之性，久伤之病，必瘀热结伏，故用粉碎的杏仁调拌为朒膏，涂于伤处，以发散气血聚敛、痰火瘀滞之病症，此种杏仁的特异功用堪为今世效法。

4. 惊者平之。治"毒乌喙者""煮铁，饮之"，是对被毒箭射伤的烦躁惊悸病症，取铁重镇安神、平肝宁心的治法。

5. 热因热用。对小腿部烧伤的"胻膫"病症，"取芫荑中核，冶，豬膏以橢，热膏沃治中，和，以傅"。芫荑，味苦，性辛温，经粉碎后，由阉猪油加热融化浇注拌和外敷，这种用辛温之药治疗阳热之症的热病热药外治之法，值得进一步发掘验证，推广运用。

6. 引而竭之。治疗相当于淋证的"癃"病，"以水一斗煮葵种一斗，浚取其汁……""烹葵而饮其汁……"等，共有 4 个用冬葵子的方子；治相当于膏淋的"膏溺"病，"以水与溺煮陈葵种而饮之"。如此用冬葵子利湿通淋、疏泄导下、主治下焦湿热淋病的治则治法，后世一直沿用至今。

7. 散者收之。治"诸伤""止血出者，燔发，以按其痏""令伤者毋痛，毋血出，取故蒲席厌□□□燔□□□□痏"，运用血余炭、烧蒲席止血固涩的应急之法，是防止出血多而耗血散气的收敛摄血之治。

8. 汗而发之。书中有用发汗法治疗"伤痓"的记载，如"痓者，伤，风入伤，身伸而不能屈。治之，熬盐令黄，取一斗，裹以布，淬醇酒中……以熨头。热则举，适下。为□裹更熨，熨寒，更熬盐以熨，熨勿绝。一熨寒汗出，汗出多，能屈伸，止。"这是对破伤风一类病症在头部连续温熨发汗的治法，此种外治发汗之法，颇值得深入研究。

9. 坚者削之。治疗"疽始起，取商牢（陆）渍醯中，以熨其肿处"。商陆苦寒，峻下逐水，除满消积，有消疮肿、祛湿热之功。痈肿疮疽类病症初起多为邪热积聚的阳热实证，用商陆消积祛坚，融化有形之实邪，使初期未化脓之痈肿疮疽吸收消散，外科常谓"以消为贵"。

这种外用破坚消积之法,既能祛实邪,又不损伤正气,后世屡有应用和记载。

10. 结者散之。此多体现为活血化瘀的运用,如书中用于治疗"牝痔"的一个方子,"冶蘪芜本、防风、乌喙、桂皆等,渍以醇酒而塛之,大如黑菽,而吞之",这是以川芎为主,配伍桂、防风、乌喙、酒,对瘀血阻滞于肛门的内痔,以活血化瘀、散结止痛的一种治则治法。

六、讨论钩玄

根据上述对《五十二病方》中有关治则治法的归纳总结,我们认为《病方》对中医治则学有两点较大的学术贡献和应用价值。

1. 开创了治则学形成和应用发展的先河。《病方》注重实践,重视效用,因而它对治则治法的记载并无明确的理论表述,认识探讨有一定的隐匿性、局限性,但从整体的、历史的角度来看,仍可谓是丰富多彩的,其特征是显示了治则分类比较全面,治疗方法堪称多样,其概念内容、应用形式、思路类型等,已具备中医治则学的雏形和框架,相当程度上体现了祖国医学辨证施治的早期思想萌芽,对后世的临床应用与发展产生了重大的影响。

2. 奠定了治则学文献研究的重要地位。四十多年来,中医界对治则学进行了大量富有成效的研究,但对《内经》以后的医籍中的治则思想阐述较多,而对早于《内经》的有关医籍的治则思想则无专题研讨[2],此乃治则学文献研究的空白。《病方》记载了先秦以前的中医治则经验和成就,给我们提供了考察早期治则学形成的线索和依据,对我们追根寻源地认识中医治则学的本来面目,多层次地研究治则学的历史轨迹和应用发展,全面系统地挖掘治则学的学术价值,具有十分重要的文献学意义。

参考文献

[1] 马王堆汉墓帛书整理小组编. 五十二病方. 北京:文物出版社,1979.
[2] 周超凡,等. 中医治则学研究概况与展望. 北京中医学院学报,1989(1):3-7.

《五十二病方》中人部药的应用初探

《五十二病方》(以下简称《病方》)现今公认为是比《黄帝内经》更早的我国现存最古的医方书,兹就其中有关人部药的应用作一探讨。

一、人部药的应用情况

《病方》中载有人部药共 9 种,应用 21 方次,除其中有一种出现 2 方次、另有一种出现 3 方次,各治疗 1 种疾病外,共治疗 18 种疾病,约占全书 52 种疾病的 1/3。

（一）人发

《病方》中有 3 方次用人发,分别载为人发、发、髽发,治疗 2 个病症。

1.治诸伤血病：如治"诸伤"病方一,"燔白鸡毛及人发,冶［各］等。百草末八灰,治而□□□□□一垸温酒一杯中,饮之"即烧白鸡毛与人发各等分,合百草末共为碎面,以治诸伤出血病症。又一方直接明言："止血出者,燔发,以按其痏",即将烧过的人发按敷在创伤处。

2.治皮肤痂病：痂,《说文》大徐本曰"疥也",小徐本曰"干疡也",实际是疥癣疮疡类皮肤病。方用"冶牛膝,燔髽灰等,并□□,孰洒痂而傅之"。即是用血余炭和牛膝的碎面,在患处外敷的应用方法。

（二）人精液

《病方》中有两方提到男子洎、男子恶。洎,《名医别录》称作人精,即是指人精液：

1.用于诸伤病症：如一方云："以男子洎傅之,皆不瘢",意指用人精液外敷治疗各种金刃创伤、跌打损伤,均不落瘢痕。

2.用于烂病瘢症：对于患"烂"病伴有瘢者,"以水银二,男子恶四,丹一,并和,置突上二、三月,成,即□□□囊而傅之",进一步说明了人精液有祛瘢的作用。

(三)童便

《病方》中童便运用4次,各称小童溺、小婴儿溺、男童溺。用途有二。

1.疗毒箭射伤:如治疗"毒乌喙者,灸□□,饮小童溺若产齐赤,而以水饮",此是内服童便的治法。

2.医疗癣类病:如治"痂,以小婴儿溺,渍殽羊矢,卒其时,以傅之",又方"以小童溺渍菱芰,以瓦器盛,以布盖,置突上五、六日,□傅之";又一方"冶乌喙四颗,菱芰一升半,以男童溺一斗半并□煮熟,……以傅之",此三种用法,均是用童便配伍的外治之法。

(四)人尿

《病方》中除用童便外,余均仅称"溺",实即成人尿液,为人部药在本书中运用最多的一种,凡见5处:

1.用于毒蛇咬伤:其方一,"以堇一阳筑封之,即燔鹿角,以溺饮之"。

2.用于膏溺:其方"以水与溺煮陈葵种而饮之"。

3.再于牡痔:对相当于内痔出血的病症,"取溺五斗,以煮青蒿大把二、鲋鱼如手者七,冶挂六寸,干姜二颗,十沸,抒置罋中,埋席下,为窍,以熏痔,药寒而休。日三熏"。

4.用于腿部外伤:"取久溺中泥,善择去其蔡、沙石。置泥器中,旦以苦酒,泥傅伤"。"久溺中泥"即人中白,乃人尿中澄下之白垩,与人尿有不同的药用。

5.用于干瘙:"煮溺二斗,令二升;豕膏一升,冶藜卢二升,同傅之"。

(五)头脂

《病方》有头脂、头垢运用的记述,共载3方,治疗3病。

1.用于痂病:方用"燔礜,冶乌喙、藜卢、蜀菽、庶、蜀椒、桂各一合,并和,以头脂□□□布炙以熨,倦而休"。

2.用于干瘙病:"以雄黄二两,水银两少半,头脂一升……孰挠之,以孰酒瘙以汤,溃其灌,抚以布,令□□而傅之,一夜一□□"。

3.用于癃病:治"瘴"病,"以酒一杯,渍襦颈及头垢中,令沸而饮之","瘴"即"癃"字。

(六)死人头

死人头即脑盖骨、头颅骨。《病方》中有一处用于治牡痔病,即"有赢肉出，或如鼠乳状，末大本小，有孔其中……取内户旁祠空中黍腏，燔死人头皆冶，以职膏濡，而入之其孔中"，乃是用黍做成祭饭与烧头颅骨共为碎面，和为膏剂，涂入外痔瘘管中。

（七）死人胻骨

《医宗金鉴》云："胻骨，即膝下踝上之小腿骨"，实即小腿胫、腓骨之统称。《病方》见用一方，治疗皮肤痂病："濡痂，冶茈葳半参……以水洒痂，干而傅之，以布约之，□□死人胻骨，燔而治之，以职膏口"。

（八）人泥

人泥乃人身汗垢，《病方》中用于治疗皮肤烂病，即"烂者方，以人泥涂之，以犬毛若羊毛封之"。

（九）乳汁

《名医别录》名人乳汁，《病方》用于治疗皮肤烂病，即"冶蘖米，以乳汁和，傅之，不痛，不瘢"。

二、人部药的应用特点

从人部药在《五十二病方》的运用中可以看到，战国时代早期，人部药的品种、应用频多，主治病症范围较广，使用方法多样，在《病方》诸类药品的应用中占有重要的位置，某些人部药的应用对后世仍有一定的影响。初步分析认为，人部药在本书的记载有以下五个特点。

1. 尿、便、发等应用较多。《病方》记载表明，人体的上、下、内、外皆有供药用的部位，尤以人尿（5次）、童便（4次）、人发（8次）及头脂（3次）的运用次数比较多。说明在当时已对此四种人部药的性能功效有了较充分的认识，并掌握了较多的临床实践经验。《病方》对尿、便、发三种药的使用，对后世当有较大的影响。

2. 治外科病症多。《病方》中记载的病症种类并不多，但在人部药的应用中，外科和皮肤科的病症却相对较多。如治痂、诸伤血、烂、干瘙、痔、毒乌喙、毒蛇咬伤、膏溺、胻伤、癃等。

3. 能够治疗急症。在《病方》中，使用了3种人部药治疗外伤出血性病症，另外对毒箭伤、毒蛇伤、小腿部外伤等引起的急性感染，也用了人部药3方次，分别依不同病情，外用或内服，施以止血法、解毒法、镇痛法等，可谓开创了后世人部药治疗急症的先河。

4. 治外科病症多外用。从《病方》中人部药的使用方法来看，有"傅之""以熨""涂之""按之痏""熏之""入之"等方法，系根据外科病症的不同病情，相应地运用了外敷、热熨、涂药、按摩、熏蒸等外治之法。全书人部药共用21方次，而其中外治法就用了15方次，可见《病方》对外科病症使用外治疗法之多，地位之重要。

5. 内外运用多组方配伍。《病方》中人部药用于内科杂病均取内服，外用时也很少单味应用。如21方次中，除治"诸伤"血病中2个方次分别单用"燔发"和"男子泊"以外，其余19个方次均是与它药配伍，尤以2味药的组方运用较多（11方次）。

三、结语

从《病方》记载中可以看出，先秦人部药的应用已能根据不同的症状选药组方，以多种给药途径治疗不少病症，达到较高的水平，后世医家更有众多记述显示与其源流相承、不断发展，至今已成为中医药学的重要组成部分。相信对《病方》的深入整理会为研究人部药的源流、开发新药、拓宽临床应用范围等做出贡献。

浅析《伤寒论》中"三焦"名称含义及急症应用

《伤寒论》中涉及"三焦"名称的条文共有 6 条,虽然论述较少,但也能充分看出张仲景将《内经》《难经》中的三焦名称、概念及含义理论,创造性地运用到外感急性热病实践中的辨证意义,对此浅析如下。

一、辨疾病之部位

159条(条号依赵本,下同)云:"伤寒,服汤药,下利不止,心下痞硬,服泻心汤已,复以他药下之,利不止,医以理中与之,利益甚;理中者,理中焦,此利在下焦,赤石脂禹余粮汤主之。"表证误治引起下利,又服泻心汤,再攻下后,已伤败中焦阳气,遂给予理中剂,意欲调理中焦而止泻,但此证经反复攻下,下利已成虚寒滑脱之势。成无己谓:"理中丸,脾胃虚寒下利者,服之愈,此以下焦虚,故与之利益甚。此利由下焦不约。"既然下焦不能固摄,中焦失去蒸腾,故其利不止,此时应亟用收涩固脱剂,而不能再用理中汤。诚如柯韵伯曰:"理中非不善,但迟一着耳。"又云:"复利不止者,以肾主下焦,为胃之关也。"此盖因《素问·水热穴论》早有"肾者,胃之关也,关门不利,故聚水从其类也"的垂训。

张景岳对此注谓:"肾气壮则二阴调,肾气虚则二阴不禁,故曰肾者,胃之关也。"所以,此利在下焦实乃下焦不固,清浊不能正常升腾,水液不得正常分消,病邪进一步深陷较重,表现理中汤不效,反而下利格外严重的急症局面,为准确地治投病机,急流挽舟,拦截病势,故在"利益甚"的关键时刻,一语点明"此利在下焦",提示在反复误治的情况下,理法方药应随病位的改变而辨证施治。这对我们今天在临床上进行误诊挽治有一定的指导意义。

二、辨疾病之属性

分清疾病的寒热虚实属性,是决定温清补泻治疗大法的前提。仲景亦以三焦名称含义为之提供辨证依据。如282条"少阴病,欲吐不吐,心烦,但欲寐,五六日,自利而渴者,属少阴也,虚故引水自救;若小便色白者,少阴病形悉俱。小便白者,以下焦虚,有寒,不能制水,故令色白也。"少阴属心肾两脏,有热化证与寒化证两大类型。本条虽曰属少阴病,但孰热孰寒病性较难辨认断定,然其小便清长,则少阴病阴盛阳衰证已完全暴露,当属寒化证治之,故肯定言之"下焦虚有寒",以此明辨病性。

三、辨疾病之鉴别

243条云:"食谷欲呕者,属阳明也,吴茱萸汤主之。得汤反剧者,属上焦也。"食谷欲呕一证,固然绝大多数属中焦,即阳明脾胃,但也间有属上焦的。属上焦的呕吐,服气味俱热的吴茱萸汤病情增剧,说明药病不合,又提示上焦呕吐多属热证。因此,属"上焦"句,示人对呕吐的辨证,中焦有寒,宜用吴茱萸汤,因上焦有热,便非吴茱萸汤所宜。

四、辨疾病之势态

辨别疾病的趋势和轻重状态是决定祛邪缓急的关键。124条云:"太阳病六七日,表证仍在,脉微而沉,反不结胸,其人发狂者,以热在下焦……所以然者,以太阳随经,瘀热在里故也。抵当汤主之。"表证与蓄血并存,本应当先解外,径用抵当汤,是因无表脉,况不结胸,病不在气分,言"热在下焦",其意是指蓄血证属瘀属热、在里在下、又重又急,提示先后缓急的攻逐,应该审时度势,把握时机?

五、辨病愈之转机

230条曰:"阳明病,胁下鞕满,不大便而呕,舌上白苔者,可与小柴胡汤。上焦得通，津液得下，胃气因和，身濈然汗出而解"。这是服小柴胡汤后的良好转归。病属阳明少阳合病，邪偏半表半里，手足少阳经脉隶属百脉而朝肺，故用小柴胡汤和解枢机，宣通上焦，"上焦开发，宣五谷味，熏肤、充身、泽毛，若雾露之溉……"。上焦之气得通，则津液能输布而下达全身，胃气亦能和调内外，所以能濈然汗出；使病邪自里而外从阳明出少阳而解。

六、辨治疗之禁忌

145条云："妇人伤寒，发热，经水适来，昼日明了，暮则谵语，如见鬼状者，此为热入血室，无犯胃气及上下焦，必自愈"。妇人伤寒邪犯少阳，热入血室而谵语，和阳明病胃实燥结谵语不同，故不能攻下；和上焦太阳病误治火劫谵语有别，故不能发汗；和中焦胸膈痰实证迥异，故不能催吐，夫主以和剂，自能痊愈，故言"无犯胃气及上下焦"，提示邪犯少阳的热入血室禁忌汗、吐、下。

《伤寒论》中用三焦名称6条，每一条各有其特定的含义，体现出了张仲景不仅发展和丰富了六经辨证，而且实践和充实了《内经》《难经》中的"三焦"理论，并为后世温病学家"三焦辨证"的创立和应用开创了先河，由此较为完备地奠定了急性外感热病的辨证施治的基础，其对祖国医学的特殊贡献，影响深远，意义重大。

中医药诊治非典型肺炎的初步认识

在抗击非典的斗争中,在党中央和国务院的正确领导下,中医药行业同全国人民一道,为打赢抗击非典这场硬仗,积极参与,付出了辛勤的努力,发挥了应有的作用。特别是在阻击非典传播和采用中西医结合方法救治非典患者方面,集中展示了中医药的独特优势。

自2002年11月下旬以来,非典开始在我国广东地区发现和传播,广东省的中医医疗机构和广大中医药人员率先投入了积极抗击非典的战斗,通过他们的可贵实践和忘我精神,用鲜血换来了中医药防治非典的"广东经验"。他们向全国传递了这样一个信息:中医药在防治非典中是可以发挥作用的;中医药预防和治疗各种瘟疫流行的传统方法和经验是可以充分借鉴的;运用中西医结合的方法救治非典患者是非常有效的。所以,世界卫生组织考察组专家,美国疾病预防控制中心、传染病中心的马奎尔博士访问广东省中医院后,对该院中医参与治疗非典取得的成就感到非常惊讶和敬佩,并给予较高评价。胡锦涛总书记在广东与医疗卫生工作者座谈时,非常赞赏运用中医药疗法,他说:"世界卫生组织对你们的评价很高,中医药学是我国文化宝贵的遗产,应该发挥它的作用"。

在与非典的战斗中,广东省有三个中医医疗单位表现得很突出。一是广东省中医院,共收治非典患者112人,77%的患者属于重症患者,该院专家在中医诊治上全方位、全程参与,除7例由于年纪较大或有各种基础疾病死亡外,其余105例全部痊愈出院,平均退热时间71天,住院187天。二是广州中医药大学温病教研室,共参与38位非典病人的抢救,在使用中药后,平均退热时间6天,住院18天,除1例外,均已康复。三是广州中医药大学一附院,救治非典患者37例,经中西医综合治疗,平均退热时间3天,胸片炎症阴影吸收62天,无1例死亡。

综合广东中医药人员抗击非典的战斗经验,他们对非典从中医药学方面有以下认识和经验。

一、病名病因

1. 有特异病原。依据非典的发病和症状特征,它的致病因素有别于风、寒、暑、湿、燥、火六淫之气。从全球来看,除我国之外,气候炎热的越南、新加坡,气候寒冷的加拿大,潮湿的爱尔兰、英国,几乎都在同一时段发病。所以单纯从寒热燥湿气候变化异常来寻找病因,显然是行不通的,此正如明代医家吴又可在《温疫论》中所说,乃是"天地间别有一种异气所感"。有人依据壬午马年(2002年)冬季遇到近十年未见的大寒,属寒"至而太过",而癸未羊年(2003年)春,当温而反寒,又属温"至而未至",气候寒冷较早、较长、较甚,是气候的异常,认为是有一种"天地恶毒异气",也称"疫气""疠气""厉气""戾气"。现在研究发现是变异的冠状病毒。

2. 致病毒性强。《温疫论》指出:"疫气者亦杂气中之一,但有甚于他气,故为病颇重",疫气来势凶猛、变化迅速,病情较重,易致死亡,非典即是如此。

3. 具有传染性。晋《诸病源候论》明确指出,"人感乖戾之气而生病,则病气转相染易,乃至灭门",疫气发病急剧,病情险恶,有强烈的传染性,易引起大流行或散在流行,故清代医家王孟英说:"一人受之谓之温,一方受之谓之疫",称疫气相染后是为"温疫"。

4. 不同病原体可产生不同传染病。古人实践观察到,疫气有多种,每种疫气都可引发一种特定的疫病,其病位、病程经过、临床表现等各不相同。故吴又可说:"大约病偏于一方,延门阖户,众人相同者,皆时行之气,即杂气为病也,为病种种,是知气之不一也。"(《温疫论》)。

5. 温疫通过空气与接触传染。《温疫论》指出,"邪自口鼻而入""邪之所着,有天受,有传染,所感虽殊,其病则一"。天受,是指通过自然界空气传播;传染,则指通过患者接触传播。非典就是通过近距离空气飞沫传播,有显著的聚集发病特点。古代所描述的传染途径与现代医学观点多相吻合,对我们处理传染病采取隔离、空气消毒等措施具有指导意义。

6. 疫病流行多以人口稠密的都市为主。从广东乃至北京的发病情况来看,正应验了清代医家王孟英的认识:"疫之流行,必在都会人烟繁萃之区,若山乡僻壤，地广人稀之处，从无大疫"。

7. 疫病流行有相似症状。非典的症状与体征，实验室检查、肺部影像学检查等病状，又应验了《内经》的记载"五疫之至，皆相染易，无问大小，病状相似"。

8. 具有侵犯特定脏器的特点。《温疫论》中说："盖当时适有某气，无专入某脏腑、某经络，专发为某病"，这与现代医学认为某些病原体可选择性侵犯某些脏器组织相吻合，如疟疾、乙脑、出血热、肠伤寒、非典型肺炎等。这些见解在世界传染病史上居于领先地位。

综上所述，本病属于中医学"温疫学"中"温疫"的范畴，属于伏气温病，即内有伏邪，在外因诱发下而发病，正所谓"冬伤于寒，春必病温"。其病位主要在肺卫，涉及脾胃。

二、主要病机

根据非典型肺炎的发病表现和临床特征，其基本病机可概括为热、毒、湿、虚、瘀。

热：是指感染热邪，非典在发病和发展过程中以发热为主要特征，具有湿热病性质，同时在发病过程中热邪燔灼，呈阳热之象及热性升散易于耗气伤津的病理表现。

毒：是指疫毒，为一种特殊的致病物质形成的致病因子，毒随热邪，发病急骤，传变迅速，极易喘促厥脱。

湿：是指湿邪阻遏，浸淫脏腑，使人功能严重失调，缠绵难愈，影响病情的发展与转归，广东处于南方多湿之地，非典症状有明显湿邪。

虚：是指正气虚，"邪气所凑，其气必虚"，正气强盛，转归较好，反之则差。从非典死亡病例看，以久病、体质差或年老者较多；另一方面，热毒湿阻，病邪内羁，气血津液受耗，容易致虚。

瘀：是指疫毒蕴结，血热煎熬而成瘀。清代医家王清任说："血受热烁，其血必瘀"，同时邪热烧灼津液，津液不足即可造成血液浓缩而运行迟滞成瘀。非典过程中的循环障碍及肺纤维化等皆为瘀的表现。

总之，热毒湿瘀皆为实邪，可以兼夹为患，可在不同病理阶段有所侧重。虚是正气虚，邪气盛则实，精气夺则虚。临床上应掌握以上非典中医病机，把握正气与邪气斗争的动态演变并做出相应的对策。

三、主要治法

在对非典进行分期、分证的基础上实施个体化辨证施治的方法，具体分为早期、中期、极期（高峰期）、恢复期四期进行治疗。

早期：多在发病后1～5天左右，常见2个证候群：①湿热阻遏肺卫证，主选三仁汤合升降散合藿朴夏苓汤加减化裁；②表寒里热挟湿证，方选麻杏石甘汤合升降散加减。

中期：多在发病后3～10天左右，常见3个证候群：①湿热蕴毒证，方选甘露消毒丹加减；②邪伏膜原证，方选达原饮加减；③邪阻少阳证，方选蒿芩清胆汤加减。

极期（高峰端）：多在发病后7～14天左右，常见2个证候群：①热入营分，耗气伤阴证，方选清营汤合生脉散加减，并可静滴大剂量参麦针；②邪盛正虚，内闭外脱证，方选参附汤合生脉散汤，送服安宫牛黄丸或紫雪散，并选用大剂量参附针静滴。

恢复期：多在发病后10～14天以后，常见2个证候，①气阴两伤证，方选参麦散合沙参麦冬汤加减；②气虚挟湿挟瘀证，方选清暑益气汤合参苓白术散合血府逐瘀汤加减。

上述四期九证中，及时针对病情变化按温病学说的卫、气、营、血和三焦学说辨证施治，各期各证还针对热、毒、湿、虚、瘀不同病机，可静脉选用清开灵针、鱼腥草针、双黄连针、参麦针、参附针、丹参针、灯盏细辛针等辨证使用。

四、经验启示

1. 特长有缘由。从1700多年前的张仲景《伤寒论》开始，中医就有了防治流行性传染病的实践和经验，后来随着对外感热病认识的逐渐深入，到了明清，形成了初步完整的、独特的中医温病理论及学说。中医没有病毒学说，但这些病原体已经被概括在中医的"戾气"之中。中医诊治的关键在于辨证施治，即根据病原体进入人体后正邪交争所表现的证候进行分析治疗，而不是把着力点放在对病原体的认识上。这些辨证施治的理论和方法，在二十世纪五六十年代中医治疗乙脑、腺病毒肺炎等病毒性感染的卓著疗效上证明了她的科学性，这也是现在治疗非典，将来治疗流行性传染病的道理和特长所在。

2. 贡献较突出。广东治疗非典的经验告诉我们，积极采用中医和中西医结合的方法，一是可以早期干预，阻断病程；二是可以明显减轻症状；三是可以缩短患者的发热时间和住院时间；四是有助于促进炎症及早吸收，减少患者的后遗症；五是可以减少患者的并发症和运用激素等西药的毒副作用。中医的这些经验和做法，对全国乃至世界治疗非典贡献是非常大的。

3. 原则最重要。中医药防治非典的基本经验还启示我们，对于任何一种疾病的认识和防治，都必须坚持以中医理论为指导，必须坚持未病先防、既病防变的"治未病"思想；必须坚持因人、因时、因地制宜的辨证施治思想；必须坚持具体情况具体分析、灵活多变的辩证唯物主义原则。这是防治非典的中医药学的基本原则和指导思想。

4. 前景最广阔。在预防非典的过程中，曾出现了"人人喝中药"预防非典的壮观场面，一度造成部分中药品种短缺；各医疗机构和药店门前出现车水马龙、门庭若市的购买中药情景，这一方面可以看出人民群众对中医药的无比信赖，另一方面也向中医药工作者提出了向广大人民群众推广、普及中医药知识的要求和任务，同时也展示了党和政府高度重视发展中医药事业的美好前景。

5. 发展有使命。今天我们运用中医药防治非典是基于前人经验基础上的又一次新的伟大实践，特别是在人类面对一些新的从未接触过的烈性传染病的情况下，在现代医学还没能提出有效的预防和治疗措施的情况下，充分借鉴和运用中医药的防治经验，应视为我们国家的一大优势和空前壮举。所以，2003年5月18日，国务院副总理兼卫生部部长，全国防治非典指挥部总指挥吴仪，组织召开了与在京知名中医药专家的座谈会，吴仪在会上强调：中医是抗击非典型肺炎的一支重要力量，要充分认识中医药的科学价值，积极利用中医药资源，发挥广大中医药医务人员的作用，中西医结合，共同完成防治非典型肺炎的使命。这个讲话不仅是对中医药抗击非典、充分发挥中医药作用的新的动员令，也是认真做好当前中医药行业抗击非典的重要指导思想。对此，我们必须深入学习贯彻，全面认真地予以落实。

我们坚信，在党中央和国务院的正确领导下，中西医团结合作，万众一心，众志成城，就一定能够夺取抗击非典斗争的胜利。中医药也一定能通过实践和研究，提高其防治非典的疗效和能力，丰富和发展自身的学术和技术，促进其理论创新和技术创新，保持其生机和活力，为抗击非典做出应有的贡献！

中医药防治禽流感知识

中医药学对瘟疫的认识历史悠久，早在《礼记》中就有记载，《黄帝内经》也指出"五疫之至，皆相染易"。中医将具有传染性的疾病称为"疫"，而与季节和时令有关的传染病又称为"瘟疫"。

据文献分析，禽流感属于中医瘟疫中的"时行感冒"范畴。时行感冒是感受时疫邪毒所引起的急性呼吸道传染病，其病因多与气候突变、寒温失常有关，如春季应暖反寒、冬季应寒反温等，导致风、寒、暑、温等非时令之气挟时行疫毒侵袭人体而致病。这次禽流感由南向北扩展的趋势，就是和气候密切相关。

防治传染病，中医药学历来有自己的独特优势，防治禽流感也不例外。首先是防，因为防病于未然是中医的特色。一是切断传染源。重点地区、重点人群要重点防护，采取扑杀染病的禽类、及时消毒等有力措施。二是从气候、饮食、公共卫生等多方面加强预防，如气候变化要及时添加衣服，注意冷暖适宜；宜食牛奶、精肉、豆制品等高蛋白食品以及新鲜蔬菜和水果，忌食油腻和刺激性食物；室内经常通风换气，注意个人卫生，少到公共场所；定期对居室和人口密度较大的场所用食醋、过氧乙酸、熏香、熏蒿等进行消毒等。对一般人群的预防，建议采取饮食调理的方法，如饮用豆豉二白汤、姜枣苏叶饮、薄荷梨粥、菊花芦根茶等。

一旦有人感染禽流感，中医防治思路和对策是主张专病专方专药进行治疗，千人一方的做法不可取。要根据中医的整体观念辨证论治，注意疫病的特异性而采取不同的方法及方药。特别是在发生禽流感以后，我们的中医药人员要及时介入，积极参与，根据禽流感发生的特点进行总结、分析，用中医药的思路和方法进行治疗。如果有了疫情，我们还应及时组织中医专家到疫区去，和西医一道积极参与防治，掌握第一手资料，共同抗击禽流感对人们的肆虐和伤害。

浅谈中医"治未病"及"多元并治"理论在脑动脉硬化症治疗中的应用

众所周知，脑动脉硬化症是中老年人的一种常见病、多发病，严重影响中老年人的劳动工作和生命质量，尤其是在此病症基础上演变诱发的脑出血、脑梗死、脑动脉硬化性精神病等疾病，致死、致残率高，预后严重，易造成社会及家庭的沉重负担。及早预防和治疗脑动脉硬化症，是我们医务工作者的主要目标和任务。通过我们多年的临床实践，证实运用中医"治未病"和"多元并治"的理论，抓住脑动脉硬化症多种病因病机的实质，采用相兼并治的综合疗法，有比较明显的疗效。

一、多元病因的认识缘由

现今对脑动脉硬化症的中医分型及方药应用，在林林总总的专业期刊临床报道中层出不穷，市场上各种不同剂型的新的有关中成药也不断涌现，为治疗此病带来了新的希望。在深入研究有关中医药专业期刊的临床报道，结合我们长期应用各种中成药及应用汤剂药物治疗此病的实践，我们发现在治疗脑动脉硬化症方面，有时还难以获得十分理想的效果，在整个防治康复中还做得比较局限。实践促使我们做深入的探索和思考，长期以来，中医临床是否重视了辨证施治，忽略了整体观念？是否重视了分型诊治，忽略了动态变化？是否重视了抓主要矛盾，忽视了多基因主要矛盾？

综观现实人类基因组测序草图的建立，功能基因组学、代谢组学等现代生物系统医学的兴起，为探索人类生物系统复杂联系和疾病发生发展过程中的复杂病理出现变化提供了可靠的技术方法。资料表明，现代临床主要疾病谱的复杂性在于每一疾病涉及众多基因参与，参与疾病的基因在疾病的发生发展过程中相互联系、相互影响。照此思路认识，我们认为，脑动脉硬化症之所以已成为当今危害人类健康的主要疾病，也一定是有多基因多元素的复杂病理参与杂合。实践体验此病是多种病因病理交互为患、综合致病，单纯地确立证型，孰轻孰重有时很难辨别清楚，所以，单一因素的拮抗或逆转，往往难以得到理想的效果。国内实践和有关文献研究也发现，脑动脉硬化症的证候多见有3个以上证候同时并见的情况。古今医家对脑动脉硬化症的发病原委也见仁见智，观点多样，学说纷繁，一方面丰富充实了此病的诊治内容和经验，另一方面也表明了由于历史环境、学说崇尚及师承的不一，其辨证立论各有偏颇。对脑动脉硬化症复杂的中医病因病理的认识，我们从检索到的资料发现，目前的研究还是初步的，因此，这是一个值得长期探索的黑箱，中医药从多元因素综合施治有巨大的发展潜力。

我们之所以提出上述观点，是希望广大中医临床医师在脑动脉硬化症的防治上保持一种超前的态度，采取积极的、正确的预防和治疗措施，预防脑动脉硬化进一步发展为脑出血、脑梗死等。这符合中医"治未病"原则中的既病防变、已病防传的方法，清代徐大椿说："善医者，知病势之盛而必传也，预为之防，无使结聚，无使泛滥，无使并合，此上工治未病之说也。"

二、多元并治的临床实践

我们在脑动脉硬化症的临床治疗中运用多元并治的主张也经历了一个逐步认识的探索过程。最初我们是以肾虚血瘀立论，随后又认识到了痰浊证候，近年来我们又重视了络阻病机，逐渐完善形成了我们对此病"肾虚血瘀、痰浊络阻"的完整的病因病理学术观点。此病多发于50岁以上的中老年人，其主要病因病理证候特点是阴阳失调，肾气虚衰，髓海空虚；经脉不利，气血不活，血脉瘀滞；肥甘厚味，运化失常，痰浊壅盛；痰瘀互结，久病入络，阻塞脑窍。这4种病因病理相互结合，互相影响，多元相兼，虚实夹杂，引发了较难治愈的头晕、头昏、头麻、头木、头蒙、头痛、耳鸣、耳聋、眼花、眼胀、健忘、失眠等各种有关症状，出现了血脂异常、血液流变学异常，脑供血不足、脑血管弹性差、脑动脉狭窄或闭塞，甚或脑梗、脑萎缩等各种不同的现代医学相关体检征象。我们临床体会此病证候因素复杂多元，常用的、单纯的或简单的、少量的病因证候，不能完全概括本病的实质病机，不能完全适应临床实际需要。为改善脑动脉硬化的症状，恢复脑血管的健康平衡状态，防止脑动脉硬化的加重，防止脑动脉硬化的继续发展，只有多因素综合干预治疗才有希望提高疗效。

在明辨此病本质的前提下，根据文献学习和多年的实践经验，我们逐渐形成了治疗此病症的经验方——脑脉安宁汤（丸），其组成药物是：桑寄生、熟地、山茱萸、当归、川芎、郁金、桃仁、半夏、土茯苓、菖蒲、白芥子、地龙、水蛭、土鳖虫、栀子、甘草等。若偏肾气虚，可加菟丝子、黄芪、杜仲；偏肾阳虚，可加巴戟天、淫羊藿；偏肾精不足，可加龟板、何首乌；偏肾阴不足，可加女贞子、五味子、枸杞子，另对血瘀、痰浊、络阻病理证候可重用或加用相应药物。全方融补益肾气、活血化瘀、蠲痰祛湿、通络散结诸功能于一炉，是一种结合多种中医治疗原则和方法的综合疗法，对"肾虚血瘀、痰浊络阻"的脑动脉硬化症，方证对应，针对性强，功专效宏。通过临床64例脑动脉硬化症的治疗观察结果显示，患者临床症状显著好转，血脂降低，血液流变学得到明显改善，脑血管彩超提示供血不足有很大改观，脑血管弹性减退功能明显恢复，总有效率为95.2%，与以前单纯肾虚血瘀或肾虚血瘀痰浊证候治疗比较有显著性差异。实践证明，对多元复杂的病因病机，采取相兼并治的综合疗法，攻补兼施，相辅相成，能显著提高疗效，缩短疗程。这种综合性的辨证施治，既能治疗脑动脉硬化症的现有症状，又能干预拦截脑动脉硬化症的传变病势，对脑动脉硬化继发症也有明显的可预防性，具有较大的临床实践价值和学术理论意义，值得进一步研究探讨。

试论"七情"在病因学中的地位

在临床实践中，我们接触到大量由"七情"即精神因素的变化引起的疾病，并初步体会到"七情"渗透在祖国医学的生理、病理、诊断和治疗等各个方面，特别是在中医的病因学中，更是占有一定的特殊地位，因此，探究精神因素对发病的可能作用具有重要的防治意义[1]，笔者重温有关中医经典著述，谈一下对"七情"致病的粗浅认识，不当之处，请予指教。

一、存在实有证据，逐渐乃过极

祖国医学的病因学说，包括内伤七情、外感六淫、饮食不节、劳逸过度、外伤虫兽等。其中，历代医家在长期与疾病作斗争的过程中逐渐观察到内伤七情的客观存在和七情致病的不同表现，经过反复实践，不断总结提高，使"七情"形成了祖国医学病因学中的特有内容。

"七情"即喜、怒、忧、思、悲、恐、惊，实际上是人在机体的正常调节下，对外界环境各种条件的刺激而产生的生理反应性情志活动，一般在正常情况下，是不会影响机体而发生病变的，但如果情志活动过度或持续时间过久，超越了人体生理活动所能调节的范围，就有可能引起体内阴阳失调，导致气血不和，使脏腑功能紊乱，疾病乃生。如喜乐不止，古有高中状元而喜笑致狂，今有激动过分而发病或死亡，一些重大的体育比赛，国内外都有观众因极度兴奋而当场猝死的报道，生活中不合心意之事常使人喜怒勃发，气愤不平，产生精神激惹状态；人际关系中处事不顺，所愿不遂，常见人忧愁不已，出现抑郁惆怅现象；思想过于集中，则常见人思虑缠绵而致人神志恍惚；痛苦之事，悲哀太过，则见人气机耗散，倦怠气短；突临危难，常见人恐惧害怕，心神不定，眠食不安；意外刺激，常见人惊悸怔忡，惊慌失措，丧魂落魄。七情异常对人体的影响的确是常见而多发、客观而具体、广泛而严重，所以我们综合言之,七情致病是以突然地、猛烈地和潜在地、逐步地两种发病侵袭形式,引起人体脏腑不和,气机逆乱,阴阳失调,产生复杂的病理变化和各种不同的症候。由于七情致病是建立在疾病的症候表现上,并反映了病理学的一些内容,故古代医家在防治疾病的过程中,通过分析、推理、综合,摸索出了七情致病的一些规律性,因此,它既是病因学中的组成部分,也是辨证施治的一个重要依据。即使在医药科学十分发达、高度发展的今天,七情致病亦已成为现代医学心血管系统、内分泌系统、神经系统、消化系统等许多疾病的常见的发病原因之一,日益引起人们的重视。所以,我们研讨七情客观存在的致病作用,对防治疾病有十分积极的临床意义。

二、致病有特性,危害大深重

七情致病及其发病特点在《内经》中阐述较多,如《素问·阴阳应象大论》说:"人有五脏五气,以生喜、怒、悲、忧、恐。"明确指出了五脏的功能产生情志活动,而情志活动又是以五脏的精气作为其物质基础的。综观《内经》全书对七情的阐述,发现它有以下病理特点。

1. 伤五脏。七情活动离不开五脏的功能,反过来七情活动的异常又可影响和损伤五脏。古人根据五行学说及实践总结,将七情活动配属于五脏,如《素问·阴阳应象大论》说:"怒伤肝,喜伤心,思伤脾,忧伤肺,恐伤肾。"将病因与脏腑紧密地联系起来,以便于临床定位诊断。虽然这种配属含有机械唯物主义观点,但实践又验证七情在临床上危害五脏的病变,确有一定的意义。如怒伤肝,则肝气横逆,而使肝气郁结,出现胁肋胀痛、胸闷不舒等症;喜伤心,则心血涣散,而使心神不安,出现心悸、失眠多梦等症;思虑伤脾,则脾气郁结,而使健运无力,出现食少或不食、短气等症;悲忧伤肺,则肺气抑郁,而使肺气亏虚,出现气短懒言、喘咳无力等症;久恐伤肾,则肾气虚损,而使精亏髓减,出现头晕、耳鸣、腰膝酸软等症。由于七情伤五脏的特点,临床上辨析七情的变化,多用脏腑辨证的方法。

2. 伤精气。祖国医学所称的"精气"比较特殊,主要指元阴、元阳之精气。它是维持生命活动的原动力,有调整体内阴阳、抗御外来之邪、营养脏腑肌表、疏通经络气血等功能,部分相当于现代医学的免疫功能。虽然如此重要,但七情仍可通过"藩篱"而致病。《素问·疏五过论》说:"暴乐暴苦,始乐后苦，皆伤精气，精之竭绝，形体毁沮。暴怒伤阴，暴喜伤阳，厥气上行，满脉去形……精华日脱，邪气乃并。"讲七情致病可使精气损伤，阴阳离绝，从而使人体正气不能主宰自身，则气逆上行，满布于经络，神气惮散，行残体毁，如此，人体精气之耗伤，可见七情致病之重危。故王冰曰："不知喜怒哀乐之殊情，概为补泄而同贯，则五脏精华之气日脱，邪气薄蚀而乃并于正直之气矣。"[2]《素问·阴阳应象大论》又曰："喜怒不节，寒暑过度，生乃不固，"这些均告诉我们，不注意情志变化和其他致病因素，人的精气就难以维持和巩固，人的生命随即也就气亡神离了。清徐灵胎在其《元神存亡论》中曾谓："元气不伤，虽病甚不死。元气或伤，虽病轻亦死。"元气至关重要，七情敢伤乎？

3. 伤气机。人体之所以"正气存内""阴平阳秘"是与五脏六腑的正常的气化功能和机能活动分不开的。七情致病，不仅能伤及脏腑，且能使人体气机紊乱，气化功能发生异常，使五脏六腑之气的平衡协调，对立统一的关系受到破坏。《素问·举痛论》较详细地论述了七情致病造成体内气机逆乱的病因病理及证候，"怒则气上，喜则气缓，悲则气消，恐则气下，惊则气乱，思则气结""怒则气逆，甚则呕血及飧泄；喜则气和志达，荣卫通利；悲则心系急，肺布叶举，而上焦不通，荣卫不散，热气在中；恐则精却，却则上焦闭，闭则气还，还则下焦胀；惊则心无所倚，神无所归，虑无所定；思则心有所存，神有所归，正气留而不行。"七情致病伤气机的原理实际上是与伤五脏分不开的，因为五脏的功能表现主要是气机活动，气机活动的物质基础存在于五脏。但细分还是不同的，区别在于伤五脏多易伤阴，阴是五脏本质；伤气机多易伤阳，阳是五脏动力。

4. 伤神明。神明，在人体居于首要地位，主持整个机体脏腑组织的生理活动，为生命活动的中枢。凡神明强盛，则脏腑器官机能旺盛而协调，神明消失，神气涣散，则一切机能活动的正常现象都将遭到破坏。心藏神，心主神明，《灵枢·口问》中说："悲哀忧思则心动，心动则五脏六腑皆摇。"明确指出七情致病与心脏的关系最为密切，而伤及心神至关重要。临床所见到的癫狂、昏迷、谵语、喜怒无常、悲不自胜，如丧神守心中懊恨、烦躁欲死等病证，都是由于七情活动失去正常调节，痰火扰心，神明失去主导所致。故《灵枢·邪客》曰："心者，五脏六腑之大主也，精神之所舍也……心伤则神去，神去则死矣。"

五脏，气机功能，人体精气和神明中枢，是人体生命活动的重要组成部分,彼此之间有不可分割的联系,相互配合,相互协调,相互依存,促使着人体的生生息息,维持着人体的新陈代谢,不论七情的变化伤及哪一部分,都要影响、妨碍其他部分,形成互为因果、错综复杂的病理,因而或剧烈、或突然、或持久、或渐变、或彼前此后、或彼后此前,或共同作用引起病变,危害全身。如此,说明七情致病破坏之大,危害之深,后果之重,这种危害性与破坏性,使"七情"变化在祖国医学的病因学中占有着不可忽视的重要地位。

三、诸淫相比较,七情有殊异

祖国医学的病因学内容,是由七情、六淫、饮食、外伤、劳逸等致病因素组成,它们有共同的致病特性,也有各自的个性,七情致病同其他诸致病因素比较,则可发现。

1. 较饮食致病范围广泛。饮食致病主要是饮食不节和饮食不洁,所伤脏腑多直接损及脾胃、大肠、小肠,其发病也较普遍,临床多见呕吐、腹泻、腹痛等病证,虽然有时也产生一些危重现象,但其证候多发生在中焦部位,涉及面较狭窄,轻证多于重证,治疗一般不太棘手,且多"病从口生",预防较易;而七情病多内起,预防较难,有时治疗非药物所能奏效,常需配合做耐心细致的思想工作,且七情与饮食所伤部位来比,有其五脏六腑俱可伤害的广泛性。

2. 较外伤诸因程度严重。外伤包括创伤、烫伤、火伤、虫兽伤等,多造成局部皮肤、肌肉、筋骨的红肿、疼痛或出血,常依靠外科处理,有时也有伤及外部影响内脏而出现危象死亡的,但一般少见。全面来讲,其危害程度比不上七情严重。至于过度疲劳和安逸过久的发病,常引起气血涣散,肌肉痿软,且易治易愈,与"七情"对五脏、对神明的危害更是有显著的差别。

3. 较六淫致病广重深杂:这里我们主要用六淫与七情致病做一明显的代表性的比较,因为内伤七情与外感六淫是祖国医学病因学中的两大主要组成部分,它们有各自的致病特点,在病因病机中相互羽翼,故将二者粗略进行比较,以示七情在病因学中的特殊作用。

《灵枢·百病始生》中说:"夫百病之始生也,皆生于风雨寒暑,清湿喜怒……或起于阴,或起于阳……喜怒不节则伤脏,脏伤则病起于阴也;清湿袭虚则病起于下,风雨袭虚则病起于上。"《素问·调经论》中也说:"夫邪之生也,或生于阴,或生于阳。其生于阳者,得之风雨寒暑。其生于阴者,得之饮食居处，阴阳喜怒。"宋陈无择在其所著的《三因极一病证方论》中也曾说到："六淫，天之常气，冒之则先自经络流入，内合于脏腑，为外所因。七情，人之常性，动之早先自脏腑郁发，外形于肢体，为内所因。"显而易见，不论《内经》《灵枢》等古代医家，对于外感六淫与内伤七情发病的特点，认识是一致的，分辨得也很清楚。七情易伤阴，六淫多伤阳，七情伤脏，病多起于里，六淫伤外，病多由上下肌表或口鼻而入。六淫所伤，病证多在表在外，多较轻浅，七情发病，病证多在里在内，多较深重。仅以脏腑、阴阳、表里而言，六淫多伤于腑，伤于阳，伤于外，多见卫分、气分、经络、肌腠的病证，易治易愈；七情多伤于脏，伤于阴，伤于里，则多见营分、血分等内脏物质基础或功能活动方面的病证，病情多复杂，多较危重，治之较难。故《灵枢·本神》说："五脏主藏精者也，不可伤，伤则失守而阴虚，阴虚则无气，无气则死矣。"

《素问·阴阳应象大论》又说："喜怒伤气，寒暑伤形。"此"气"，非指卫分、气分之"气"，而是与"伤形"相对而言，乃指机能之气、人体正气。七情所伤是气分，六淫所伤乃形体。伤于气分，即是伤于人体的功能活动；伤于形体，可以说是伤于人体的形体动态。祖国医学的病因病机学，也注重人体形态的变化，为辨证施治提供了一定的体征依据，但是，实质上更重要的却是重视功能活动的破坏和修复。而七情致病恰恰是多易损伤功能活动，故《素问·举痛论》曰"百病生于气矣"，即指许多病的病理变化多是机能之气紊乱，可见七情较六淫又多易破坏机能之气。

此外，六淫致病由于是外感发病，故有较明显的季节性，与自然界四时气候的更迭有密切的关系，因而也有随时令、气候发病的局限性。但是七情致病，由于是内伤发病，则不分季节、时间、地点等，只要在一定的条件影响下，都可发病，并常见、多发而非局限性，故七情致病在空间来讲具有广泛性。

综上所述，可知六淫发病，多在外、在表，多伤阳，有一定的季节性、局限性，一般来说，病势较浅；七情致病，则多在内，在里，多伤阴，非季节性，无局限性，病多深重，有时时、处处、事事都可致病的广泛性、危害性。笔者初步体会和认识到，这是其不同于六淫的显著特点。

总之，通过以上对饮食、外伤、劳逸及诸因素同七情致病因素的简单分析，我们便可以看出七情在病因学中的特殊性是明显的、突出的，因此，我们必须充分认识七情致病的客观存在并重视其致病的特殊危害。

四、常见病证因，情伤是为本

由于七情致病多起于肌体内部，故七情的变化多在祖国医学的内科和妇科方面发病较多，儿科因小儿无七情干扰，其病证易于痊愈，也从侧面论证了"七情"的重要性。陈无择的《三因极一病源论粹》所载180门病证，"七情内伤"病因，门门皆有。在秦伯未所著的《内经类证》里，将《内经》证候归纳为44病类，其中有20类与情志有关。《内科学》（1980年版）的51个病证，竟有33个与情志有关，其中列为首要病因者14个。《妇科学》（1980年版）的42个病证，与情志有关者就达23个，近一半被列为首要病因，足见七情致病在内科发病学中的重要地位。下面试就中医常见、多发的内科杂病举例如下，说明七情致病的严重危害和影响。

1.噎嗝。本病的病因，中医认为除了饮食辛香燥热、嗜好饮酒等以外，另一个主要原因就是七情致病。《内经》上说："隔则闭绝，上下不通，则暴忧之病也。"概括了本病的病因病机。《灵枢·九针论》说："形苦志苦，病生于咽嗌。"即是说形体过度疲劳且精神抑郁苦闷的人，其病大都生在咽嗌，是指发生在咽喉、食道部位处的病证。现代医学的食道炎、食道狭窄、食道痉挛、胃癌、甲状腺癌、喉癌等，类似中医噎嗝病证。张景岳对本病的病因也论述得很清楚，他说："噎嗝一证，必以忧愁思虑、积郁而成。"忧思伤脾，脾伤气结，津液不布，便聚湿而成痰；郁怒伤肝，肝血瘀滞，遂积而为瘀，痰瘀相合，阻塞食道，食难于下行，上下不得流通，而出现呃逆、反胃、呕吐、食不下、恶病质状等噎嗝症候。如国内的普查发现：情志因素与食道癌关系密切，50%以上的病人发病前都有过重大的精神刺激[3]。由此可见，七情变化是构成噎嗝一病的主要原因。

2.癥瘕、积聚：癥和积是有形有物，固定不移，痛有定处，病属血分，多为脏病；瘕和聚是散聚无常，痛无定处，病属气分，多属腑病。癥瘕积聚一般均指腹腔内痞块而言。本病病机复杂，难以治愈，故人患此病，大多惊恐。七情致病则是此病病因病机的一个重要方面。张子和说："积之成也，或因暴怒悲思恐之气"，《灵枢·百病始生》也说："卒然外中于寒，若内伤于忧怒，则气上逆，气上逆则六俞不通，温气不行，凝血蕴里而不散，津液涩渗，着而不去，而积皆成矣"。阐述了七情致病导致癥积形成的病理过程。此外，也指出了本病的形成有个时间过程。实践也证实癥瘕积聚多是七情郁结、肝脾受损、脏腑失和、气血逆乱、气机阻滞、血瘀阻络、日积月累逐渐形成。所以尤在泾说："凡忧思郁怒，久不得解者，多成此病。"慢性肝炎、肝硬化、肝癌、胰腺癌、脾肿大、腹腔肿块等肿瘤癌病类似癥瘕积聚。探讨癌变的致病因素也是现代医学亟待完成的一个重大课题。七情致病是否是一个致癌因素，尚有待研究和探讨。笔者从中医角度出发，有这么一点看法，既然七情致病是引起癥瘕、积聚、噎嗝、反胃等病的一个不容忽视的主要因素，既然这些中医的病相当于西医的某些肿瘤——癌变，那么，以中医侧证西医，可以认为七情致病，或精神因素，或情志活动，是现代医学消化系统的一些肿瘤、癌变病因中的一个病因分子。

3. 中风：中风之病病起急骤，见证多端，其病因病机较为复杂。除一般认为系脉络空虚、湿痰蒙窍、热火生风等病因外，忧思恼怒的情志变化也是一个重要诱因。《日本东洋医学会志》在谈论有关高血压病及脑出血的中医见解时指出："精神病的癫狂状态也好，脑出血的四肢麻木也好，其原因是统一的：就是由于五邪（七情、六淫、饮食、劳逸、外伤）入里，而在诸邪之中以思愤怒的情绪变化为主要原因。"[4] 又说："外寒和忧怒情绪导致气逆上冲，从而引起循环障碍，血液凝着于血管壁，使得血栓和血栓塞终于形成，这就是从高血压到血栓形成的病理机制。"并又清楚地讲到："精神安静也就成了预防脑出血的治疗秘诀"。李东垣曾说："中风非外来风邪，乃本气自病。凡人年逾四旬，气衰之际，或因忧、喜、忿、怒，伤其气者，多有此疾。"[5] 现代医学的临床实践，也表明中风多发生在壮年和老年，特别是"脑出血"，多见于45～65岁之间，[6] 可能系年龄越大，元气衰退，正气不足，外邪易凑，复感情志过度有变化。《河间六书》上写到"喜、怒、思、悲、恐之五志有过极而卒者，由五志过极，皆为热甚故也。"强调情志变化，五志可化热生风而易陡然中风。中医的中风一病，相当于现代医学的动脉硬化性高血压病、脑血管痉挛、内耳眩晕证、颜面神经麻痹、三叉神经痉挛、缺血性或出血性脑血管病等。这些病从现代医学病因学角度出发，也论证了七情致病的作用和危害。如常见、多发的高血压病，其病因病理十分复杂，迄今尚无定论。一般认为其主要病因是由于长期的精神过度紧张、忧虑、恐怖等所引起的大脑皮层机能紊乱所致。有人统计，78%～88%的高血压患者有神经精神症状。[7]

4. 郁证：中医内科的郁证一病，是由情志抑郁、气机阻滞所引起的病症的总称。朱丹溪说:"血气冲和,万病不生,一有拂郁,诸病生焉。"即是指七情波动,失其常态,血气凝滞,变生多端,形成气、血、痰、湿、食、火之郁,此也是临床常见病、多发病。"六郁以气郁为主,气机通畅诸郁皆舒。"[8]现代医学的神经官能症、神经衰弱、焦虑症、抑郁症、甲亢、癔病、妇女更年期综合征等病多包括在郁证内,不仅中医肯定七情易引起本病,就连西医也承认这些病的发生多与七情变化有密切关系。仅神经衰弱一病,有人根据精神神经专科门诊统计,约占总门诊患者人次的半数以上。[9]这些西医病症的发病原因和机理,西医也未完全明了,但临床所见多是与精神过度疲劳、思想紧张或精神创伤,或突然受惊恐等引起兴奋和抑制过度的减弱或失调,破坏了大脑皮层的正常规律所致。

5. 胃痛:祖国医学对胃痛的发病原因,主要认为,一是饮食不节,损伤脾胃;二是七情所致,肝脾(胃)不和,情志失调,木失条达,肝郁气滞常引起胃脘胀痛,攻痛连胁,或痛时急迫,或痛时有定处而拒按,或胃疼绵绵而喜按等以胃痛为主的病证。现代医学认为胃痛只是一个临床症状,多见于急、慢性胃炎、胃及十二指肠溃疡、胃痉挛、胆囊炎、胰腺炎、肝炎等病证,其病因认为是精神神经因素和其他因素,影响破坏了内环境的统一稳定特点。[10]说明了七情变化对消化系统疾病的危害。

再单举西医对胃十二指肠溃疡病的病因病理,其认识也尚未完全了解,目前一般认为有多种因素和不同学说,像胃酸学说、内分泌学说、自主神经功能失调学说、皮层内脏相关学说等许多原因综合起作用,但认为起主导作用的还是高级神经机能的紊乱,多数临床工作者支持自主神经功能失调学说。高级神经机能紊乱、自主神经功能失调,都类似中医的七情变化伤及五脏机能之气、体内正气,特别是损及神明的病因病机。

五、调摄重药疗,学说待深化

我们简要叙述了"七情"致病的特点及危害,区别了"七情"与"六淫"及其他发病因素的显著不同特性,认识了"七情"在临床实践中常见病证的现实性、普遍性和客观性,因此,我们认为"七情"致病在祖国医学的病因学中占有重要的、特殊的地位。只缘祖国医学自形成、兴起、发展至今,数以万计的中医学家,特别是对中医的发展有较大影响的名流鼻祖,在他们珍贵的著作和医家医话中，一致认为"七情"的客观存在和七情致病在病因学中的作用；另外，经过几千年来历代医学家的大量实践和总结，一直广泛地指导临床，并迄今仍是研究、提高中医学术水平的必读医籍《内经》《灵枢》等书所阐述的病因学中，也清楚地肯定七情的存在和作用，并在论述病机、病证、诊法、治则的过程中，也颇重视七情致病的危害和影响；再者，虽然历史在不断发展、社会发生了翻天覆地的变化，然而七情致病的因素并没有消失、过时或减少，相反经中西医临床工作者的实践和一些疾病的认证，特别是现代医学病因学中的一些科学的客观认识，也都一致承认和肯定七情致病的存在和作用，故越来越突出地引起医务人员的注意和重视。

前面说到，"七情"是由五脏产生的，根据五行相配属观点，七情致病一般又分属各脏腑。祖国医学的辨证施治精神及其方法多离不开脏腑辨证，因为我们重视七情发病的作用，注意七情致病具体伤何脏腑，起病之初由七情中哪一种或哪几种情志变化，在何脏何腑演变，视其损害程度轻重，为察识病理，寻求病位，识别脏腑变化属性，可以为施治奠定一定的基础。简言之，在中医辨证施治方面，对于探讨病机，认识权变，遣方用药，均有实际临床价值。

当然，我们强调七情致病在病因学中的重要地位，决不等于认为七情致病可以代表或代替中医的病因学。中医的病因学由多种致病因素组成，并有一定规律的学说，七情致病仅是病因学中一个不可缺少的组成部分。况且，七情致病与其他致病因素的本质是有很大区别的，它们可以相互影响、相互作用而引起发病，甚至有时会殊途同归，引起一致的病理变化，但七情致病与其他致病因素在发病部位、途径、病性、病机等方面还是不同的，故七情致病虽在病因学中特殊、重要，但却不能代表或代替其他致病因素。所以我们重视"七情"致病的危害性和普遍性，也不应忽略"六淫"及其他致病因素的危害性和普遍性。

值得说明的是，我们认识七情致病的危害，并不仅仅是为了被动的治疗，重要的在于主动的预防，倘若我们能够人人明白，熟知七情致病的危害，经常注意消除七情致病的诱因，避免强烈的、持久的情志变化和意外刺激，对于减少发病、减轻疾病或促使其好转乃至痊愈，不啻有着十分积极的意义。一旦患病，病员本人需"畅怀于服药之先"，当知"草木无情难治有情之病"，有些由于七情变化而引起的病证，非药物所能治，常须配合作思想工作。反之，"药逍遥人不逍遥"将会图治无功。笔者赞同和提倡坚持"预防为主""防重于治"的方针，加强对七情致病患者的思想教育，有利于消除隐患，防微杜渐，既病防变。因人的正常机体本身又具有一定的自我调节情感反应和防御缓冲外界精神刺激的能力。因此培养良好的心身素质和自控能力，克服不良情感倾向，及时纠正气血脏腑机能的紊乱，对于避免七情内伤，阻断"因情致病"同"因病致情"的恶性循环，具有重要的意义。

本文粗浅地试谈"七情"在病因学中的特殊地位及其发病的危害作用，期望引起同道的共鸣和探讨的兴趣。古代中医学家在长期与疾病作斗争的实践中，摸索并总结出了一套有理论、有系统的防治急性外感热病的规律和辨证施治的方法，给后世留下了《伤寒论》《外感温热篇》《温病条辨》等宝贵遗产，遗憾的是却没有摸索和总结出一套在病因学中占重要位置的七情致病有理论、有系统的规律和辨证施治的方法，少见有像《伤寒论》那样完整论述"七情"致病的方书。既然外感六淫在祖国医学的病因学中较为重要，且为此而有专一的论述与总结，形成了一个外感学派（伤寒学说和温病学说），那么，内伤七情在病因学中的位置和作用如此重要和特殊，为何没有系统、全面、深刻的论述和总结，并形成一个流派呢？站在中医病因学外感学派的角度上来看，这大概是一个空白。我们认为实践可以认识真理，发现真理，浩如烟海、汗牛充栋的祖国医学宝贵财产，亦足够我们在实践中发掘、整理和提高以填补这个空白，假如我们能像张仲景创立伤寒学说、李东垣创立脾胃学说那样，总结出一套有理论、有系统的防治七情致病的规律和经验，创立出科学的、独特的防治七情致病的理、法、方、药来，难道不是对促进祖国医学的发展和对人类的保健卫生事业做出的贡献吗？期待着一切有志于中医事业的志士仁人勇敢地探索下去。

参考文献

[1] 上海第一医学院《实用内科学》编写组. 实用内科学. 北京：人民卫生出版社，1973.

[2] 王冰. 黄帝内经素问. 北京：人民卫生出版社，1978.

[3] 河北、河南、山东、山西及北京市食道癌普查工作总结，1959. 全国肿瘤学术座谈会资料汇编. 北京：人民卫生出版社，1959.

[4] 钱乐天等. 医学传心录. 石家庄：河北人民出版社，1975.

[5] 成都中医学院附属医院. 内儿科学. 成都：四川人民出版社，1975.

[6] 杨任民. 内科疾病的神经精神症状. 合肥：安徽人民出版社，1977.

[7] 中医辞典编辑委员会. 简明中医辞典. 北京：人民卫生出版社，1979.

[8] 杨任民等. 内科疾病的神经精神症状. 合肥：安徽人民出版社，1977.

浅谈临床检查在中医诊断中的作用

检验可以为临床医生诊断病情提供许多不能直接感知的体内生理和病理活动的信息，在临床诊断中发挥着一定的作用。

但是，关于中医能不能利用检验报告作为诊断的依据，一直是中医界争议的问题。有的人认为，如果把检验报告单作为诊断的依据，作出的临床判断就不是中医对疾病的认识，而成为西医的诊断了，这就成了变相的"废医"！不明真情的病人也认为，来找中医就诊不应该让我们做这样那样的检验。

那么，中医到底应不应该借助检验技术呢？检验又能为中医的诊断提供什么帮助呢？其实，近半个世纪以来，中医已自觉不自觉地借助了检验这个现代技术，尽可能地为中医的诊断获取更多的关于病情的信息。具体分析起来，检验至少可以在以下几个方面发挥一定的作用。

首先，检验的结果可以帮助中医分析病因。在许多情况下，仅凭中医的望、闻、问、切还不能很快地认识疾病的本质，借助检验则有利于迅速洞悉病因。如临床上，病人有腹痛、下坠感、脓血便，虽可以诊断为中医的"痢疾"，但如果大便镜检报告有红细胞和脓球，即可认为病人已感染痢疾杆菌，为中医寻找病因、认识病情、预防传染流行、确定治病方案提供了可靠依据。又如病人乏力、周身痛、关节痛甚，且有关节发热、胀痛，这时作一下类风湿因子检验和血沉实验，如果报告 RF 检验呈阳性，血沉加快，即可诊断为痹症。再如血常规检验中的白细胞计数，可以帮助分辨寒、热、虚、实的病机，常见的情况是白细胞数增高多表现在热症、实症中，反之则多属寒症、虚症。

其次，有利于准确分析病情。如症见浮肿、乏力、纳差、腰痛等，仅凭四诊获取的资料可定名为中医的"水肿"，但病情发展到什么程度了呢？此时作一个尿常规检验和尿镜检，如果报告尿中有大量的红、白细胞和管型，说明病机已影响到肾的水液代谢功能。

其三，有利于中医辨证分型。如症见乏力、纳差、目睛黄染、尿黄但身不发黄等，虽可辨证为"黄疸"，但难定为阴黄、阳黄，这时作一个肝功能检验，如肝功能异常，就可诊断为阴黄，反之就是阳黄，非常有利于阳黄、阴黄的辨证分型和治疗用药。

实践证明，中医可以借助检验技术提供可参考的病情资料，只是这些检验的结果目前还不能作为中医辨证所需要的征象直接输入辨证分析的思维中，还必须经过现代医学对疾病认识观念的转换，才能够吸收。因为中医临床诊断和检验技术分别是处于不同文化环境中、在不同的理论体系指导下、通过不同的思维道路形成的两种临床技术，它们之间不具有文化的同构关系。检验技术是在现代科学理论如解剖学、生理学、细胞学等理论的指导下，利用先进的科学技术设备获得的关于肌体活动的具体资料，都是实体的存在。而中医学是在两千年前的中国古文化环境下形成的理论和诊治技术，是建立在有机动态、整体观的基础之上，中医对人体生理、病理的认识，都是通过肌体的活动状态下表现出的外在征象，再通过综合分析辨证，以确定体内活动的病机。因此临床检验获得的关于肌体的准确的、定性定量的参数，是难以直接为中医诊断思维提供参考的。

那么，中医在未来的发展中，怎样吸收和利用检验这个现代技术呢？个人认为，从检验学这个角度来说，未来的检验技术将可能为中医诊断提供更多的病情资料信息，它至少可以从如下几个方面为中医走向现代化发挥作用。

首先，中医认为人体的层次总不能永远停留在肌体这个层次，中医也应当深入到肌体的内部。如把观察的层次深入到脏腑、组织层次，即把原来依据肌体整体活动下表现于外的信息，把分析体外活动的思维深入到体内层次，这是完全可能的，也是医学发展所必需的。在这样的深入过程中，检验可以为中医提供相应层次肌体活动的有关信息。其次，中医诊断的不确定性，即没有定性定量的界定，是中医走向未来的一大障碍，检验技术将可能从多方面为中医克服这个障碍提供许多帮助。

我们不可能把检验在未来中医诊断中的作用描绘得很详细，但有一点可以肯定，临床检验在未来的中医诊断中将逐渐显示它的作用，使未来的中医诊断能在保持中医特色的基础上，有机地吸收现代检验所提供的各种参考内容和资料。

胆汁促进食物消化的原理新识

胆汁能够促进饮食的消化，已为古今医家所周知，然观历代医著及高等中医院校统编教材，对此观点的阐释均述而不明，或轻描淡写，一笔带过，或浅尝辄止，概念模糊。那么究竟应如何认识其机理呢？我们的肤浅理解如下。

1. 从其本性上看：胆藏精汁，其性属阴，为人体脏腑生理功能的物质基础，即阴、血、津、液的组成部分。《素问·阴阳应象大论》曰："味厚者为阴""阴味出下窍"。胆汁乃阴津浊液，能滋润、濡养脾胃的阴阳平衡，以促进食物的消化。

2. 从其本色上看：胆汁其色青黄，青属肝，黄属土。《素问·金匮真言论》曰："黄色，入通于脾"，唐容川《医学见能》曰："胆者肝之腑，属木，主升清降浊，疏利中土"。胆汁色黄，其主分泌、运化、排泄、代谢、归宿的趋向和通路，通于脾胃，故能注入肠中，消化食物。

3. 从其本味上看：胆汁味苦性大寒。《素问·阴阳应象大论》曰："气味……酸苦涌泄为阴"。胆汁性味苦寒，乃至阴之属，有酸苦涌泄之能，具通泄、降泄、清泄和燥湿热之功，故能推动脾胃消化食物。

4. 从其本源上看："胆在肝之短叶间"（《难经·四十二难》）。胆居肝下，为肝连属，所藏精汁，色青实来源于肝，受肝之余气而成，禀肝之生发之性，协助肝木疏散宣泄，调畅情志和脾胃的升降，故能克土抑木，条达气机，促进消化食物。

总之，我们认为胆汁促进食物消化的原理，主要是胆汁的属性、本色、气味、来源等所秉赋的性能特征的综合作用所致。

《伤寒论》痛证治法概述

《伤寒论》是中国临床医书之祖，其对疾病的治疗，论证精湛，理、法、方、药完备，是后世辨证施治的楷模，内科证治之准绳。其对痛症的治疗尤为详备，实为后世治疗痛症的圭臬。为了探索《伤寒论》对痛症的治疗规律，以进一步指导痛症的治疗，特对其归纳整理如下。

1. 发汗解表法：适用于风寒外束，卫阳被遏，营阴郁滞之太阳表实证。以发热，恶寒，无汗，头痛，身痛，骨节疼痛为主要特征。目的在于发散风寒、宣通阳气，以祛除表邪，疏通经络。第三十五条："太阳病，头痛发热，身疼，腰痛，骨节疼痛，恶风，无汗而喘者，麻黄汤主之。"

2. 调和营卫法：适用于素体虚弱，卫阳不固，外感风寒，营卫失调之太阳表虚症。以头痛项强，发热汗出，恶风，脉浮缓为主要特征。目的在于解肌祛风，调和营卫，使风邪得除，营卫协调，则诸症得除。第十三条："太阳病，头痛发热，汗出恶风者，桂枝汤主之"。

3. 表里双解法：适用于表邪外束、内邪郁滞症。其特点为既有客邪外束之表证，又有邪实内滞之里证。目的在于外解表邪，使表里宣通，气机调畅，实滞得除则诸症自愈。第一〇三条："太阳病，过经十余日，反二三下之，后四五日，柴胡证仍在者，先与小柴胡汤。呕不止，心下急，郁郁微烦者，为未解也，与大柴胡汤，下之则愈"。

4. 除风胜湿法：适用于风湿留着肌肉关节之太阳病类证。以身体烦痛，掣痛不得屈，近之痛甚为主要特征。目的在于祛风胜湿、温散寒邪、疏通经络。第一七四条："伤寒，八九日，风湿相搏，身体烦疼，不能自转侧……桂枝附子汤主之。"第一七五条："风湿相搏，骨节烦疼，掣痛，不得屈伸……甘草附子汤主之。"

5. 泻热逐水法：用于邪热与水饮互结之大结胸症。以胸胁及心下硬满，按之石硬，甚则心下至少腹硬满而痛且拒按为特征，目的在于清除热邪，峻逐水饮，破其结滞。第一三五条："伤寒六七日，结胸热实，脉沉而紧，心下痛，按之石硬者，大陷胸汤主之。"

6. 清热化痰法：用于热邪与痰饮互结之小结胸症。以心下硬满按之则痛为特征。目的在于清除热邪，涤痰开结，使痰热分清，邪去则正安。第一三八条："小结胸病，正在心下，按之则痛，脉浮滑者，小陷胸汤主之。"

7. 温下破结法：用于寒邪与痰水互结之寒实结胸症。以胸胁心下，甚则全腹硬满疼痛，口不渴，不大便无热象为特征。目的在于温下寒邪，涤痰破结。第一四一条："寒实结胸，无热证者，与三物小陷胸汤，白散亦可服。"

8. 水饮法：用于水饮内停，结于胸胁，胸阳不宣，气机阻滞暴饮症。以心下痞满咳唾引胁下痛为特征。第一五二条："太阳中风……其人漐漐汗出，发作有时，头痛，心下痞硬满，引胁下痛，呕即短气，汗出不恶寒者，此表解里未和也，十枣汤主之。"

9. 攻下实热法：用于热结肠腑，腑气不通之阳明腑实症。以腹满硬痛、大便不通为特征。目的在于通里攻下，荡涤热结，行气清满。第二五四条："发汗不解，腹满痛者，急下之，宜大承气汤。"第五十六条："伤寒不大便六七日，头痛有热者，与承气汤。"

10. 温补脾肾法：用于阳虚阴盛、寒凝气滞之腹痛症。以腹痛呕吐、下利清谷、手足厥逆为主要特征。目的在于振奋阳气、破阴回阳。第三一七条："少阴病，下利清谷，里寒外热，手足厥逆，脉微欲绝，身反不恶寒，其人面色赤，或腹痛，或干呕，或咽痛，或利止，脉不出者，通脉四逆汤主之。"第三五三条："大汗出，热不去，内拘急，四肢痛，又下利，厥逆而恶寒者，四逆汤主之。"

11. 和解少阳法：用于邪袭少阳，枢机不利，经气受阻所致之少阳病。以寒热往来、胸胁满痛为特征。目的在于疏少阳之郁滞，清胸胁之郁热，借以调达上下，宣通内外，和解气机，而达到止痛的目的。第三十七条："太阳病，十日已去，脉浮细而嗜卧者，外已解也。设胸满胁痛者，与小柴胡汤。"

12. 调和肝脾法：用于肝气郁滞，疏泄失常，横逆犯脾之症。以四肢厥逆、腹痛为特征。目的在于疏肝解郁，调和肝脾。第三一八条："少阴病，四逆，其人或咳，或悸，或小便不利，或腹中痛，或泄利下重者，四逆散主之。"

13. 益气调营法：用于汗后阴液损伤，营血不足，筋脉失调所致之症。以身痛、脉沉迟为主要特征。第六十二条："发汗后，身疼痛，脉沉迟者，桂枝加芍药生姜各一两人参三两新加汤主之。"

14.活血逐瘀法：用于太阳病不解，邪热随经深入下焦，热与血结于少腹。以少腹急结，甚则硬痛，小便自利为主要特征。目的在于活血化瘀，通下瘀热。第一〇六条："太阳病不解……当先解其。外解已，但少腹急结者，乃可攻之，宜桃核承气汤。"

15.滋阴、解毒、涤痰法：主要用于咽痛证。第三一〇条："少阴病，下利，咽痛，心烦者，猪肤汤主之。"此乃少阴热化，下利伤阴，虚火循经上炎所致之咽痛。故以猪肤汤滋阴润燥、清解虚热。第三一一条甘草汤之咽痛症，乃邪热客于少阴经脉所致，故以清热解毒、泻火止痛。涤痰法治疗咽痛，证候有二：一为痰热之邪郁闭咽喉之苦酒汤证；一为风寒之邪客于少阴经脉，兼痰浊闭阻，以致阳气郁而不伸的半夏散及汤证。前者之目的在于涤清痰热，敛疮消肿；后者的功能在于散寒通阳，涤痰开结。

16.暖肝降逆法：适用于肝胃虚寒，浊阴上逆所致头痛症。以干呕、吐涎沫，巅顶痛为特征。目的在于暖肝温胃，降逆止痛。第三七八条："干呕，吐涎沫，头痛者，吴茱萸汤主之。"

17.寒热并用法：适用于膈上有热，中焦有寒，蛔虫扰动之症。以呕吐蛔虫，心中痛热，或痛引肩胛为特征。目的在于刚柔并用，温阳通降，安蛔止痛。第三二六条："厥阴之为病，消渴，气上撞心，心中疼热，饥而不欲食……"第三三八条："……蛔厥者……其人当吐蛔也……蛔厥者，乌梅丸主之，又主久利。"

《伤寒论》通借字例释

通借字，也叫通假字，即两个字的形体和意义本不相同，由于读音一样或读音接近，甲字被借作乙字通用。《伤寒论》约成书于东汉末年，书中有一定的通借字，学习原著，如果望文生义，就难以理解，或误解原意。现将书中通借字若干予以例释，以供学习参考。

1. 卒，该字本义为兵士，书中借作有突然义的"猝"。

如《伤寒论·序》："卒然遭邪风之气，婴非常之疾。"

2. 栗，该字本义为栗树，书中借作有恐惧义的"慄"。

如《伤寒论·序》："患及祸至，而方震栗。"

3. 平，该字本义为平坦，书中借作辨别的"辨"，于是读作 biàn。

如《伤寒论·序》："撰用《素问》《九卷》《八十一难》……并平脉辨证，为《伤寒杂病论》合十六卷"。

4. 徇，该字本义为巡行，书中借作殉职义的"殉"。

如《伤寒论·序》："趋世之士，弛竞浮华，不固根本，忘躯徇物"。

5. 俞，该字本义为叹词，读 yú（于），书中借作腧穴的"腧"，于是读作 shū。

如《伤寒论·序》："经络腑俞，阴阳会通"。

6. 强，该字本义为强盛，书中借作僵硬的"僵"。

如第1条（条号依成都中医院1964年主编的《伤寒论讲义》，下同）："太阳之为病，脉浮，头项强痛而恶寒"。

7. 内，该字本义为里面，跟"外"相对，书中借作纳入的"纳"，于是，读作 nà。

如第14条桂枝加葛根汤方后注："右七味，以水一斗，先煮葛根减二升，去上沫，内诸药。"

8. 识，该字本义为认识，书中借作有记住义的"志"，于是读作 zhī。

如第 17 条："常须识此，勿令误也。"

9. 蚘，该字本义为蚘蛴（天牛和桑牛的幼虫），书中借作蛔虫的"蛔"。

如第 91 条："病人有寒，复发汗，胃中冷，必吐蚘"。

10. 该字本义为草花茂盛，书中借作营养的"营"。

如第 97 条："太阳病，发热汗出者，此为荣弱卫强……"。

11. 藏，该字本义为储藏，书中借作脏腑的"脏"。

如第 99 条："藏腑相连，其痛必下……"

12. 清，该字本义跟"浊"相对，书中借作去厕所解大便的"圊"。

如第 117 条："太阳病，以火熏之，不得汗，其人必躁，到经不解，必清血，名为火邪。"

13. 支，该字本义为支撑，书中借作肢体的"肢"。

如第 151 条："伤寒六七日，发热微恶寒，支节烦疼，微呕，心下支结……。"

14. 剂，该字本义为调剂，书中借作齐整的"齐"。

如第 138 条："若不结胸，但头汗出，余处无汗，剂颈而还，小便不利，身必发黄。"

15. 固，该字本义为坚固，书中借作痼疾的"痼"。

如第 196 条："阳明病，若中寒者，不能食，小便不利……此欲作固瘕……。"

16. 瘅，该字本义为热邪，书中借作黄疸类病的"疸"。

如第 200 条："阳明病，脉迟，食难用饱，饱则微烦，头眩，必小便难，此欲作谷瘅。"

17. 利，该字本义为锐利，书中借作痢疾的"痢"。

如第 370 条："热利下重者，白头翁汤主之。"

18. 胎，该字本义为胞胎，书中借作舌苔的"苔"。

如第 230 条："阳明病，胁下鞕满，不大便而呕，舌上白胎者，可与小柴胡汤。"

19. 差，该字本义为差别，书中借作病愈义的"瘥"。

如第 94 条："病发热头痛，脉反沉，若不差……"

20. 温，该字本义为暖，书中借作有聚积义的"蕴"。

如第 127 条："太阳病，过经十余日，心下温温欲吐……。"

21. 寒，该字本义为凉，书中借作痰涎的"痰"。

如第 171 条："此为胸有寒也，当吐之，宜瓜蒂散。"

桂枝汤归属新诠

关于桂枝汤属于哪一类方剂，本来不成问题，因上逮汉晋，下迄明清，历代医家及高等中医院校的教材中均认为桂枝汤属解表剂。但是，近年来却有学者对此分类归属产生了异议。如《辽宁中医杂志》1983年第六期登载的关庆增一文中，认为桂枝汤属补益剂，《中医杂志》1984年第九期载裴永清文，亦持相同观点。另有陈鸿文在《辽宁中医杂志》1984年第十二期撰文，认为桂枝汤不属补益剂，而属"和"剂。《福建中医药》1984年第六期发表陈治淦文认为，桂枝汤属"和解剂"；还有《四川中医》1985年第七期刊余国俊文；以及该杂志1990年第四期载唐克强文，均赞同"和"剂的说法。

上述观点，虽"补""和"见解有隙，然非"表"认识则同。究竟桂枝汤该属何剂？我们认为，此汤既不属补益剂，也不属和解剂。桂枝汤实具解肌发散的功能，仍应归属解表剂。对此我们曾作过简略讨论（见《中医杂志》1985年第四期78页），但自感此文说理欠详，言犹未尽，故而重述当初，特系统归纳如下。

一、从本方的药物性味上看

桂枝汤中桂枝辛、甘、温，芍药苦、酸、微寒，生姜辛、温，大枣甘；甘草甘、平，五味和合，辛甘温性味浓厚持重，酸寒等性味逊次。辛能散风，湿能通经，故无疑有解肌发表、温经通阳之功。又因有酸寒，可敛阴和营，通调血脉，并可抑制辛散之性太过，刚柔相济，对应协调，另有甘味缓急，故本方又有调和营卫之能，其中辛温性味和作用胜于酸寒，所以本方解肌发散功能突出。仲景言"桂枝本为解肌"，柯琴亦谓本方"解肌"，《本草纲目》曾曰："桂枝透达营卫，故能解肌而风邪去。"全国统编教材《伤寒论选读》（1978年版）谓本方的功能是"解肌祛风，调和营卫"，同版《方剂学》也注明此汤"解肌发散，调和营卫"。由此看来，桂枝汤所具备的"解肌"功能毋庸置疑。

二、从本方的主治原理上看

中医学之"肌",泛指肌表与腠理,肌表属卫分之界,腠理属营分之域,生理上有渗泄体液、抗御外邪、流通气血的作用。外感风寒,溶于肌腠之间,即致伤寒太阳病,若风邪重,则成太阳中风。《素问·至真要大论》曰:"风淫于内,治以辛凉,佐以苦,以甘缓之,以辛散之",桂枝汤所能解肌发散,即是通过其辛温的性味和作用,催发和疏散肌表之风寒,解除和驱散外来之邪气,风寒除,表邪去,则肌腠密,营卫和,表自解。所以,《简明中医辞典》言:"解肌,即解除肌表之邪,是对外感症初起有汗的治法。针对病症的寒热而采用辛温解肌法或辛凉解肌法。辛温解肌如桂枝汤,辛凉解肌如柴葛解肌汤。"说的十分清楚,解肌方就是解表方,桂枝汤是有名的"解肌"方,怎能说桂枝汤不属于解表之剂呢?

三、从本方的药物剂量上看

方内桂枝三两,芍药三两,生姜三两,大枣十二枚,甘草二两,就其主药桂枝、芍药来看,用量相等,其辛散与酸收,温阳与益阴,各无侧重,辛散中寓敛阴之旨,和营中有调卫之功。一温一寒,一散一敛,则便风邪疏散、营卫协调。其次虽有生姜三两以助桂枝辛温行散,但大枣十二枚量亦等同以助芍药益阴和营,仅甘草量少于任何一药,但其甘味能调和诸药,且其缓和药力之效也很明显。仲景这样规定每味药的剂量和五味药之间的比例,使药物基本均衡,因之使本方无法突出任何一药的量的效能,反而能发挥在本方性味中较为显著的辛温性味的药理了。所以使本方只能有解肌发散、调和营卫之功,而并非是辛温味重、量大的组方,故无发汗之力。此点乃是本方奥妙所在,亦是仲景深意独到之处。但今时,《伤寒论》学习却有所疏忽,临床上有轻视生姜、大枣用量的积弊,或弃姜、枣而不用;或量小、少,造成药力淡薄,无怪乎临床上运用桂枝汤效果欠佳。因此,我们认为凡言桂枝汤者,必须是除甘草外,余四味药量一致相同均衡的方,否则就不能称为"桂枝汤";如若桂枝量大,就变成桂枝加桂汤了,如若桂枝量小,就很难突出辛温解肌的性味和功用。此均有违仲景处方遣药的本意。众所周知,药物之间的严格剂量比例,正是仲景立法制方剂之间区别异同性能的特征。如"四逆汤"与"通脉四逆汤""小承气汤"与"厚朴三物汤"即如此。明于此,则裴永清文中所言的"桂枝加桂汤""桂枝甘草汤""桂枝去芍药汤"诸方剂,就不是桂枝汤本方应讨论的问题。

四、从本方的服药法来看

桂枝汤方后所注服药方法,是陈鸿文与裴永清言"桂枝汤"无解肌发汗之功的重要依据。考服药后以温覆和啜热稀粥,以及其加服法,明显看出桂枝汤确无发汗之功,此点已与诸君认识一致,然诸君对"解肌"之说持否定见解,这未免有些欠妥了。已知太阳中风的病理及其风邪的性质和伤营卫的特点,只能以解肌发散、调和营卫之治,桂枝汤具此功用,故主之必用,这是仲景经过他人和自身的实践总结出来的经验和精确的组方。试想,如若另加辛温解表药可不可以呢?答曰:必不可,因"温覆"就恐"令如水流漓",岂敢轻举妄加辛温药;若不啜热粥,不温覆可不可以呢?我认为也不可以。为何?因伤寒太阳属急性外感热病,发病急,转变快,若体质好,尚可仅服桂枝汤;若肌体差,就亟应啜热粥以助药力截断病势。即使体质好,临床上多数病人也愿综合治疗(啜热粥和温覆,亦可看作是一种简便易行的综合性辅助治疗),因之还是以啜粥、温覆为宜。至于嘱其缩短时间服、日夜服、再次服、多剂服,均是要求速战速胜,防止入里传变,这是《伤寒论》急性病证治的特点。

总之,由于本病病因和病位的特点,又有易过汗伤阳和极易传变的特性,使其不能另加用或重用辛温发表药,故从方后注服药法的内在含义中,反证本病只能是也必须是用桂枝汤解肌发散。所以汪切庵曰:"仲景以发汗为重,解肌为轻,中风不可大汗,汗过则反动营卫,虽有表邪,只可解肌。"1978年版统编教材《方剂学》亦谓:"桂枝汤发汗之力不及麻黄汤,善于解肌表和营卫。"可谓语中肯綮,要言不繁。

五、从"发汗,宜桂枝汤"语句的含义来看

既然言桂枝汤无发汗之功,那么对于《伤寒论》中有"发汗,宜桂枝汤"的语句又该作何解释呢?诸君对此也未有说明。我认为其中"发汗"句,实属有"发散"之意,这里也稍加辨析,以证桂枝汤虽无发汗之力,但却有发散

之能。

总观书中，53条（条号依照所参本不同）"复其发汗"，54条"先其时发汗"，56条"当须发汗"等句，均言"宜桂枝汤"，如不认真分析，自易使人产生"言发汗，实无汗，非表剂"的质疑。然通读全书，44条有"欲解外"，45条有"当须解外"，91条有"当解表"，如此前后不同论述，从全书认识，应理解为属太阳经中风病宜用桂枝汤灵活化裁辨证施治。因桂枝汤为太阳表病主方。表病需表法，表病变化多，方亦须变通，故均未言"桂枝汤主之"，而曰"宜"之，"主"意必用，"宜"指斟酌，此乃仲景慎重选择字词，以适应不同病症的需要，是应该严格分清的。53、54两条，虽仍属营卫不和证，可说也应必用桂枝汤，然细看其病症实质已变风邪外袭而非营卫不和是其主要矛盾，不可以原方药剂量比例施治，故亦曰"宜"之。要知此类条文须前后互参，互文见义，方知仲景意示临症当明辨病邪之在表里，论治需审视病症的先后、轻重、缓急等，因此，桂枝汤"发汗"句应活看。王好古说得好："桂枝汤下发汗字，当认作出字，汗自然发出，非若麻黄能开腠理发出其汗也。"所以我对桂枝汤"发汗"句，理解为用桂枝汤"发散"。另外对"发汗"与"发散"的词义，我认为也是有区别的。发散，乃是宗"风淫于内，以辛散之"之旨，针对太阳病表证风邪重寒邪轻的病症，以松弛腠理，催发微汗，宣泄和疏散外邪，实属有表虚证宜缓攻之意，不像麻黄汤的发汗，则是依"其在皮者，汗而发之"之理；针对太阳病表证寒邪重风邪轻的病症，以沸腾肌表，开泄玄府，逼其大汗，迫邪外出，实寓有表证宜峻攻之意。概念含义有异，运用自然也就不同。故后世言，仲景有"有汗用桂枝，无汗用麻黄"是至理名言。有汗岂能用桂枝汤再发汗？所以，"有汗"又要"宜"桂枝汤"发汗"句，则是表示随证解表，是发散祛邪之意。进而可知，桂枝汤证"有汗"是"病汗"，故须桂枝汤解肌发散以求"微似有汗（桂枝汤方后注），此"微汗"当是"药汗"，也应"常须识此，勿令误也"。

综古圣之大法，参先贤之精义。综述于上，结论是桂枝汤解肌发散，调和营卫，仍应归属解表剂。管见一得，未知然否？幸识者教之。

再谈桂枝汤解肌发散仍应归属解表剂

桂枝汤属于解表剂，古今医家认识多趋向一致，但是，近年来有学者对此分类归属却产生了异议，为此《中医杂志》曾进行了专题讨论，余拙撰短文（见《中医杂志》1985年第四期），从桂枝汤的方药组成和主治功效上论证桂枝汤既不属补益剂，也不属和解剂，而是解肌发散之剂，认为当应归属解表剂。可是至今仍有学者认为应属补益剂。如《国医论坛》1987年第二期登载邢登洲同志的文章（以下称《邢文》），余读后，实有某些看法不敢苟同，认为有进一步加以说明和商榷的必要。

一、不是发汗方，但是发散剂

与《邢文》以及其他有关学者的看法相同的是，我也认为桂枝汤不是发汗剂，而不同的是，我认为桂枝汤是一发散之剂，理由如下。

其一，由桂枝汤证的病理机制所认定。桂枝汤证的基本病机是中风表虚，营弱卫强（营卫不和），治疗即应针对其病症实质，用桂枝解肌发散——祛除风邪；用芍药益阴和营——御补表虚；生姜辛温，佐桂枝以宣散；大枣、炙甘草助芍药安内以攘外，共奏解肌发散、调和营卫之功。既属中风，故方中有辛温之性味，以温通经脉，辛温解肌，宣散风邪。本症病在表，且为表虚，病层较浅，病势程度不重，故不能用重量多味补药，以免闭门留寇，或淫邪入里，妨碍解表，所以嘱用"微火煮"，意在辛温发散的前提下，缓补在表之虚，使发散不致太过，散中有补，以助体力，驱逐风邪，并非是专事补益之剂。本症因无寒邪，故不用麻黄，不属表实，故不用发汗。病机如此，只能是如此病证与方药，丝丝入扣，严谨精当，所以仲景自言："桂枝本为解肌"；新版《伤寒论讲义》也明确言桂枝汤的功能是"解肌祛风，调和营卫"，丝毫没有发汗之词意，表明桂枝汤是发散之方。这同《邢文》言不是发汗剂而是补益剂的见解属同中有异。有学者言本方是发汗轻剂,也不妥当,桂麻各半汤、桂二麻一汤,才是发汗轻剂,因这两个方证兼有寒邪,又非单纯"表虚",与桂枝汤方证明显有别。

其二,从桂枝汤方后注中看到,本方有不容置疑的发散作用。众所周知,桂枝汤方后注反复强调求微汗,采取的措施是:啜热粥,以助药力;温覆求微汗;若不汗,更服,依前法;又不汗,缩短间隔时间服等,正是因无发汗作用,故要求配合上述服法,以达"遍身漐漐微似有汗"的目的。因辛温药有发表宣散的作用,故在啜热粥,温覆等求微汗的情况下,又恐出汗,"令如水流漓",所以,又交代"若一服汗出病差,停后服,不必尽剂"。不能发汗,求微汗,又不求大发汗,这正是桂枝汤方后注的关键和治疗特点。如此微汗不发汗的方剂运用,又反映和证实了桂枝汤具有发散作用的特殊功能。试问:既然要解肌发散,可不可以在方内再加辛温解表药呢?答曰:必不可以!因"温覆"就是恐汗"水流漓",岂敢轻举妄加辛温药。由于本病病因的框定,又有过汗易伤阳和容易传变的特性,故使其不能另加用或重用辛温解表药,只能是求微汗不大汗,以"微似有汗者益佳"。所以,我认为桂枝汤是通过微汗而达到解肌发表、疏散风邪的目的的。明于此,则《邢文》认为的"桂枝汤后忌'五辛'而不使之发散"的结论,就有些欠妥了。辛味可解肌发散,此忌"五辛",正是由于桂枝汤有发散之功,在采取上述辅助治法后,恐其辛味重、药效强,易致大汗出,故言忌"五辛",以此防重复发散,防量变质变酿成发汗之法,此实乃桂枝汤不应大发汗也不属发汗剂,而是有发散之功的有力佐证。

为何诸学者没有认识到本方是发散剂呢?恐是由于方后注反复要求求取微汗,故常使人认为本方无发散之性能,没有从桂枝汤病机、药物成分、主治功效和方后注上等方面全面、深刻地加以认识。如若无发散之力,仅靠辅助服法就不需要用桂枝汤了。但不用桂枝汤,仅啜热粥,或饮服热水,虽亦能微汗,岂能治中风表虚、营弱卫强之本质。所以欲解肌祛风,调和营卫,非桂枝汤莫属。至于有学者认为"桂枝加桂汤""桂枝甘草汤""桂枝去芍药汤"也同桂枝汤一样,有补益之功而非解表之方,此又因诸方剂药物的加减、药量的变化,而非桂枝汤的本来面貌,故又非是桂枝汤本方的讨论问题。

二、发散与发汗，含义有不同

前面讲到，桂枝汤方后注用"微火煮"，是解肌发散之中尚有御补表虚、安内攘外之意。《邢文》认定"微火煮"字眼，不顾方后注主要的反复求微汗的发散之意，而以此来认定是补益剂，而不是解表剂，恐是智者千虑不免有一失。诸学者对本方发汗、止汗、补益、和解等不同观点的聚讼纷争，也恐是对发散与发汗的不同含义尚未细致深究分辨。我认为二者是有区别的。发散，乃是宗"风淫于内，以辛散之"之旨，针对太阳病中风表虚、营弱卫强之症，通过辛温宣卫、酸敛和营之能，辛温解肌，发散祛风，以松弛肌腠，催发微汗，疏散外邪，实寓有表虚证宜缓攻之意；发汗平喘，以沸腾肌表，开泄玄府，逼其大汗，利肺祛邪，实寓有表实证宜峻攻之意。概括含义有异，运用自然也就不同。故有"有汗用桂枝，无汗用麻黄"之名言，有汗的"病汗"，不能过汗"如水流漓"，否则有伤阳多变之虞，只须用桂枝汤解肌宣发以求"微似有汗"，说明桂枝汤的确不是发汗方而是发散之方。麻黄汤方后注"不须啜粥"，是言麻黄汤本为发汗，若啜粥，必更大汗伤阳，易致"发汗，遂漏不止，其人恶风，小便难，四肢微急，难以屈伸"之变，与桂枝汤方后注需啜粥求微汗，正好有明显的比较和区别，足证麻黄汤为发汗方，桂枝汤是发散方。发散与发汗，泾渭分明，所以王切庵曰："仲景以发汗为重，解肌为轻，中风不可大汗，汗过则反动营血，虽有表邪，只可解肌。"若对此不同的概念能辨别清楚，则《伤寒论》一书内外诸多自相矛盾、顾此失彼、解释不通之处，自然会概念清晰，顺理成章，自圆其说了。

由上所述，桂枝汤不是发汗方，而是解肌发散之剂，并非《邢文》所言是补益剂。发散虽与发汗的含义有不同，但理当仍应归属解表剂。

桂枝汤治疗病毒性感冒作用原理初探

目前临床对呼吸道病毒性疾病尚乏有效的预防和治疗方法，抗菌药物对病毒性疾病一般无效，而中医中药则有较好的效果，因此，探索中医中药对呼吸道病毒性疾病的作用原理，有十分积极的意义。本文仅对桂枝汤治疗属于呼吸道病毒性疾病范畴的中风型病毒性感冒的作用原理不揣浅陋，略述管见，以抛砖引玉，就正于同道。

一、概述

桂枝汤一方，出自东汉张仲景《伤寒论》一书，药仅五味：桂枝、白芍、生姜、红枣、甘草，组方精简，法度严谨，其所主之证乃太阳表虚中风证。如论中第二条："太阳病，发热，汗出，恶风，脉缓者，名为中风"；第十二条："太阳中风，阳浮而阴弱，阳浮者，热自发；阴弱者，汗自出。啬啬恶寒，淅淅恶风，翕翕发热，鼻鸣干呕者，桂枝汤主之"。根据《伤寒论》所述，桂枝汤所主太阳中风证的主要症状是：头痛、发热、汗出、恶风、鼻鸣、脉缓等六大主症。其中头痛并不剧烈，发热一般不高，恶风重于恶寒，因是中风，风性疏泄，故恶风、汗自出脉浮缓或浮数是其主要特点和辨证关键。干呕一证，临床所见，乃或然之证。鼻鸣证，临床可见或喷嚏，或鼻流清涕，或鼻塞声重，此种现象在太阳中风证中或单一出现，或共同出现而具备之。总之，这种太阳中风证类似西医呼吸道病毒性疾病中的普通感冒。普通感冒潜伏期较短，发病急骤，早期喷嚏、鼻塞、流涕之鼻鸣症状最为明显，体温一般不太高、头痛、乏力等主证，俱与太阳中风证颇相吻合，故据西医辨病应视为病毒性感冒，因这种普通感冒属于呼吸道病毒性疾病中的一种，按中医辨证乃是太阳中风证，因此，本文称之为中风型病毒性感冒。

二、病例

此将用桂枝汤治疗中风型病毒性感冒病举例如下。

例一：刘某，男，45岁，干部，1977年11月10日初诊。面色泛白，疲惫身乏，多年来频发感冒，从无彻底痊愈，每每犯病，鼻塞善嚏，头痛身痛，有汗多出，发热恶风。有时身居内室，遮挡门窗四壁，甚至掀被抖衣，亦颇畏风医者皆诊为"病毒性感冒""习惯性感冒"，常以"病毒灵""动脉.P.细胞""扑尔敏"等类药维持病情。患者自觉病情已呈习惯性、顽固性，丧失了治疗信心。查前诸医皆用玉屏风散、参苏饮、银翘散、羚翘丸等方药。其脉六部浮大无力，舌淡红，苔薄白，营卫衰怠，表虚不固，外邪稽留，太阳受戕，立调和营卫、补气固表之法，只缘伏邪留恋，病久体虚，恐难负重，先以小方消息之，桂枝汤加味主之：桂枝9g，白芍12g，黄芪12g，防风10g，羌活10g，甘草10g，生姜三片，红枣七枚，引三剂。

二诊，诸症减轻，感觉较好，要求加量：桂枝15g，白芍20g，黄芪15g，防风12g，羌活12g，甘草10g，生姜五片，红枣十枚，引三剂。

三诊，仍惧风寒，身痛明显，其余诸恙，均各退减，病衰大半，适可而止，减上方四分之一量，继服五剂。

患者连服十一剂，多年痼疾，稳妥趋退，自觉剂小效高，是既往未曾有的现象。随访至今，每年每季不断感冒现象已经消失，两年来仅两次重染感疾，邀余诊治，均以桂枝汤为主治疗，很快治愈。

例二：田某，女，46岁，教师，2008年8月13日就诊。屡患感冒，二载有余，常易自汗，嗜好喷嚏，恶风惧寒，当今夏暑，身热烦闷，欲以乘凉，反畏风寒，电扇、蒲扇见之喜之而又避之，体虚气弱，容易中风，感邪易体虚，体虚易感邪，循环病变，往复无端，甚为苦恼，求活诸医，药有小效，亦有罔效。查前所用处方，多玉屏、补中、参苏类。面色微黄，浮肿息微，近日咳嗽，舌淡苔白，脉虚而弱，风寒传经，不可拘日，表虚证在，当属太阳。以解肌发散，调和营卫，加补肺止咳药。处方：桂枝9g，白芍12g，百部15g，黄芪15g，白术15g，麦冬12g，五味子12g，陈皮9g，半夏6g，云苓12g，煅牡蛎12g，甘草16g，生姜三片，红枣十枚，引三剂。

8月20日，自觉病情"稳住了劲"，全身轻松，仍按原法，继续三剂。

8月29日，仍较前好，徐图复原，三剂。

9月13日，诸症悉除，敢近电扇，心情舒畅，嘱其巩固疗效，再服三剂。随访二年来，病情控制，感冒次数明显减少。

三、原理

1. 由于大多数上呼吸道炎症是病毒性的，病毒的作用受病人年龄的影响，在成人只引起一般感冒，而大多数伤风病例可分离出鼻病毒，[1]因此我们选择的病例按西医诊断是属于普通感冒（或称伤风），按中医辨证则属于太阳表虚中风证，并以此为圭臬，选用桂枝汤为主加味治疗。目前，我们都承认中医中药能够治病必然是有其物质基础的，中药一定是符合现代药理并通过肌体的某一部位、某一系统发挥它的作用的。桂枝汤有效地作用于中风型病毒性感冒，可以肯定，也有一定的物质基础及其现代药理性能。近代著名中医曹颖甫对桂枝汤治疗中风证的原理就有一定朴素的粗略认识，他说："桂枝为阳药，内含'挥发油'，故能发散；芍药为阴药，内含'安息酸'，故能收敛。二者互为起讫，如环无端……"。他言桂枝汤的作用可以使血管血脉运行循环，方能蒸腾肌肉、神经、汗腺，而使其得汗，排除外邪毒素。在二十世纪三十年代，这种对桂枝汤解表原理的粗浅认识，是甚为可贵的。现代实验研究也表明桂枝有抗病毒作用，有报告"用人胚肾原代单层上皮细胞组织培养"，并用"桂枝煎剂（1:20）对流感亚洲甲型京科68～1株和孤儿病毒（E细胞HO_{11}）"，结果证明"有抑制作用"，还有实验，"在鸡胚上，对流感病毒有抑制作用"的报告[3]。解放军第四军医大学微生物研究组对临床治疗感冒有效的37种中药进行筛选，发现23种药物对流感病毒有强弱不等的抑制作用。其中作用最强的7种中药中就有桂枝一药[4]。桂枝一药在桂枝汤中为君主之药，桂枝汤的作用中有着桂枝的主要作用，桂枝汤对中风型病毒感冒疗效较好，再联系有关实验报告，我们认为：①桂枝一药抗病毒的作用疗效确实；②我们进而也初步认识到桂枝汤本身也有抗病毒的作用。

2. 既然可以认识桂枝汤有抗病毒的作用，为什么不可以推测桂枝汤可能有类似干扰素的作用呢？已知约40%成人的急性呼吸道疾病属于普通感冒，引起普通感冒的病毒有鼻病毒、冠状病毒、流感病毒、副流感病毒、腺病毒、呼吸道融合病毒等，其中主要由鼻病毒引起的这种病毒性普通感冒，全年均有，发病率较高。[5]值得注意的是，在进入分子时代的今天，人类仍不能有效地控制和防治这种病毒性普遍感冒，多数人每年都要感冒几次，有时还易引起和发生流感。在目前病毒性呼吸道疾病相对增多，而抗菌药物虽广泛运用，但尚不能有效地防治病毒性呼吸道疾病（包括普通感冒）时，人们求助于临床运用有前途的一种抗病毒药物——干扰素，这种干扰素能抑制多种病毒的繁殖，是受病毒感染的细胞所产生的一种非特异性物质，可使人体产生足够的内源性干扰素来预防多种不同的病毒性疾病的发生：这种干扰素能保护呼吸道上皮细胞，不使病毒侵入。[6]因为鼻病毒等常寄生在人体鼻咽部，在人体抵抗力差，或由于过劳、受凉、寒冷刺激上呼吸道黏膜或通过皮肤反射，易使鼻咽部和全身机体抵抗力更加降低和减弱而易患普通感冒，因此，可以认为干扰素的主要作用在于增强人体的抵抗力和提高其免疫力，并加强整个机体和局部的新陈代谢。有学者发现"干扰素能预防感冒，特别是鼻病毒引起的呼吸道感染"，并认为"早期和连续使用干扰素，使血液内的（干扰素）含量增加，从而增强机体对感染的抗力"。[7]对此，按中医理解认识，与中医匡正以祛邪，或祛邪以扶正的治疗机理颇相一致。桂枝汤之所以能治疗中风型病毒性感冒，主要是桂枝汤解肌发散、调和营卫的功能，解肌发散是祛邪，调和营卫是扶正。桂枝汤扶正祛邪，实能增强人体抵抗外邪和解毒排毒能力，能从人身整体观念出发，调动整个机体的主观能动性，以拦截外邪的进展——抑制病毒繁殖和发展，并驱逐"风"邪的存在和"善动""多变"的特点——干扰病毒的活动和猖獗。如上述知，因此推测桂枝汤可能有类似干扰素的作用。

3. 我们临床所治疗的中风型病毒性感冒患者，俱是未曾单纯服过桂枝汤或以往所服中药汤方中并未加用桂枝汤的病例，以此而知桂枝汤原方或加用桂枝汤方的作用疗效原理。经过诊治，以桂枝汤为主加用它方药治疗，其疗效较用桂枝汤前明显见著。多数病例每年的感冒次数明显减少，症状减轻，可知桂枝汤作用确实。由于中药复方的复杂性，甚或用桂枝汤疗效较好也可能是桂枝汤与其他汤方的协同作用，如所举病例均加用玉屏风散，但此方主要针对气虚型感冒病人而设，而表虚中风、营卫不和之人则非其治也，且临床患者年年季季易患感冒，或感冒长期不愈，经加用桂枝汤后，疗效较前甚好，可知桂枝汤对中风型感冒作用可以肯定。

要认识探讨桂枝汤治疗中风型病毒性感冒的作用原理，严格来讲，必须是单纯使用桂枝汤原方，方能触类索隐。但这种病例所适病历多不完整，故我们选择的是不曾用过桂枝汤而后加用桂枝汤并与它方药相合而用的完整病例，此类病例又仅举两例，实乃挂一漏万，尚难说明其规律和确切作用原理，故属初步认识，所论肤浅，甚则谬误，仅供参考，深尊有教者，征集错讹。

小结

1. 根据辨病与辨证相结合的精神，用桂枝汤治疗中风型病毒性感冒疗效较好，联系有关实验报告，证实桂枝汤有抗病毒的作用；并进而初步认识桂枝汤亦有抗病毒的作用。

2. 桂枝汤抗病毒的作用原理，可能是有类似干扰素的作用。

3. 鉴于桂枝汤解肌发散、调和营卫的作用能治疗病毒性感冒，所以，设想中医外感六淫中的"风"邪和太阳中风证病变基础——营卫本质，可能与鼻病毒及其他病毒有某些共性。

参考文献

[1] 曹颖甫. 经方实验录. 上海：上海科技出版社，1979.

[2] 江苏新医学院. 中药大辞典. 上海：上海人民出版社，1972.

[3] 西安医学院第一附属医院中医教研组. 常见病的中医治疗研究. 西安：陕西人民出版社，1975.

[4] 上海第一医学院. 实用内科学. 北京：人民卫生出版社，1973.

《伤寒论》神志病证治

当代临床研究资料表明，中西医药各有特长，各具千秋，但中医药对神志病临床治疗的可及性和贡献度尚有待进一步发展和提高。为了突出和发扬中医药特色，普及和推广中医药在神志病临床上的治疗应用，现实显得十分迫切和必需。

中医药对神志病的治疗源远流长，代有发展，但正本清源，现实多种神志病的中医治疗原则和方法大都源于我国中医学的第一部临床辨证施治的专书《伤寒论》。在《伤寒论》中，有关神志病的论述有70条之多，主要贯穿在整个六经脉因证治中，并分别运用温、清、下、和、补、消等法，对神志病症做了分经辨证施治，开创了中医药治疗神志病的先河，为后世神志病的临床治疗和发展奠定了良好的基础。其中的许多理法方药，至今仍在有效地指导着临床应用，为丰富和促进中医药及《伤寒论》方药在神志病方面的继承、弘扬和运用，拓展神志病临床思路，诊治疑难神志病，提高中医药对神志病的疗效，研制开发具有自主知识产权的神志病中药新药，创新和发展中医药对神志病的证治理论，有较大的学术价值和实用意义。现特对《伤寒论》一书中张仲景有关治疗神志病的经验及学术思想，进行初步梳理和归纳，分述如下，与同仁相互交流或有所启发。

一、补心安神法

《伤寒论》（本文依宋版《伤寒论》为据）书中多用温补心阳安神法，以治疗发汗过多或其他原因导致心阳虚亏的神志病。如：因"发汗过多，其人叉手自冒心，心下悸，欲得按者"（64条），乃是过汗伤及心阳，心神失去阳气的温煦，心营空虚无养，故用桂枝甘草汤温补心阳。方中桂枝辛甘性温，入心助阳，甘草甘温益气，和中补虚，二药相伍，君臣互济，辛甘化阳，使心阳复，心气定，其神自宁。又如"火逆下之，因烧针烦躁者"（118条），乃是误治再误，使汗液外泄，阳随汗出，重伤心阳之故，心神不但失去温养，而且不能敛藏于心，其症不仅心悸不宁，并且烦躁，心阳损伤程度较64条为重。故治疗上在桂枝甘草汤的基础上，加入重镇潜阳、敛汗安神的龙骨、牡蛎，以治烦除燥，使心阳得复，神不外浮，其神自平。再如，因表证"医以火迫劫之，亡阳，必惊狂，起卧不安者"（112条），则心阳损伤更重，几欲亡阳，这是火迫发汗，使心阳伤亡，心神失养，心胸阳气不足，水饮痰邪乘虚扰乱心神，故治用桂枝去芍药加蜀漆龙骨牡蛎救逆汤。是方重用龙骨、牡蛎镇潜安神，蜀漆涤痰祛邪，生姜、大枣补益温中，且助桂枝、甘草温补阳气，诸药共奏扶心阳、安神志、祛痰邪之功。还如，因"烧针令其汗，……必发奔豚，气从少腹上冲心者"（117），乃是热邪迫劫发汗，损伤心阳，寒水之气成虚上犯心胸之故。故用桂枝加桂汤，重用桂枝温通心阳，平冲降逆，使寒得火制，则冲平神安。

二、滋阴安神法

书中主要用温补滋阴安神法或清热滋阴安神法，以治疗心阳不足、心血亏损或少阴热化、阴虚有热的神志病。如"伤寒，脉结代，心动悸"（117条），乃是心脏素虚，复感风寒，寒邪伤阳，心中阴阳气血亏虚，使其脉气鼓动无力，心神失养之故。治以炙甘草通阳复脉，滋阴养血。方中重用炙甘草补助正气，助化源以复脉，桂枝、生姜振奋心阳，温通血脉，生地、麦冬、阿胶、麻仁养心血、滋心阴，诸药借酒之温通升散之力，使经络通畅，血脉便利，阳复阴生，则心神自安，神志安宁。又如，若"伤寒二三日，心中悸而烦者"（102条），则是其人中气素虚，复被邪扰，心阳不足，阴血又亏，使心无所主，神无以养之故。治用小建中汤温阳建中，益血和营，定悸安神。方中桂枝与芍药配伍，既温阳补虚化源，又酸甘化阴以生血。再如，"少阴病，得之二三日以上，心中烦，不得卧者"（303条），是真阴已虚，邪火复炽，肾水亏于下，心火亢于上，水火不能相交，心神既失濡养，又被火扰之故，因此用黄连阿胶汤滋阴清火安神。还如，若"少阴病，下利六七日，小便不利，咳而呕，渴，心烦不得眠者"（319条），是阴虚有热兼水气上扰神明之故，治以猪苓汤育阴润燥，清热利水，除烦安神。

三、和解安神法

和解安神法主要治疗热入血室的神志病。如，因"妇人中风，发热恶寒，得之七八日，经水适来，热除而脉迟身凉。胸胁下满，如结胸状，谵语者"（143条）或"妇人伤寒，发热，经水适来，昼日明了，暮则谵语，如见鬼状者"（145条），乃是月经期，经脉空虚，邪热乘虚而入，热与血结于血室，上扰神明所致。治当因势利导，针刺肝之募穴期门，泻血实以安神。如兼寒热往来者，用小柴胡汤和解枢机，助正祛邪，达到疏利三焦，通达上下，宣通内外，和畅气机之功，枢机运转，热邪得除，血结自散，则谵语自止，神志自安。

四、清热安神法

清热安神法主要用于热扰胸膈证及阳明热证所导致的热扰心神的神志病。如，因"发汗吐下后，虚烦不得眠；若剧者，必反复颠倒，心中懊憹"者（76条），此为误治后表邪内陷胸中所致。胸为心之城廓，邪居胸中，必扰心神，因此用栀子豉汤透邪达外，安神除烦。方中栀子苦寒，既可清透郁热，又能泄热下行，郁热得清，神志自宁。再如，"三阳合病，腹满，身重，难以转侧，口不仁，面垢，发汗则谵语，遗尿"者（219条），是阳明里热炽盛，热扰神明所致，故用白虎汤大清实热，热退则神自清。

五、祛瘀安神法

祛瘀安神法主要治疗因蓄血证而导致的神志病。蓄血证的神态异常症状与其蓄血程度和轻重有关。太阳蓄血，轻则"如狂"，重则"发狂"，皆为热入血分，热结膀胱，瘀热上扰心神所致。其轻者用桃仁承气汤活血化瘀，通下瘀热；重者用抵当汤破血逐瘀。前方以桃仁、桂枝活血逐瘀，大黄、芒硝泻热祛瘀，为泻热逐瘀之轻剂；后方以水蛭、虻虫直入血络破血逐瘀，更兼桃仁、大黄，为攻逐瘀血之重剂。如系阳明蓄血，其人"喜忘者"，是旧有瘀血热入阳明后，宿瘀与热相合，进而上扰心神之故，此虽然与太阳蓄血证神志症状表现不同，但其病机则一，故仍用抵当汤异病同治。

六、利水安神法

利水安神法主要治疗脾虚不运，水饮内停，上凌于心的神志病。如"伤寒厥而心下悸"（356条），是胃阳不足，水饮内停，上凌于心所致，治以茯苓甘草汤温中化饮，通阳利水，定悸安神。若"心下逆满，气上冲胸"（67条）所导致的心悸，是中阳不足，脾运失职，不能制水，水逆上冲造成的，治用苓桂术甘汤温阳健脾，利水平冲。前方重用生姜，功在通阳利水；后方是在前方中去生姜加白术，重在健脾利水。再如，"太阳病发汗、汗出不解，其人仍发热，心下悸，头眩，身瞤动，振振欲擗地者"（82条），是误发虚人之汗，内伤肾阳，阴盛于下，虚阳外越，寒水不化，上凌于心所致，其病变重点在肾，累及于脾，故用真武汤温肾健脾，利水止悸。

七、通下安神法

通下安神法主要用于阳明结实证引起的神志异常症状。书中在阳明篇叙述此种神志病症较多，其中突出的有"谵语""独语如见鬼状""发则不识人、循衣摸床，惕而不安""目中不了了，睛不和"等等，此皆有形之燥结与邪热窜结肠道所致。此等症状既有瘀热扰神之症，又有津竭神失濡养之象，故应急治快治，用大小承气汤，通下燥结，保津安神。

八、回阳安神法

回阳安神法主要治疗邪入少阴，心肾阳虚及心阳暴脱之神志异常病证。邪入少阴，心肾阳虚，阴寒内盛，神失所养，则出现精神萎靡不振，神志恍惚，似睡非睡之"脉微细，但欲寐也"（281条）证。若阴寒内盛，虚阳上浮，扰乱神明则见"烦躁"证。此皆为水极火衰之重证，治用四逆汤，回阳救逆，定志安神。如"昼日烦躁不得眠，夜而安静，不呕，不渴，无表证，脉沉微，身无大热者"（61条），是汗下后阳气大伤，虚阳被阴所逼，欲争不能，欲罢不休，只能在白日阳旺之时与邪争，致使神明被扰，当急用干姜附子汤顿服，回阳治燥，救逆安神。

《伤寒论》中的神志病不外虚实两端。虚者以正虚为主（可兼有表实），多由失治误治所致，多表现为心阳不足、心阴亏耗、阴虚阳亢、肾精衰微等证，治以温补为主。实者以邪实为主，多由瘀血、燥结、水饮等造成，表现为阳明热证实证，热入血室、蓄血等证，治以清热、通下、化瘀为主。总之一句话，重要的在于观其脉证，知犯何逆，随证治之。

中医临床治疗学浅见

当前，我国的中医药事业已进入全面振兴、繁荣发展的新阶段，中医临床应用专业在发掘、继承、创新、提高方面，也呈现一派大好局面和势态。为了促进中医现代化的进程，使其进一步向深度和广度发展，兹将近年来中医临床治疗及其临床应用科研方面的某些进展新动向，做一简要概述。

一、大力增强科研意识，切实提高临床疗效

自国家中医药管理局1986年12月20日首次公布全国31项中医药科研课题获重大中医药科技成果始，历史上中医药界独立行使评定科研成果的自主权，由此得到了落实和兑现，并于此开创了我国中医药事业大力发展的新局面，引起了国内外的极大关注。1987年8月19日，国家中医药管理局在北京召开新闻发布会，通报表彰了13项有突出临床疗效的中医临床成果。1987年12月21日，国家中医药管理局又公布了1987年度全国25项中医药重大成果奖。1988年12月30日，公布了1988年度全国31项中医药科研课题获国家中医药管理局中医药科学技术进步奖。1989年12月16日，又公布了47项中医药科技成果奖，获奖总数超过往年。以上说明中医药界中医药课题成果的鉴定和评奖，已逐步走上了正常化、制度化的轨道，标志着中医药科学研究兴旺茂盛的春天已经来到，这为广大中医药人员对学术的钻研，显示了无限光明的前景。

中医药科学技术成果的丰硕出现和普及应用，又进一步推动了学术的发展，提高了临床的疗效。事实说明，事业的发展，民族的振兴，人民群众的医疗保健都离不开中医药科学技术的进步。为此，我们必须要有清醒的认识，要切实提高临床疗效，在中医临床治疗学中大力增强为提高疗效而开展中医药实际应用的科研意识和观念。近几年来，虽然中医、中西医结合的临床科研工作

已取得了不少的成果，但不容置疑的是，科研成果的数量从中央到地方都还不太多，一些省、市、地区的科研选题和思路方法还缺乏中医特色，各级科研管理工作还较为薄弱。从全国来看，特别是地方基层，对科研情报工作重视不够，故中医临床课题项目低水平重复的现象较多。另外，中医医疗基层单位普遍机构小、规模小、设备简陋，缺乏重要的物资保证等等原因，使中医学术发展不快，不能适应国内外中医事业所面临的竞争和挑战。

我们说中医药要发展，科研意识要增强，科研工作要上去，临床疗效要提高，这体现了党和人民的意愿和要求。党的十一届三中全会以来，提出了加速科研进步，应当立足我国实际，坚持三个面向的指导方针和正确路线。因此，中医临床科研也要从实际出发，因地制宜，遵循中医理论体系，以中医药为研究对象，以应用治疗为主，保持和发扬中医特色，采用传统的、现代的科学（包括现代医学）知识、方法和手段，着重提高常见病、多发病、急重症和疑难症的预防和治疗水平，在提高临床疗效上狠下功夫。只有这样，中医学术水平才能普遍提高，振兴中医才有希望。

关于提高临床疗效，增强临床科研意识的问题，国家中医药管理局曾在1987年7月13日下达了《关于进一步提高中医临床疗效的意见》文件，这是一个值得反复学习、认真落实的重要文件，其中讲到要加强中医临床科研工作的管理，要充分认识到中医事业的灵魂是学术，中医学术的基础是临床，中医临床的中心问题是提高疗效，而临床科研是提高疗效的动力。就是说，临床科研能推动临床工作进一步向较高的水平发展，能促进医疗质量和临床疗效的提高，相应的专业技术人才的医疗技术水平也会得到较快、较大的发展和提高，也能早出人才，多出成果。这些精辟的认识和系统的概括，对中医临床治疗学的发展有较大的现实意义和深远的历史影响。

在基层中医临床实践工作中，尚有一种不正确的认识和看法，就是认为基层中医临床工作没有什么高深，无非就是看看常见病和多发病，看不到什么发展前途，其实这是有偏见的。固然，由于基层条件有限，想深入地钻研学习提高，有诸多困难和不便，但如果能有提高临床疗效的明确目的，有临床科研的意识，坚持实践临床，坚持学习钻研，就是经常治疗常见病、多发病，也会是疗效较高、影响较好、进步较快的。换言之，提高临床疗效，加强临床科研，也不是什么神秘的事，也不是什么高不可攀的事。从近年来中医队伍中涌现出来的优秀人才和先进事迹，以及众多的专业论著、科研成果等方面来看，这些成绩的取得都离不开基本的共同一致的辛勤努力，具体来讲，这就是坚持学习和坚持动笔两个方面，这是共性的内在原因。

先说学习这个基本方面。一是要学习，温习经典专著、统编教材和专业期刊；二是要学习卫生部、国家中医药管理局及专业学会组织指定编写的中医疗技术系列配套标准，即病名证候规范、诊析标准、疗效判定标准和治疗常规等。如近几年国家中医药管理局组织专家教授编著了《中医病名鉴别诊断学》《中医症状鉴别诊断学》《中医证候鉴别诊断学》等。中华全国中医学会及各所属分会，近年来对中医各科已判定并通过了38个病症的中医诊断标准和疗效评定标准，包括一些中西医结合病症的诊疗标准，如高热、胆热、热淋、厥脱、中风、各种血症、喘症、胃脘痛、风湿肺热、胸痹心痛、虚症等。卫生部和国家中医药管理局已下发了49个病症的中药新药临床研究指导原则，如对胸痹病、脾虚症、再生障碍性贫血、肺心病、痛经、肝炎、胆囊胆石症、厥脱、慢性支气管炎、中风、肾炎、骨折、出血热、结石病等提出了开展临床中药研究的具体意见。另外，在全国六省一市试行的《中医内·外·妇·儿科病症诊断疗效标准》，已经在1988年年初的杭州会议修订通过后，于1989年3月31日由国家中医药管理局下文通知，发向全国执行。还有各种中医病症的治疗常规，已经有关专家教授组织制定并推广运用，如高热、风湿肺热、痹证、急性胃痛、厥症、胸痹心痛、呕血、咯血、肌衄、尿血、中风病等。这些诊断标准、疗效评定标准、治疗常规，本身既是科研成果，又是我们学习、应用及科研的依据和规范，决不可等闲视之。上述学习内容，博大精深，实用性强，对提高临床疗效，努力搞好临床科研，关系紧密，必不可少，值得基层中医医疗单位的领导和广大中医药人员高度重视。

另外再说第二个基本着眼点，就是坚持勤动笔总结。对于基层临床治疗工作来说，大致就是总结三个方面的工作和内容：①各科病症的方药应用及其疗效总结；②名中医独到经验的继承整理；③专门学说或观点的临床实践和应用探索等。经常动笔，自然要翻阅大量的文献资料，促使其不断地学习，不断地探幽索秘，久而久之，必然能举一反三，触类旁通，在学术理论和临床治疗的经验上产生质的飞跃。基层临床经常进行的主要是各科病症的方药应用和疗效总结，可以写体会类、小结类、个案式、大宗式等各种论文体裁，形式多样，范围广泛，不论常见病、多发病、急重病、疑难病均可。需要提出的是，现在有过分强调采取现代医学的研究方法，而轻视采取中医药传统方法研究中医的倾向。按照国家中医药管理局的要求，经验总结式的临床成果也是应该有的，对中医学术的发展来说，也是需要的，因为这也是符合临床医学科研常用方案和基本原则的。例如临床医学科研常用方案有六种：①随机对照观察研究法；②随机交叉观察研究法；③自身前后对照研究法；④队列研究法；⑤病例对照研究法；⑥描述性研究法（见《中国医药学报》1987年第3期59～60页），最后一种即是不设对照组的总结式研究法。此六种观察研究法的价值，也是以上述的排列次序而显示其作用大小的，故首要的的仍当选用有对照组的研究法。但应该指出，世上任何事物都是不宜一刀切的，不宜一概否定。全面地发展、振兴中医，提高临床疗效，此种描述性的研究法也是不可缺少的。实践证明，由于基层客观条件的限制，就是进行描述性的研究也是很不容易的，故著名中医专家邓铁涛教授特意指出："在现阶段，临床研究不应过分强调西医的模式——以住院为主，设对照组，双盲法……等"（见《中国中医药报》1989年1月9日第2期第3版）。著名专家方药中教授也专一撰文提出："中医学由于其传统的研究方法是从宏观入手，是从认真观察临床表现，总结临床经验入手，所以在解决临床实际问题方面，反而占有一定程度的优势，许多现代医学治疗乏术的各大难疾病，都在中医临床中出现了可喜的苗头，取得某些新的进展，因而也受到了中国和世界人民对中医的信任和欢迎……因此，重视和提高中医研究传统方法，从总结临床实际经验入手，就有着巨大的现实意义。"（见《中医杂志》1988年第9期63页）。名老中医的见解，脚踏实地联系实际，着眼于临床疗效的提高，集中地代表和反映了基层临床中医药人员的意愿和要求，保障和维护了中医药学术在基层全面振兴和发展的新局面。所以，国家中医药管理局制定的《中医药科学技术进步奖励管理方法》（见《中国医学报》1988年第3期75页），提出中医药科研成果的奖励范围，其中第一条就规定并突出了"临床（含中医临床经验总结，民间单、验、秘方，一技之长与特殊疗法的发展、整理）"的临床治疗科研成果。

当然，我们还必须说，临床经验总结式的研究成果，也不是平庸粗浅的总结，而必须是符合"三性"的，即先进性、科学性、实践性。其中主要是先进性，又必须达到以下"三级"水平的任何一级，即：国际先进水平，国内先进水平，省内先进水平。"三级"水平中又各分为三个级别，即：国际先进水平中分"国际首创""国际领先""达到或接近国际水平"；国内先进水平中分"国内首创""国内领先""达到或接近国内水平"；省内先进水平分"省内首创""省内领先""达到或接近省内水平"。根据上述要求，我们认为在基层中医药应用实践中，可以进行经验总结式为主的临床研究，且必须高标准，严要求，思路要独到，治法要特殊，疗效要显著，以省级科技先进水平为基准和起点。

另外，从近几年来获得国家级中医药成果奖的情况来看，也说明基层成就照样会登上高峰，走上大雅之堂。如1986年度的全国中医药重大科技成果奖中，江苏省灌南县中医院周达春同志的"五妙水仙膏治疗多种皮肤病"获得甲级奖，占甲级奖七项中的一项，1987年又被评为"全国突出临床疗效"的中医临床成果"国家科技进步奖"；在1987年"全国有突出临床疗效"的13项中医临床成果中，还有山西省稷山县骨髓医院杨文水同志治骨髓类的经验，其病例全部是收治的全国各地患者，门诊病房都有，完全是经验总结式，但用法独特，疗效显著。这家医院是由乡村诊所发展扩大后改为基层专科医院的。还有山东省文登县中医骨伤科研究所，研制了一种治疗"不稳定性胫腓骨干骨折的平衡牵引器"，有较先进的临床优点。还有辽宁省阜新县中医院张桐医生用家传"阴疽膏"治疗皮肤癌，收效满意。江苏省南通市城区医院，也是一家基层医院，由中医大夫陈书庵自制"尿舒通"栓剂和注射剂，治疗老年前列腺增生，有效率较高。河北省新乐县中医院张涛清等人"中医治疗慢性化脓性骨髓炎"的成果，获1988年度国家中医药管理局"中医药科技进步奖"。

这些中医药成果获国家级表彰奖励，说明基层中医药人员、中西医结合人员，只需努力学习，认真挖掘，刻苦钻研，专心致志，就一定能提高临床疗效，搞出医疗科研成果，为丰富中医临床治疗学，为国家和中医药科学技术的发展做出较大的贡献，为农村中医工作的发展做出较大的贡献。

二、注重群体结合、强化智力效应

纵观近几年的国家级、部（局）级中医药、中西医结合成果，除了临床应用治疗方面占的比例较大外，另一个主要特点就是协作完成的成果多。经常翻阅、浏览、学习专业期刊，也可以发现一个现象，就是众多的人署名、众多的单位联合发表的文章较多；相互结合协作完成的课题多；大多数论著、成果的完成者，少则2～5人，多则10多人、20多人，文章署名一大串、协作单位纵横排。这些状况说明了一个问题，就是协作研究是科学发展的客观趋势，相同专业之间以及不同专业多学科专业人员的群体结合，已成为中医、中西医结合临床科研的主导力量。因此，我们搞中医临床研究，要有群体意识，并自觉树立集体观念。

现实的情况是，医、药、护、技、管理等人员，皆各有所长，潜藏着较大的智慧和能力，荟萃精英，互相取长补短，互相启迪，最容易多出人才，多出成果。当然也不可否认有一些重大的科研课题在一定程度上说，确实是某个人认真实践、艰苦奋斗和思维劳动的产物。但在"知识爆炸"的今天，基层人员都感到若不加强中医药、中西医结合专业学术信息的交流，不掌握学科的最新动态，不了解和掌握中医药、中西医结合的特点和中医现代化的最新知识，搞临床的很容易落伍，易使其应用治疗技术水平低、疗效差，甚至会被新技术革命浪潮所淘汰，临床科研也很容易陷入无效的劳动，低水平的重复，从而劳民伤财，耗费精力，无所事成。面对这种现实，面对中医临床治疗学和应用科研的发展趋势，加强群体结合既是现代科学技术多学科发展的需要，也是加快发展中医事业的需要。1987年我们参加在上海召开的"全国首届大黄学术研讨会"，最大的收获就是有关基层专业人员在科研中坚持的"三个相互，一个接近"的原则，对我们的启发较大，颇值得我们学习借鉴。如上海香山中医院焦东海医师是基层的普通临床人员，选择大黄治疗急性上消化道出血，开展临床中医药应用研究，以个人和本单位为主，多年来坚持广泛联系北京、上海等地相同的专业人员和不同专业的科技人员，从各方面进行文献、临床、剂改、药理、药化等系列化的课题研究，认真贯彻"相互需要、相互自愿、相互有利、思路接近"这个原则，正确处理协作个人间、协作成员单位间的相互利益关系，充分发挥了每个协作人员和单位、各学科的特长和优势，始终团结紧、投资少、效益高，先后获得国家、部级和省（市级）科研成果奖。所以，专业人员的群体结合是现代化研究的主体力量，互相凝聚，联合协作的研究，已成为目前重大科研活动的主流和趋势。基层中医药、中西医结合人员，只要加强重视，具体落实，群策群力，各尽其能，也完全能够获得较高的临床疗效，取得较大的突破性应用成果。

三、重视非药物疗法，增加临床治疗手段

目前，我国的医学发展正处于一个转变时期，其特征是在临床治疗手段上

正在向多样化方向发展。各种各样的疑难病症，越来越多的药源性疾病，在免疫性疾病、内分泌性疾病、神经系统性疾病等治疗方法上的乏术，以及保健养生等方面的需要，使用非药物疗法治病在临床上发挥了越来越显著的积极作用。尤其中医学的针灸、按摩、心理疗法，以及食疗、内病外治法等非药物疗法的普遍应用，已成为临床治疗学发展趋势之一，成为与现代先进技术相互结合的标志，而且正孕育着勃勃生机，引起了临床医疗人员和医学管理专家的密切注目和重视。卫生部陈敏章部长曾指示，中医药的非药物疗法，既要适合群众性防病治病、保健养生的需要，作为中医药的特色和技术，也要走向世界（见1987年《全国首届非药物疗法学术研讨会论文汇编》）。由于非药物疗法对生命科学产生了深刻的影响，近年来重庆中医界及各学科人，在1987年和1988年连续两年在重庆发起并组织召开了全国非药物疗法学术研讨会，交流了全国各地的实践经验，探讨了在临床上创新提高、系统应用的方向和途径，推动了全国中医界及其他多学科人员对非药物疗法的广泛应用和系统研究。临床上我们常见有些患者厌恶喝汤药，再加上科学文化的普及，促使人们对非药物疗法有了进一步的认识。其实，《伤寒论》服桂枝汤后，所采用的啜服热粥、温被取汗的辅助治疗，也正是最早的非药物疗法的应用范例和记载。实践证明，许多非药物疗法简便廉验，无毒副作用、无痛苦，是深受广大人民群众喜爱的，所以非药物疗法有着独特的作用和广阔的前景。另外，各种现代治疗仪器，如TDP神灯、超短波治疗机、激光治疗仪、红外线及电磁波治疗器、低频程控脉冲治疗仪、经络导平治疗仪、耳廓信息诊断治疗仪等，以及体外反搏治疗仪、膈肌起搏器、体外碎石治疗机等等，也均属非药物疗法的范畴。西医可以用，中医也可以用。中医要发展，要提高临床疗效，就必须积极利用现代科技设备及非药物治疗仪器。

我们还应看到，非药物疗法的临床系统研究应用，也是可以荣登榜首的。如卫生部"1987年度医学科技进步奖"获奖项目中，一等奖8项，其中治疗成果奖3项，非药物治疗法占2项；二等奖35项，其中治疗成果奖5项，非药物治疗法占2项；三等奖77项，其中治疗成果奖14项，非药物治疗法占7项。国家中医药管理局1987年度"全国中医药重大科学技术成果奖"中，获甲级奖的3项，其中2项属治疗成果奖，均为非药物治疗法，如一项是江西省的"艾灸至阴穴矫正胎位的临床常规"，一项是天津的"应用跟骨靴和弹性踏轮治疗跟骨骨折的临床疗效"。获乙级奖的22项，其中属疗效观察及治疗机理研究的 15 项，而属非药物治疗法的有 5 项，分别是：甲状腺功能亢进症的针刺疗效、针麻腹式全子宫切除术、舌诊仪的研制与应用、针刺治疗乳腺增生、针麻腹式输卵管结扎。在 1988 年国家中医药管理局科技进步奖获奖的 31 个项目中，属临床应用研究的有 12 项，而非药物治疗法的应用即占了 4 项，分别是"推按运经仪"治疗胆囊结石、针麻肺切除手术的临床应用、肩锁关节固定带外固定治疗肩锁关节脱位、针灸防治细菌性痢疾的疗效。1989 年获奖项目中，有 13 项属临床应用成果，而属非药物治疗法的应用即占了 6 项，其中有 2 项是针刺麻醉在手术中的应用，2 项是骨伤科治疗仪器的研制和应用，另 2 项则是"手法治疗颈源性视力障碍"和"半针法治疗小儿腹泻"。

上述情况表明，非药物治疗法在整个医学事业中占有重要的地位，并愈来愈显示出突出的治疗作用。它标志着一个新的探索、新的希望、新的领域正处于经验积累、学术体系即将形成的基础阶段，它丰富了临床人员的思维和方法，拓宽了中医药、中西医结合临床应用科研的领域，为直接服务人民群众提供了较广泛的治疗措施和手段，也进一步促进了医疗临床治疗学方兴未艾的发展进程。

《中医病证诊断疗效标准》学习简介

为了进一步突出特色、发挥优势，促进我院中医药学术技术水平的提高发展，特就加强《中医病证诊断疗效标准》的学习掌握，做如下简单介绍。

临近世纪之交，回望中医学过去以及本世纪的优势与成就，构建当代中医学术体系，以指导中医临床实践，提高中医临床疗效，是我国卫生行业及中医界有识之士的共识。当此历史路口，《中医病证诊断疗效标准》（以下简称《诊疗标准》作为我国中医行业的第一个行业标准，已经国家技术监督局注册，并由国家中医药管理局正式发布，于1995年1月1日起在全国各级各类中医医院实施，这是令我们中医界人士欢欣鼓舞的一件大事，也是中医医、护、教、研学术标准化的里程碑。

一、标准化的必要性

标准化是一项综合性、技术性很强的专业基础工作，是组织现代化生产的重要手段，是科学管理的重要组成部分，是学术进步与发展的重要标志。中医学作为一门历史悠久的科学，其科学性与技术性决定了对标准化、规范化的需求。从浩繁的中医文献中，可以看出古代医家对中医学术标准化的追求和探讨。如唐代政府组织编纂的《新修本草》是世界上第一部国家药典，较之国外最早的《纽伦堡药典》要早800多年；宋代的和剂局是当时的国家药政管理机构，它组织拟定的《和剂局方》是全国的中药制剂规范；清代编写的《医宗金鉴》是当时中医学的国家标准教材。

随着社会的发展和科学技术的进步，中医学术的标准化问题愈来愈受到人们的重视。中医学作为历史悠久、影响深远的宝贵医学遗产，典籍浩繁，各家学说纷纭，加上地域广大，时代久远，诸多医家习惯用语在群书上互见迭出，使中医学术在继承发扬与对外交流中面临着许多困难。现实呼唤必须加强中医学术的标准化、规范化建设。编制标准的过程本身就是中医学术广泛交流、系统整理、统一规范、全面提高的过程,标准化已成为中医学术发展的必然趋势,是中医学术面向临床实用、扩大对外交流、走向世界的基础性工作。

近年来,国家中医药管理局努力加强中医医疗机构内涵建设,积极开展中医医疗、科研、教学、护理技术的标准化工作,取得了显著的效果。涵盖中医内科、外科、妇科、儿科、眼科、耳鼻喉科、肛肠科、皮肤科、骨伤科等9科406个病症的《诊疗标准》就是国家中医药管理局组织中国中医药学有关专业委员会的专家、学者、部分中西医结合专家及医政管理人员200余人,历经3年多时间辛勤工作的结晶和成绩。

二、多方面坚持高标准、严要求

从有关材料上获悉,在《诊疗标准》的编写人员方面,首先组成了以国家著名中医、中西医结合专家为主的编审委员会,各科的编制工作由中国中医药学会有关专业委员会和国家中医药管理局医政司确定的全国中医专科(专病)医疗中心建设单位负责,强大的编写人员阵容为《诊疗标准》的高质量奠定了坚实的基础。

编制体例是《诊疗标准》能否突出中医特色和优势,能否具有较强的科学性和可操作性的关键所在。本书的编制体例结构分为病症名、诊断依据、证候分类、疗效评定4个部分,并对病症名的确定以及诊断依据、证候分类和疗效评定的编制原则做了合理而明确的规定,注重了各科属之间在学术上的协调与统一,从而使9科标准基本达到了统一有序、浑然一体的要求。

三、继承既往标准化实践的成果

1983年,原卫生部中医司委托江苏、浙江、上海两省一市卫生厅(局)中医处,组织有关中医临床中医专家编写了中医内、外、妇、儿4科81个病症的诊断疗效标准,在黑龙江、上海、江苏、浙江、湖北、四川、陕西7省(市)300多所中医医院临床试行1年。近年来,国家中医药管理局先后制定了《中医病案书写规范》《中医病证分类缩码》《中医医院分级管理标准》《中西医结合医院分级管理标准》等一系列标准规范,这些标准化实践为紧随其后开展的《诊疗标准》编制工作提供了宝贵的经验。

《诊疗标准》在编制过程中，注意吸取现有标准规范的成果，加强中医标准规范之间的协调沟通。如《诊疗标准》中的"疗效评定"分为"治愈""好转""未愈"三级，均按病人出院时的状况判定。这种分级法与卫生部、国家中医药管理局制定的《中医病案首页》相对应。同时《诊疗标准》中所列病症均可按国家中医药管理局医政司编制的《中医病证分类编码》的分类编码原则进行编码，有利于中医病案管理，促进中医学术医、护、教、研质量的提高。此外，还加强了与高等中医院校规划教材编写工作的相互衔接，并邀请各地中医临床、教学、科研人员及中西医结合人员进行了认真的讨论。凡此种种，保证了《诊疗标准》具有较强的科学性、权威性和可操作性，使之更好地适应中医临床医疗、教学、科研、护理等工作的要求。

《诊疗标准》作为中医药行业的第一个行业标准编制成功，在很大程度上推动了中医学术的发展，为我们今后深入开展中医学术医、护、教、研等工作打下了良好的基础，也为我院中医学术的提高、发展提供了专业规范和标准，我们一定要以此为准绳，认真学习，熟练掌握，全面地予以贯彻实施，努力使我院的科教兴院工作再上新的台阶。

进一步认识和发挥中医药的特色与优势

多年来，我院在保持和发展中医药特色方面做了大量的工作，全院各级各类医务人员为此付出了许多辛勤的劳动。为了进一步发挥我院的业务专长，提高我院的中医药诊断与治疗的技术水平，我们需要不断地认识、熟悉、了解和掌握中医药的特色与优势。

一、独特的理论体系

在几千年的临床实践中，中医药学逐渐形成了一个完整的独特的理论体系，这是中医药学最基本的优势。在这个理论体系中，包括了阴阳、五行、四诊、八纲、六淫、七情、精神、津液、气血、脏腑、经络、升降沉浮、五味归经等理法方药一系列学说，从而组成了一个完整的、严密的、科学的系统。指导这个系统的哲学思想，就是整体观和辩证法，它贯穿在中医诊断、治疗和预防的各个方面。

二、独特的诊疗形式

通过几千年的临床、实践、认识、再实践、再认识，循环往复以至无穷，中医学逐渐形成了一套独特的诊疗方式。在诊断方面能运用望、闻、问、切四诊和阴阳、表里、寒热、虚实八纲辨证及脏腑辨证等多种辨证的特殊手段诊断疾病，充分反映了中医思维的宏观性、灵活性、求异性、精细性和创造性。尤其是中医的经络学说，国外的许多专家学者进行了广泛的、大量的研究，有的把它称为神经论，有的认为是肌肉论，有的概括为特殊结构论，也有的把它归纳为整体现象论。虽然至今还没有被现代医学的解剖学所认识，但是以这种理论为指导的诊断、治疗及康复疗法，却在临床上获得了卓越的成效，不仅能治疗常见病、多发病，也能治疗许多急重症和疑难病，并且广泛地应用于麻醉学的领域。当前，国际上出现了学习、研究、应用中医药的热潮，使我国的中医经络学成为世界医学的组成部分，也是我国医疗卫生事业上的优势的具体反映。

三、中药药物和方剂的独特功能

理、法、方、药学说和升降浮沉、四气、五味、药物归经等理论是中医药独特理论体系的重要组成部分之一。我国的中药，包括中药饮片、中成药、中药针剂、免煎颗粒剂等毒副作用小又少抗药性。中医方剂的君臣佐使，配伍严密，具有独特的治疗功能。这是我国中医药学独具一格的优势。例如：治疗心绞痛西药常用硝酸酯、亚硝酸酯类药物，服后虽有镇痛效能，但常出现头胀、头昏等不良反应，而且产生一定的耐药性。天津第六中药厂根据中医药学"通则不痛"活血化瘀的理论和治则，选用温通经脉、活血化瘀中药生产的"速效救心丸""丹参滴丸"等完全避免了不良反应和抗药性的缺陷，患者服用后几分钟就起到行气活血止痛的目的。经500例临床作用验证，总有效率达97.2%。近30多年，在各种国际发明与新技术展览会和传统医药博览会上，中药及其产品都受到了广泛的关注和重视，许多国家的制药企业和人民也越来越不喜欢化学药物，正极力寻找天然药物来代替，他们从中药中看到了希望，也看到了东方文明。

虽然今天中药的某些药物，其功能与主治还没有完全被人们所认识，还没有充分利用，另有一些药物的作用，则刚刚被人们认识。以知母的功能为例，中医把它作为清热和滋阴降火的药物，而据近代药理资料表明，知母还有较强的解毒抗菌作用，能抑制伤寒杆菌、痢疾杆菌、大肠杆菌、绿脓杆菌、葡萄杆菌、肺炎双球菌和百日咳杆菌等病菌的活动。据上海医科大学的研究表明，知母中的皂苷元还能抑制晚期肝癌病人的钠泵活性，有助于对晚期肝癌的治疗。这也充分说明中医药这个伟大的宝库中，蕴藏着取之不竭、用之不尽的财富，潜力极大，功效明显，只要我们充分地去挖掘、继承和发扬，一定能够更好地造福于人类，造福于社会。

四、独特的疗效

由于上述三大优势的存在，自然而然地就带来了第四个优势。那就是中医药学具有某种独特的疗效。某些临床上比较棘手的危重病和疑难病，中医通过运用汤剂、成药、中药针剂、免煎颗粒等手段和方式治疗，常常取得满意的疗效。仅近几年的报道，中医药治疗中毒性休克、休克型肺炎、出血性肠炎术后感染性休克、急性心肌梗死等急性病，以及颅内压增高、变应性亚败血症、肝内胆管多发性结石等疑难病，都取得了较好的疗效。中医药学的这些优势，已经引起了国内外许多科学家和医学家的广泛注意。不少科学家和医学家认为，现代医学在新技术等革命中追求的目标，正是中医药学目前所具有的优势。

当然，优势和劣势，都是相对的，都是不断发展变化的。今天建设服务，为新农村建设服务，为新型农村合作医疗服务，为发展中医药事业诸方面做出较大的贡献的优势，如果不保持，不发扬，明天就可能变成劣势。今天的劣势如果急来直追，迎头赶上，虚心地学习、汲取别人的长处和优点，明天也可能变为优势。因此我们应该充分认识中医药的优势，扬长避短，努力保持和发挥自己的特长，在为人民服务、为县域经济服务、为小康建设服务、为新农村建设服务、为新型农村合作医疗服务、为发展中医药事业诸方面做出较大的贡献。

临床研究细论

中风回春膏治疗中风后遗失语症

我们以中医经络学说为指导，结合临床实践经验，制成一种穴位贴敷外治膏——中风回春膏，经临床对照观察，证明它对中风后遗失语症有较为明显的疗效，现将分组对照观察情况报告如下。

一、临床资料

1. 一般资料：本文统计的92例1985年3月—1989年6月专科门诊和家庭病床患者，均符合中华全国中医学会内科学会制定的"中风病中医诊断标准"（《中国医药学报》1986年第2期）。随机分为两组，每组各46例。

穴位贴膏组（简称穴贴组）中，男29例，女17例；年龄35～76岁。病程6个月～1年的20例，1～3年的14例，3年以上的12例。按语言障碍程度分类，属运动性失语（语言不能或基本不能）12例，混合性失语（不能说单词、组）14例，感觉性失语（说话成句而表达不全）11例，命名性失语（命名不能）9例。按疾病病理类型分类，属脑血栓21例，脑栓塞15例，脑出血10例。

对照组中，男23例，女23例；年龄37～69岁；病程6个月～1年的18例，1～3年的15例，3年以上的13例。按语言障碍程度分类，属运动性失语10例，混合性失语15例，感觉性失语14例，命名性失语7例。按疾病病理类型分类，属脑血栓24例，脑栓塞14例，脑出血8例。

2. 治疗方法：中风回春膏由人参、三七、丹皮、水蛭、大黄、地龙、白芥子、麝香等30余味中药组成，制成面积为4.5cm×4.5cm之布质膏药。穴贴组用自制的"中风回春膏"贴敷双侧人迎穴，每次贴敷3天，连续贴敷60天后统计疗效。对照组给服中成药消栓通络片和维脑路通片，按常规量服用，治疗60天后统计疗效。

二、治疗结果

参考中华全国中医学会内科学会制定的"中风病中医疗效评定标准",结合语言功能障碍的病理分类,我们将语言表达能力分为5级。正常:语言基本流利,吐字基本清晰;轻度障碍:一般表达、命名不能,相当于命名性失语者;中度障碍:说话成句而表达不全,相当于感觉性失语者;重度障碍:不能说单词、词组,相当于混合性失语者;严重障碍:语言不能或基本不能,相当于运动性失语者。

治疗结果见表1。治疗前穴贴组和对照组均有不同程度的言语功能障碍,其言语障碍的程度两组基本一致($P>0.05$)。治疗后两组的言语功能均有明显改善,穴贴组疗效显著高于对照组($P<0.01$)。以言语基本流利、吐字基本清晰为言语功能恢复正常列为治愈者计算,穴贴组有19例,占41.3%;对照组有5例,占10.9%。经统计学处理,两组治愈率相比也以穴贴组为高($P<0.01$)。

表1 两组各46例的治疗前后言语功能情况统计

障碍程度	穴贴组病例(%)		对照组病例(%)	
	治疗前	治疗后	治疗前	治疗后
严重	12(26.1)	3(6.5)	10(21.7)	8(17.4)
重度	14(30.4)	6(13.0)	15(32.7)	10(21.7)
中度	11(23.9)	5(10.9)	14(30.4)	13(28.3)
轻度	9(19.6)	13(28.3)	7(15.2)	10(21.7)
正常		19(41.3)		5(10.9)

据对穴贴组的临床观察发现,病程在1年以内的20例,言语恢复正常11例(55%);病程1~3年的14例,言语恢复正常6例(42.8%);而病程在3年以上的12例,言语恢复正常仅2例(16.7%)。表明病程愈短,穴位贴敷疗效愈好。穴位贴敷治疗对不同病理类型的患者也有一定的疗效差异。以治疗后语言功能恢复正常为治愈计算,脑血栓21例,治愈10例(47.6%);脑栓塞15例,治愈5例(33.3%);脑出血10例,治愈4例(40%)。三组比较,脑血栓组效果较好,脑出血组次之,脑栓塞组则相对较差。我们还发现,患者颈

围的粗细程度对疗效也有明显影响。穴贴组病例中颈围在 35cm 以下的 9 例，言语恢复正常 7 例（77.8%）；颈围在 35～40cm 的 27 例，言语恢复正常 12 例（44.4%）；而颈围在 40cm 以上的 10 例中，竟无一例言语恢复正常。表明颈围细者，疗效较好，颈围在 40cm 以上者，疗效较差。

三、讨论

中医学认为，中风后遗失语症的病机多属血脉瘀滞、痰浊凝聚、阻塞脑窍，由于脑脉经络痹结，病邪深伏久羁，恢复比较困难。

人迎穴属足阳明胃经，位置在结喉两旁一寸五分处，穴下局部解剖是颈总动脉及其分出的颈内动脉与颈外动脉分支处。我们自拟创制的"中风回春膏"系由活血化瘀、化痰降浊、通络开窍的中药制成，选取双侧人迎穴贴敷该膏药，可使药物经皮透入颈动脉而直达病所。实践证明本疗法具有疏经络、调气血、通脑脉、治失语的作用，对中风后遗症有较好疗效。

本疗法对病程在 1 年以下者疗效比较理想，说明争取早期治疗，可以提高疗效。此外，在临床上发现颈围细者疗效较好，颈围粗者疗效较差。似可认为颈围细者，人迎穴处肌肉脂肪较薄，药物易于透入，结合现代医学的解剖生理学来看，其颈总动脉及颈内动脉所处位置较浅，经络气血的传导比较快捷，故效佳；而颈围粗者，人迎穴处肌肉脂肪比较肥厚，颈总动脉及颈内动脉所处位置较深，药物不易渗透，影响经络气血的传导，故效差。在治疗过程中，个别患者行穴位贴敷后局部有发红、发痒及其他皮肤过敏反应，停贴 1～2 天可自行消退；如有严重者用紫药水或肤轻松类药膏外涂即可。在本膏药使用过程中未发现有严重不良反应。

大方复方治疗中风病急性期临床观察

中风病是在多种致病因素的共同作用下发病的，现认为风、火（热）、痰、血瘀、气虚、阴虚阳亢六者，是中风病的主要病因病机[1]，其他对中风病始发态中医证候的临床研究[2]也提示上述六者在中风病发病始发态证候组合及病因病机中占有重要地位。有关研究[3]还发现，中风病的证候表现和组合形式十分复杂，有仅为单一证和两证组合的证候，也有六七个证候同时并见的情况。为进一步提高中医药对中风病的临床疗效，我们在上述认识的基础上，借鉴国家名老中医裘沛然教授以药味复杂处方治疗疑难危重病的经验[4]，应用多种治疗方药相兼的大方复方治疗中风病急性期患者，获得较满意疗效。现将1995年10月—1999年12月治疗的163例患者相关资料报告如下。

一、资料与方法

1. 一般资料。诊断依据中华人民共和国卫生部1993年《中药新药临床研究指导原则》中相关标准，163例中风病急性期患者随机分为两组。治疗组123例，男性94例，女性29例；年龄最大70岁，最小38岁；肝阳暴亢风火上扰证15例，痰热腑实风痰上扰证14例，风痰瘀血痹阻脉络证31例，气虚血瘀证53例，阴虚风动证10例。对照组40例，男性31例，女性9例；年龄最大69岁，最小40岁；肝阳暴亢风火上扰证5例，痰热腑实风痰上扰证4例，风痰瘀血痹阻脉络证10例，气虚血瘀证18例，阴虚风动证3例。所有病例均经CT检查证实为脑梗死，其中治疗组梗死部位在基底节区60例，额、颞、顶、枕叶56例，小脑3例，其他部位4例；对照组梗死部位在基底节区19例，额、颞、顶、枕叶18例，小脑1例，其他部位2例。全部病例均除外合并严重的心、肺、肝、肾疾病及严重糖尿病患者，证属中风——中经络。

2. 治疗方法。治疗组内服脑中风丸（药物比例为：黄芪3、潞党参3、防风 2、丹皮 2、天麻 2、钩藤 2、白芍 2、玄参 2、桃仁 2、当归 2、地龙 3、全蝎 2、地鳖虫 2、蜈蚣 2、黄连 2、栀子 2、赤芍 3、川芎 3、冰片 1、土茯苓 3、葶苈子 2、白芥子 1），由本院制剂室浸膏为丸，每次 9g，每日 3 次，连用 4 周后统计疗效。对照组按照国家中医药管理局《中风病急症诊疗规范》之中医药治疗措施服用相应汤药 4 周（由于药品缺，如：气虚血瘀证未配合静滴通脉舒络注射液，阴虚风动证未配合静滴凉血活血注射液）。两组治疗期间均加用清开灵注射液（北京中医药大学制药厂生产）40ml 静滴，每日 1 次，连用 2 周；并发症可进行对症处理，如血压高甚者予降压药治疗；并发肺部或尿路感染者加用抗生素治疗；并发脑水肿者予降颅压药，不加用其他治疗中风病的中西药物。

二、疗效观察

1. 疗效标准。根据《中药新药临床研究指导原则》相关标准执行。治疗前满分为 28 分，起点分最高不超过 18 分。疗效评定采用尼莫地平法：（治疗前积分－治疗后积分）÷治疗前积分×100%，"基本痊愈"为≥85%，"显效"为≥50%，"有效"为≥20%，"无效"为<20%。

2. 治疗结果。①两组总疗效及各证类疗效比较见表 1。两组间疗效差异无显著性（$P>0.05$），表明两组疗效均较好。②治疗组各证类间疗效差异有显著性（$P<0.01$），其中气虚血瘀证和风痰瘀血痹阻脉络证有非常明显的疗效，肝阳暴亢风火上扰证和痰热腑实风痰上扰证有明显的疗效，而阴虚风动证则疗效较差，两组治疗中均未出现厥逆、抽搐、发热、昏迷等变证，亦无梗死性出血及不良反应。

表1 两组总疗效及各证类疗效比较（%）

组别	证类	患者数	基本痊愈	显效	有效	无效	总有效率（%）
治疗组	肝阳暴亢风火上扰证	15	2（13.33）	4（40.00）	6（40.00）	3（20.00）	80.00
	痰热腑实风痰上扰证	14	4（28.57）	4（28.57）	4（28.57）	2（14.29）	85.71
	风痰瘀血痹阻脉络证	31	9（29.03）	10（32.26）	11（35.48）	1（3.23）	96.77
	气虚血瘀证	53	25（47.17）	19（35.85）	9（16.48）		100.00
	阴虚风动证	10		2（20.00）	4（40.00）	4（40.00）	60.00
	合计	123	40（32.52）	39（31.71）	34（27.64）	10（8.13）	91.87
对照组	肝阳暴亢风火上扰证	5	1（20.00）	2（40.00）	1（20.00）	1（20.00）	80.00
	痰热腑实风痰上扰证	4	1（25.00）	2（50.00）	1（25.00）		100.00
	风痰瘀血痹阻脉络证	10	2（20.00）	3（30.00）	4（40.00）	1（10.00）	90.00
	气虚血瘀证	18	9（50.00）	6（33.33）	2（11.11）	1（5.56）	94.44
	阴虚风动证	3		1（33.33）	1（33.33）	1（33.33）	66.67
	合计	40	13（32.50）	14（35.00）	9（22.50）	4（10.00）	90.00

三、讨论

1.重视中风病急性期纷繁复杂的病机特性。中风病起病急骤，急性期多有病因病机错综复杂、证候多端的特性。历代医家对其发病原委见仁见智，学说纷繁，一方面丰富发展了中风病的诊治水平，另一方面也表明了由于历史环境、学说崇尚及师承的不一，其辨证立论各有偏颇。现代对中风病病因病机的研究也是如此。如中国中医药学会和国家中医药管理局相关单位先后提出的中风病辨证分型标准，其分型标准、证候设置也不一致。故有研究[5]认为，中风病证类组合复杂的类型还不能用国家中医药管理局相关单位提出的分型标准中的几个证类全部概括。有临床研究表明，风、火、痰、血瘀、气虚、阴虚阳亢是互为因果、密切相关、相互转化的，用几个基本证候单独诊断，尚存在不便于临床治疗经验的总结和交流的问题。王永炎教授[6]认为"对中风病的证候分型各家看法不尽一致",还有学者也认为"很难用少数规定的证型概括全部(中风病)病人"。这些情况表明了中风病病因病机纷繁复杂的客观性。

2.大方复方的应用思路。针对中风病病因病机的繁杂性质,我们采用大方、复方治疗的形式。大方、复方为中医方剂学中"七方"中的重要内容,中医学认为,药味多者为大方,药味方剂繁多复杂者为复方,大方、复方都是针对疑难、顽固、危急重症而设。裘沛然教授认为"古代方书中所载的某些大方复方,也很可能有它实践的基础""庞杂的药方可能产生许多复合作用而取效,所以对某些顽固性疾病或疑难危重病症,思路可以广一些,用药可以复杂一些,不一定受某些临床医书对某个疾病都有分类、分型的限制"。故而,在辨明疾病性质的基础上,我们将风、火、痰、血瘀、气虚、阴虚阳亢六种病因病机及证候,确立为一种综合证候,以数法同用的思路方法,以治疗中风病急性期患者。

3.脑中风丸有明显的大方复治的功能效用。脑中风丸药物组成中,地龙、地鳖虫、防风、全蝎、蜈蚣除风解痉、搜剔透络;黄连、栀子、土茯苓、葶苈子解毒泻火;白芥子与地龙、葶苈子蠲痰通络;川芎、当归、桃仁、牡丹皮、赤芍活血化瘀;黄芪、潞党参补虚益气;钩藤、天麻、白芍、玄参滋阴补益、平肝潜阳;冰片通脑开窍,有改善(提高、增强)血脑屏障通透性的作用,能增加药物向脑内转运。全方融熄风、泻火、化痰、补气、化瘀、潜阳、通脑开窍诸功能于一体,针对风、火、痰、血瘀、气虚、阴虚阳亢六种病因病机,对中风病急性期疗效较好,有明显的实用价值,值得进一步研究。

4.大方复方治法有较强的实践和理论意义。通过观察我们发现,中风病急性期采用诸法并用的证型疗效较好,说明此种治法,能够针对其错综复杂的病因病机,克服诊治中的一些片面性和公式化,避免顾此失彼,且方便快捷,有利于中风急症的应用。这并非是不辨证或简单化的辨证,而实为一种综合性的有针对性的辨证施治方法。这种综合性治疗用药,可阴阳互济、攻补兼施、相辅相成,并能补偏救弊,消除或减少药物的不良反应。所以,我们认为大方复方能广泛地截断疾病的发展趋势,保护脑部免受多种病理因素的损害,促进肢体及言语功能的恢复,缩短病程,提高患者生活质量,此种思路在鳖甲煎丸、薯蓣丸、小儿回春丹等方剂的配伍中亦有体现。因此,这是一个颇具科学性、实用性和理论意义的研究课题,有待进一步探讨。

参考文献

[1] 中风病证候学与临床诊断的研究科研协作组.《中风病证候诊断标准》的临床研究[J]. 北京中医药大学学报, 1994, 17 (6): 41.

[2] 王顺道, 任占利, 杜梦华, 等. 中风病始发证候发生与组合规律的临床研究[J]. 中国医药学报.1996, 11 (3): 17.

[3] 王顺道, 司志国, 黄宜兴, 等, 中风病证候的初步研究[J]. 中国中医急症, 1995, 4 (2): 85.

[4] 裘沛然. 甘苦由来试后知——论药味繁多复杂的方剂[J]. 上海中医药杂志.1995 (7): 3.

[5] 中风病证候学与临床诊断研究组.《中风病诊断与疗效评定标准》的临床检验报告[J]. 北京中医药大学学报, 1996, 19 (1): 57.

[6] 王永炎, 刘炳林. 中风病研究进展述评[J]. 中国中医急症.1995, 4 (2): 5.

凉肝通络汤治疗高血压

从 1985 年 9 月—1987 年 12 月，我们在临床中重用丹皮、地龙，配伍组方"凉肝通络汤"，治疗Ⅱ、Ⅲ期高血压病 53 例，收效比较满意。现总结报告如下。

一、临床资料

（一）诊断标准

按照"常见心血管流行病学研究及人群防治工作 1979—1985 年规划"中关于高血压病的诊断和分期标准（见《中华心血管病杂志》1979 年第二期 81 页）。

（二）一般资料

全部为专科门诊观察治疗的病例，Ⅰ期高血压病及临界性高血压均剔除。男 23 例，女 30 例。最大年龄 72 岁，最小年龄 35 岁。35～40 岁 6 例，41～50 岁 20 例，51～60 岁 22 例，61～72 岁 5 例，以 41～60 岁为最多。平均年龄为 35 岁。其中干部 18 例，教师 9 例，工人 5 例，职员 7 例，农民 9 例，居民 5 例；病程最长 20 年，最短 1 年；1 年者 6 例，2 年者 7 例，3 年者 6 例，4 年者 6 例，5～10 年者 21 例，11 年以上者 7 例，平均病程为 10 年。

本组病例均符合国家诊断标准。Ⅱ期 44 例，Ⅲ期 9 例，收缩压最高者 210mmHg，舒张压最高者 120mmHg，血压平均为 170/107.5mmHg。合计胸透左心室肥厚或扩大者 29 例，眼底检查动脉硬化者 44 例，眼底出血或渗出者 4 例，尿常规检查蛋白微量者 5 例，心电图异常者 33 例，有高血压脑病史者 4 例，有中风病史并曾住院者 4 例。

本组患者的主要症状：出现频率最高的是头晕。53 例全有此症。其他症状依次为：头痛或兼胀痛 26 例，烦躁易怒 23 例，心悸 12 例，胸闷 10 例，口苦

10例，口渴10例，眼昏9例，颜面及下肢浮肿9例，失眠8例，肢（指）麻木7例，乏力6例，腰膝酸软6例，耳鸣6例，自汗5例，咳嗽4例，脉有弦象者48例，舌质红，边有瘀斑或有瘀点者46例，苔白薄者34例。

二、治法与结果

（一）治疗方法

凉肝通络汤（自拟）：丹皮30g、地龙30g、栀子12g、白芍24g、石决明24g、牛膝15g。此方为基本方。若心悸，加桂枝；口渴，加玄参；肢（指）麻木，加钩藤；胸闷，加川楝子；眼花或耳鸣，加菊花；腰膝酸软，加桑寄生；面及下肢浮肿，加黄芪、熟附片；咳嗽痰喘，加礞石、半夏等。根据患者素体特性及兼挟症状，随证加用2～3味相应药物，以不改变或降低主方的功用。为突出专药专用和对药的性能，便于观察总结丹皮、地龙的效用，所加药物用量均不接近、不超过主药的用量，一般均在12～15g，以免喧宾夺主。

每日煎服一剂，不加服任何降压西药、中成药，不采取其他治法。服药最少15剂，最多37剂。其中服15～18剂者9例，21～30剂者17例，32～37剂者27例。三个月后观察效果。

（二）治疗结果

疗效评定标准：降压疗效评定，乃按照"常见心血管流行病学研究及人群防治工作1979—1985年规划"中关于高血压病降压疗效评定标准（同上）。症状疗效评定，为我们自拟的标准，即：显效：症状基本消失；有效：症状有所改善；无效：症状无所变化。

疗效分析：53例患者的收缩压治疗后比治疗前平均下降数值为40mmHg，舒张压平均下降17.5mmHg；降压疗效：显效者47例，有效者4例，无效者2例；症状疗效：显效者44例，有效者5例，无效者4例。全部病例服药后无任何不良反应。

三、病例介绍

樊某某，女，51岁，县教育局干部。1986年6月19日初诊，头晕三年，近一周来头晕较重。三年前发现高血压。曾经地、县医院眼底检查，眼底动脉硬化Ⅱ级，心电图报告为"心肌缺血性改变"，诊为"血压病、冠心病"。平素血压在 150～240/90～120mmHg 之间，常服降压及软化血管的中西药物，效果欠著，近因工作劳累所致病情加重。刻诊：气短乏力，压痛失眠，眼睑轻度浮肿，血压 170/100mmHg，脉弦，舌质淡红，苔白薄。

以中医眩晕病，肝血瘀热、脉络痹阻论治，西医诊为Ⅱ期高血压病，给予"凉肝通络汤"加生地 15g，黄芪、熟附片各 10g，两剂。

5月22日诊：药后双手握固有力，头晕身困明显减轻。诸症消失，血压一直稳定在 130/80mmHg，以上方持续服用 18 剂，诸症消失。血压一直稳定在 130～135/80～85mmHg。1986年7月停服汤药，照原方配作丸药以巩固疗效，1986年12月5日随访，患者5个月来一切感觉很好，血压正常，为 130/80mmHg，后于 1987年7月第二次随访，无任何不适，血压保持在正常水平。

四、讨论与体会

（一）中晚期病，乃缘肝血瘀热，经脉痹阻

肝藏血，主疏泄，体阴用阳，主升主动。肝将贮藏之血布散外周，是依靠肝的疏泄功能在血液运行方面的调节作用，木气冲和，调达有节，不致遏郁，则血脉通畅。若疏泄失职，气机不畅，则肝血不能正常向外输布，而致肝血瘀滞。血瘀久滞，易化热生火，阳气升腾，即又形成血瘀并肝胸上亢之症。故有头晕胀痛，烦躁易怒，面部烘热，耳鸣眼昏等症；另一方面，中晚期高血压病属眩晕久病，气血紊乱，必血运呆滞，久病入络，瘀血阻脉，痹阻不通，即成经脉痹阻之证。故有久病不愈之病期病史，这种肝血瘀热、经脉痹阻的机制，我们认为是本病的实质发病原理。本组病例出现频率高的主要症状，即是最好的说明。而多数病例有瘀血征象的舌质，同样可作为上述病机的佐证。顺便提及，本组病例脉象和舌苔的表现，似对此种瘀痹型高血压病的辨证没有多大的论治意义。再看本组病例经现代仪器检查，与中医肝脏有紧密联系的眼底检查的改变例数较多，与中医血脉有密切关联的心电图的异常改变例数较多，胸透心脏实质形态变异的例数较多，以及平均 10 年的较长病程等突出体征，也充分证明了这种肝血瘀痹病机诊断的临床客观基础和它的科学性。

（二）病机特异，只因久病必瘀，邪深病笃

关于久病必瘀，经脉痹阻的机理而致高血压病Ⅱ、Ⅲ期的认识和见解，近年系统的专题研究，论及较少。此正是提高中晚期高血压病临床疗效的关键，故于此略加阐述。考《素问·痹论》言"病久入深，荣卫之行涩，经络时疏，故不通"，指出病久不愈，经络不畅，可产生"瘀血"；又曰："痹在于骨则重，在于脉则血凝而不流""心痹者，脉不通"。《素问·平人气象论》亦曰："脉涩曰痹"，均指出血脉瘀滞为"痹"症。对此，我们认为，痹者，病久入里，瘀血较重，痹阻不同者是也，非风、寒、湿之痹之意。熟知张仲景对瘀血久病重病，开抵当汤、鳖甲煎丸、当归四逆汤等方药运用之先河。王清任倡"痹证有瘀血说"，创立"身痛逐瘀汤""癫狂梦醒汤""黄芪赤风汤"等名方。叶天士有"积伤入络，气血皆瘀"和"病久入络"之说，认为血瘀久滞，深居隐伏，久稽锢结，为普通"药所不及"，指出应以虫擅搜剔透络以"松透病根"。前贤所论，诚为经验之谈，征之实践。本组病例即说明了这种客观存在的瘀久入络、邪深病重的特殊病理特征。若仅按显现明露的中医症状来辨治，瘀血的症状和现象是较少的，虽有现代仪器的理化微观检查，可弥补中医四诊的客观化，但中西医检查诊治的各自原理及术语等，毕竟是两种不同的理论体系，故此中医瘀血的病机就难以确切成立；而若依久病必瘀，瘀重病深，经脉痹阻之证治，收效是显著的。可见Ⅱ、Ⅲ期高血压病，用一般常用治法而血压下降不明显时，都应充分考虑其这种异常的病机。因此，我们认为这种瘀痹型高血压的机理，在中医临床上有较大的实用意义，值得重视和进一步研究。

（三）制伏顽疴，当由丹皮地龙，大剂重用

根据上述病理机制和实质特征，即应以凉血清热、化瘀散结、平肝通络、通脉解痹立法，选用治顽症、祛重病、起沉疴之药。多年来，我们就是在此思路支配下，逐渐摸索出重用丹皮和地龙配伍组方治疗此病的。盖丹皮苦寒，能清热凉血，具辛散之性，可行血化瘀，其气又清香，可以透达入里而清热化滞，善透阴分之伏火，入通心、肝、肾，能清火，凉肝热，泻相火，并化诸脏之瘀血，实具"清""凉""泻""化"的特点。故《本草汇言》曰：丹皮"其气香"，香可以调气而行血；其味苦，苦可以下气而止血；其性凉，凉可以和血而生血；其味又辛，辛可以推陈血，而致新血也。再谈地龙咸寒，主入肝经，能清热平肝，尤其有通利经络的功效，擅长治血滞经络、热盛动风之证。概括它的功能有"清""平""通"的特点。二者配伍，清通为用，清凉为功，

平化共施，清热平肝之力增加，通利化瘀之性突出，能充分发挥共有的清热凉血、清肝泻热、透络蠲痹、通脉化瘀的功能。本病既然瘀久不解，附骨着脉，邪深病重，故而又大剂使用。此盖因重量为君能突出丹皮、地龙的药效以主治病机；且施以大剂，量重味厚，功专效强，自能松解"常药所不及"之证。倘若轻描淡写，无异于杯水车薪、隔靴搔痒。所以我们对此病的治疗，是在选用丹皮、地龙各 30g，"量重为君"的基础上，配伍组方，以致另辟蹊径，出奇制胜，克服顽疾。

速效救心丸治疗高血压病临床观察

对高血压病的临床治疗研究，近年国内在"开发新疗法和发展新途径方面似嫌不足"。我们在长期的专科专病医疗实践中，发现广泛用于冠心病心绞痛的速效救心丸，对高血压病有一定的效果，随后对其进行了扩大运用，进而发现速效救心丸对瘀阻脑络型Ⅱ、Ⅲ期高血压病有比较明显的疗效。参阅有关国内期刊权威性专家述评和有关著名专家专著，也尚未发现运用这种治法方药治疗高血压病的报道[1、2、3、4、5]，为了进一步提高对本病的临床疗效，扩大速效救心丸的治疗范围，拓宽其适应病症，现将我们运用速效救心丸治疗330例瘀阻脑络型Ⅱ、Ⅲ期高血压病的临床观察总结如下。

一、临床资料

（一）病例选择

全部病例均源于1987年10月—1995年9月在专科门诊主治的资料，均属原发性高血压病，符合WHO诊断标准，不包括临界高血压和Ⅰ期高血压，凡年龄在18岁以下或70岁以上者，或妊娠或哺乳期妇女，或合并有肝肾和造血系统等严重原发性疾病者，以及精神病患者，均排除在外。中医辨证则依据卫生部1993年制定的"中药新药治疗眩晕的临床研究指导原则"中"瘀阻脑络证"证候标准。

（二）一般情况

330例中，男150例，女180例，年龄34岁～69岁。50岁以下247例，51岁以上83例。病程最短3个月，最长15年；Ⅱ期251例，Ⅲ期79例；收缩压最高者30.6kPa，舒张压最高者17.8kPa，全部患者的平均血压为21.9/13.7kPa。

(三)治疗方法

选用天津中药六厂生产的速效救心丸,每日口服3次,每次4～6粒,饭后服用。两周为一个疗程并随访统计。服药期间不使用其他药物和方法。

二、疗效结果

(一)疗效评定标准

本组病例以1979年全国心血管流行病学及人群防治座谈会制定的降压疗效和症状疗效评定标准进行评定。

(二)治疗结果

降压疗效:本组病例治疗后血压平均为19.2/12.1kPa。舒张压治疗前13.7kPa(103mmHg)±16.64,治疗后12.1kPa(91mmHg)±8.05,平均下降13.78mmHg,经统计学处理,有显著性差异($P<0.01$);收缩压治疗前21.9kPa(165mmHg)±39.21,治疗后19.2kPa(144mmHg)±18.88,平均下降24.24mmHg,经统计学处理,有显著性差异($P<0.01$),降压总有效率为75.11%。症状疗效:本组治疗后症状显效211例,有效90例,无效29例,症状总有效率为87.29%。

(三)降压疗效与病情分期的关系(见表1)

表1 疗效与病期的关系

病期	患者数	降压疗效			症状疗效		
		显效(%)	有效(%)	无效(%)	显效(%)	有效(%)	无效(%)
Ⅱ期	251	165(65.74)	50(19.92)	36(14.34)	182(72.51)	56(22.31)	13(5.18)
Ⅲ期	79	20(25.34)	31(39.24)	28(35.42)	34(43.04)	29(36.71)	16(20.25)

从表中可知,本组Ⅱ期的降压有效率为85.66%,症状有效率为94.82%,Ⅲ期的降压有效率为64.58%,症状有效率为79.75%,表明速效救心丸对Ⅱ、Ⅲ期高血压病疗效明显,均能适应治疗。但从表中还可看出,Ⅱ期的降压和症状疗效明显优于Ⅲ期的降压和症状疗效,表明速效救心丸对病情轻者疗效显著,效果较好,对病情重者则疗效相对稍差。

（四）不良反应观察与随访

本组病例的临床治疗观察及随访均未见有明显不良反应。最初治疗观察，发现个别病例在饭前空腹服药期间出现胃中不适的感觉，以后本组病例均规定为饭后服药，再没有出现或发现不良反应。另外，对少部分病人临时血压较高者，则需临时加服 1～2 天常规用量的复方降压素片和硝苯吡啶片等降压类药物。

三、讨论与体会

速效救心丸的主要组成成分是川芎、冰片。川芎辛温，入肝、胆、心包经，上行头目，下行血海，功擅通血脉，破瘀蓄、解结气、逐疼痛。现代药理研究表明，川芎能兴奋延髓呼吸中枢、血管运动中枢，直接扩张周围血管，使冠状动脉和四肢血流量增加，有明显的降压作用，且川芎嗪能通过血脑屏障，在脑干分布较多，并能改善微循环及抑制血小板聚集，对治疗急慢性脑血管病有肯定疗效[6]。Ⅱ、Ⅲ期即中晚期高血压是属脑血管中风病中风前病变的重要时期。中医学认为，血由心所主，藏于肝，统于脾，循行脉中，充盈经络，营养滋润全身各部位，五脏六腑之功能及其相互间的协调，皆赖血之濡养。然则久病及中晚期病症则多血瘀，瘀久则影响全身或局部，瘀在心脑血管系统则易瘀阻脑窍和络脉，故中晚期高血压病多属瘀阻脑络型病证。对瘀阻脑络型Ⅱ、Ⅲ期高血压病重视并选用川芎、冰片配伍组方，紧扣病机，药证相符，对心脑血管病的传变发作确有不可估量的即时治疗作用和长远预防意义。

速效救心丸中，冰片辛凉微寒，具清热散结、开窍醒神之功，能开诸窍、散郁火，直接切中阻脑窍病机，效验昭彰。高血压病的病理比较复杂，其中脑血管的硬化程度与充盈状态及其形成的脑动脉的阻力高低是决定血压的重要因素之一，而大脑是对血循环变化最为敏感的部位，保护脑及血脑之间的物质自由交换于此显得尤为重要。但血脑屏障则是限制血与脑物质自由交换的客观结构，由此导致某些药物难以进入脑内，从而影响脑血管吸收营养物质并向血液中转送代谢物质，影响脑血液循环，致使产生高血压。可喜的是，近年国内有专家研究成果报告，冰片有改善或增强血脑屏障通透性的作用，能增加药物向脑内转运[7]，此为冰片芳香开窍、引药上行，进而疏散脑部病邪，提供了有力的实验依据。据此我们认为，冰片辛可开窍通脑、行滞散瘀，凉寒可清热散结，用于扩张、软化、保护脑血管，降低外周血管阻力，防治心脑血管疾病，防治高血压病，既符合中医药学原理，又符合现代药理研究，并充分说明速效救心丸活疗Ⅱ、Ⅲ期高血压病，临床疗效是确实的。

以上两味，同为辛性，异在温凉。辛味能散能通，共有行滞散瘀、通透血脑屏障的作用。一温一凉，活血而不温，化瘀而不燥，上行可散结，通脑可祛瘀，协同配伍，相辅相成，组方精炼，药简效宏，再加上制作精良，服用携带方便，对瘀阻脑络、易于生风逆转、闭窍致瘫的Ⅱ、Ⅲ期即中晚期高血压病，有较好的防治效果，值得在临床上进一步推广应用。

参考文献

[1] 陈可冀. 九十年代心血管病中医药的临床研究方向. 中医杂志.1990, 31（9）: 48.

[2] 陈可冀等. 心脑血管疾病研究. 上海：上海科学技术出版社, 1988: 71-75.

[3] 邝安堃等. 高血压在中国. 长沙：湖南科学技术出版社, 1989: 61-127.

[4] 张向渠等. 心脑血管病中医诊治. 北京：科学技术文献出版社, 1988: 79-87.

[5] 刘中则等. 心脑血管病的中药防治. 南昌：江西科学技术出版社, 1988: 456.

[6] 成都中医学院. 中药学. 上海：上海科学技术出版社, 1978: 248.

[7] 王宁生. 中药冰片能改变血脑屏障通透性. 中医药信息报, 1993-5-1（3）.

宣散与清解针并用对外感高热症的速效降热临床研究

柴胡注射液（以下简称柴胡针）和牛黄醒脑针（以下简称牛黄针）是中医临床上治疗急性热病的常用中药注射剂，但其分别单纯用于急性外感高热病症，临床上均已发现退热时间较慢，疗效不十分理想，故不能完全适应中医临床的需要。目前国内尚未发现采用此两种中药针剂联合应用对急性外感高热病症治疗研究的报道[1,2]。为了进一步提高对急性外感高热病症的快速降热疗效，我们将此两种针剂联用治疗，进行了临床观察和研究，现总结报告如下。

一、病例选择

按照国家中医药管理局高热症协作组制订的《外感高热症诊疗规范·诊断标准》[2]为依据选择观察对象，全部病例均在门诊急诊室留观治疗。

二、临床资料

1. 性别、年龄与职业：治疗组（柴胡针与牛黄针联用）40例，男26例，女14例；单纯柴胡针组（对照甲组）40例，男24例，女16例；单纯牛黄针组（对照乙组）40例，男27例，女13例。治疗组最大年龄67岁，最小年龄18岁；柴胡针组最大年龄68岁，最小年龄17岁；牛黄针组最大年龄66岁，最小年龄16岁。治疗组中工人19例，农民12例，干部6例，学生3例；柴胡针组工人11例，农民21例，干部8例；牛黄针组工人15例，农民19例，干部5例，学生1例。

2. 腋下体温38.5℃～39℃：治疗组37例，柴胡针组37例，牛黄针组36例；腋下体温39.1℃～39.5℃：治疗组3例，柴胡针组3例，牛黄针组4例。

3. 病程：治疗组发病最短者 3 小时，其中 12 小时以内者 7 例，1 天者 9 例，2 天者 12 例，3 天者 8 例，4～7 天者 4 例；柴胡针组发病最短者 2 小时，其中 12 小时以内者 8 例，1 天者 8 例，2 天者 12 例，3 天者 10 例，4～7 天者 2 例；牛黄针组发病最短者 3 小时，其中 12 小时以内者 8 例，1 天者 9 例，2 天者 13 例，3 天者 7 例，4～7 天者 3 例。

4. 辨证分型（见表 1）

表 1　120 例外感高热症辨证分型统计　（单位/例）

	风热袭表	风寒束表	肺热壅盛	肝胆湿热	膀胱湿热	卫气同病	大肠湿热	脾胃湿热
治疗组	13	11	1	10	3	1	0	1
柴胡针组	10	13	3	9	4	0	1	0
牛黄针组	17	10	2	5	6	0	0	0

三、治疗观察方法

以单盲法对观察病例随机分组。治疗组以柴胡针 4ml 和牛黄针 4ml 联合应用，柴胡针组单用柴胡针 4ml，牛黄针组单用牛黄针 4ml，均为肌注应用，每日 2～3 次。柴胡针系河南省淅川县制药厂制，药号系豫卫药准字（81）26005 号，所含成分为柴胡，牛黄针由吉林省集安制药厂制，药号系吉卫药准字〔82〕430103 号，所含成分为牛黄、黄连、黄芩、山栀、郁金。

为观察对急性外感高热病症的快速降热疗效，我们对此采取 1 小时内观察降热效果的办法，每隔 15 分钟测体温 1 次，并做记录，1 小时内不用其他任何退热针剂和退热药物。

降热疗效评定标准：①显效：体温在 1 小时内下降 0.3℃以上者；②有效：体温在 1 小时内下降 0.2℃者；③无效：体温在 1 小时内没有下降或仅下降 0.1℃者。

四、治疗结果

1. 三组临床疗效（见表2）：

表2　三组临床疗效统计

	例数	显效例（%）	有效例（%）	无效例（%）	总有效例（%）
治疗组	40	23（57.5）	7（17.5）	10（25）	30（75）
柴胡针组	40	3（7.5）	2（5）	35（875）	5（12.5）
牛黄针组	40	7（17.5）	8（20）	25（625）	15（37.5）

从附表2看总有效率，治疗组为75%，柴胡针组为12.5%，牛黄针组为37.5%。经统计学处理，三组疗效 $X^2=22.59$，$P<0.01$，三组间疗效有非常显著性差异，治疗组疗效明显高于其他两组，说明柴胡针和牛黄针联用比单纯柴胡针或单纯牛黄针治疗此种病症，1小时内降热疗效较快、较好，效果确实。

2. 治疗组中三个证型与疗效的比较（见表3）：

表3　治疗组中三个证型与疗效的关系

	例数	显效例（%）	有效例（%）	无效例（%）	总有效例（%）
风热袭表	13	11（84.6）	2（15.4）	0	13（100）
风寒束表	11	3（27.3）	2（18.2）	6（54.5）	5（45.5）
肝胆湿热	10	6（60）	3（30）	1（10）	9（90）

从附表3看治疗组中三个证型的总有效率，风热袭表证为100%，风寒束表证为45.5%，肝胆湿热证为90%。经统计学处理，三个证型的疗效 $X^2=11.79$，$P<0.01$，三个证型间疗效有非常显著性差异，风热袭表证和肝胆湿热证的疗效明显优于风寒束表证。提示用柴胡针和牛黄针联用治疗急性外感高热症，对风热袭表和肝胆湿热的疗效较佳，对风寒束表的疗效较差。

3. 不良反应观察：治疗组所观察治疗的患者，均未发现有大汗及虚脱现象发生，也均未发现其他明显不良反应。唯有四时季节的寒热不同气候，似对降热有一定的影响和关系，有待今后深入研究。

五、讨论与体会

1. 宣散与清热针剂结合，能透邪达外，拦截热毒，提高疗效。

急性外感高热症是临床上的常见病、多发病，近年来全国各地对此病症从中医理、法、方、药的不同角度，筛选高效、速效、稳效、简便的治疗方法及措施，积累了许多可贵的经验。但经文献检索查阅，至今尚未发现用宣发透达、和解表里与清热解毒、凉血散瘀两种中药针剂联合肌注应用的治疗研究，这是目前中医急证外感治疗研究中的一个空白。故郭氏铭信撰文总结并着重指出："寻求增强祛除邪热效应的方法，是亟待深入研究的问题。从祛除邪热的两条基本途径——'透'与'泄'来看，目前多侧重于后者，即清热与泻下，如能在此基础上，对"阳热怫郁"宣清通用理论加以研究并进行系统观察，有可能会进一步提高祛除邪热的疗效"[4]。全国各地对急性高热病症的用药经验和研究趋势也表明，辨证选药（针），多法合用标本兼顾，强化宣清与解泄，用药（针）足量等，是今后深入研究的方向。根据上述情况，我们用宣发透达、和解表里的柴胡针，与清热解毒、散瘀泄热的牛黄针协同配伍，联合应用，肌注给药，经临床实践证明，此种联用方法明显优于单独柴胡针和单独牛黄针。说明集柴胡针和牛黄针各自特性而联用，宣清结合，发散解泄阳热怫郁病症，对急性外感高热病症，表里兼治，照顾全面，适应性强，疗效显著。特别是当前对中药针剂的制作研究有较高的标准和要求，使中药的针剂品种数量较少，治疗外感高热症的中药针剂也相应品种有限，而柴胡针和牛黄醒脑针是经省级医药卫生部门批准生产的药针剂，多年来在临床上广泛应用，因此，用此两种针剂取材容易，使用便利。

另外，用近年涌现出来的中医新技术、新理论之一的"寒温统一学说"识证，用"寒温一体病机"共治，在本项治疗研究中也得到了引进应用和体现。取用柴胡针之宣透和解功效，是"伤寒"少阳病则和解之，是太阳、阳明病则运转枢机、透里达表、辛凉解之；取用牛黄针之清热解毒性能，有"温病"卫气病则清之，有气营病证则解之。两针合用，既有疏散透邪、和解表里之长，又有清热解毒、散瘀泄热、清利湿热、开窍醒神之优，对本病症来势凶、发展快、变化速、病势重、危害大等特点有较强的针对性，可防"伤寒""温病"邪热入里所致的热盛、神昏、惊厥、出血、动风等变逆病症。此又体现了急性热病临床中"先安未受邪之地",拦截热毒,扭转病势的治疗经验和观点。

2. 宣散与清解针剂结合,对风热袭表、肝胆湿热证型适应性较强。

独具特色的中医辨证精髓,使中医急性外感高热症又分许多证候或类型。在我们治疗观察的证型中则多见于风热袭表证、风寒束表证、肝胆湿热证等,也见有卫气同病证、肺热壅盛证、膀胱湿热证、脾胃湿热证等,但后述几类证型病例较少,抽样误差较大,故仅进行了前述三个证型的疗效比较。由于柴胡针和牛黄针的联用配伍,集中结合体现了辛凉解热、疏散透表、和解表里、清热解毒、泄热解郁、清热利湿的宣清特长,对外感邪热内有毒热、湿热、血热的病证类型就特别适宜。这是中医理法方药的一致性和辨证施治的原则所决定的。因此经临床观察表明,此两种针剂的联用,对风热袭表和肝胆湿热两种证候类型疗效较好,而对风寒束表等证则疗效欠佳。这是因为,两种针剂所含药物中,柴胡发散风热、和解少阳、透达表里,栀子、黄芩、黄连、牛黄等,以及柴胡归经,多主入肝胆之经,能清利湿热,解散肝胆郁热邪毒,故合用两种针剂对风热袭表和肝胆湿热两证疗效显著。风寒束表属感受风寒之邪,伤及肺卫,卫阳被遏,营卫失和,故应发散风寒、辛温解表,而以上两针所含药中均无适应此证类型的相应药物和功效,故其疗效差。实践说明,对急性外感高热病症,用针剂也必须辨证施治,针剂对症,方能见效快、疗效高,可重复运用;针剂不对症,自然见效慢、疗效差,不能重复应用。

值得提出的是,本项观察研究治疗的风热袭表、风寒束表和肝胆湿热三种证型病例较多,而对《外感高热症诊疗规范》中的其他证候类型所观察治疗的病例较少,或有的证型没有得到观察治疗,故本联用针剂的治法并不能排除对其他证型有较好疗效的可能性。因此本课题仅在观察上述三种证型较多的情况下,经比较研究发现只是对风热袭表和肝胆湿热两证型效果较好,其他证型如用此种联用针治疗,其确切疗效尚有待今后进一步研究探讨。

六、小结

我们对 120 例急性外感高热病例,以柴胡针和牛黄针联用、单用牛黄针、单用柴胡针三种治疗方法分作三组对照治疗观察。结果联用针治疗组有效率 75%;其疗效优于单纯柴胡针组和单纯牛黄针组,另还观察到联用针对风热袭表证和肝胆湿热症两个证型疗效较好。表明本项临床研究,在突出中医特色思想的指导下，采用现代中药新针剂，联合应用，快速给药，简便实用，立意新颖，用法独特。对进一步提高中医临床疗效，对中医急症工作中急待解决的问题，有一定积极的指导意义和实践价值，且适应各级各类中医临床实践需求，应用范围宽广，能较快地产生经济效益和社会效益，具有一定的先进性、创新性和实用性。尤其为各级门诊工作和基层临床，提供了速效简便的挫退热势的治疗手段，拓宽了中药急症针剂配伍应用的前景，在一定程度上丰富和发展了急性高热病症的治疗方法，值得重视和推广应用。

参考文献

[1] 中医急症通讯编辑部. 中医急证通讯, 1985（1）—1990（6）.

[2] 黄星垣. 中医内科急症的治疗和研究述评. 北京中医学院学报, 1987（2）.

[3] 国家中医药管理局高热证协作组. 外感高热症诊疗规范. 中医急症通讯, 1989（3-4）: 5.

[4] 郭铭信等. 湿热病临床研究思路的回顾与展望. 中医杂志, 1988, 29（4）: 56.

综合自然疗法治疗脑中风后遗症

遵照《素问·异法方宜论》"圣人杂合而治，各得其所宜"的中国传统医学自然保健康复的理论，自1983—1990年，我们采用推拿按摩、肢体功能训练、心理、饮食、顺应自然及中药医疗等多种综合的自然疗法，对脑中风后遗症66例实施自然的保健康复治疗，收到了比较满意的效果。

一、临床资料

男49例，女17例，年龄在43～67岁，病程半年～1年25例，1年～2年23例，2年～3年18例，病种属脑血栓后遗症41例，脑栓塞后遗症13例，脑出血及蛛网膜下腔出血后遗症12例，完全性瘫痪15例，不完全性瘫痪51例，其中轻瘫（肌力Ⅲ°～Ⅳ°）38例，中度以上的重瘫（肌力Ⅰ°～Ⅱ°）28例，伴有语言障碍者40例。

二、自然疗法的内容和方法

1. 加强情志心理调摄：中风后遗症期，随着时间的推移，由于种种原因，病人多情志不畅，或急躁易怒，或精神抑郁，因此采取经常同病人亲切交谈的方式，通过鼓励、安慰、解释、说服，动之以情，晓之以理，帮助患者振奋精神，树立战胜疾病的信念，保持病人心情舒畅的轻松行为和安然心理。

2. 注重推拿颈部俞穴：根据颈部俞穴的特性和邻近脑血管的特点，推拿按摩颈部穴位，有利于活血化瘀，调理气血，促进脑血管的血液循环，常选风池、风府穴按摩、揉推、牵拉、弹拨、点压等，选人迎穴按摩、揉推。每日两次，每次15分钟，每十天可停2～3天。

3. 坚持肢体功能训练：①协助辅导全身运动：对无自主运动能力的病人，

进行患侧上下肢的被动运动；对自主运动不全的病人，协助在床上做起卧、抬腿、各关节屈伸运动等或健肢助患肢运动；对有自主运动能力的病人，辅导多做起、卧、坐、站、走等日常生活必须的动作；②上肢上举外展：患侧上肢逐渐上举抬肩，依次用手触面、触头，或使双手在头颈后钩住，双肘反复外展；③练习发音吹灯数数：对语言不利者，耐心辅导病人进行语言训练，练习发音、多做鼓腮吹灯动作、经常数数等，相互结合，主动练，反复练。

4.合理调配保健饮食：我们规定的饮食原则是多样化、营养化、适量化、熟热化，具体要求和安排是：清淡素食，避免辛辣燥热伤津耗气，远忌肥甘，避免膏粱厚味助湿生热；除烟酒，避免伤肺胃蕴热生痰。

5.顺应自然起居环境：按照中医人体气血与天地相参，与日月相应的规律，制定顺应四时季节的自然调养法，即春季迟去棉衣，防受风寒，坚持日浴光照，多做户外活动；夏季既避酷热伤暑，又忌贪凉太过；秋季早渐加衣，惧避秋风；冬季衣被加厚，保暖防冻。

6.科学进行辨证服药：根据我们在中原地区长期医疗实践观察，发现中风后遗症多有血脉瘀滞、痰阻脑窍、经络痹结的共性病机特征，据此我们经多年研究，用活血化瘀、化痰开窍、破痹散结之中药组方，发明制成了"脑中风止瘫灵"的专病药，该方由地龙、土鳖虫、水蛭、乌梢蛇、蜈蚣、络石藤、海风藤、当归、川芎、桃仁、赤芍、川牛膝、杜仲、川断、黄芪、桂枝、马钱子等组成，对此病症有选择性的功效，不同于一般的方药，针对性强，见效快，疗效高。在服本药的同时，若兼有气虚、阳虚、阴虚、热毒、阳亢、风动等病症，则分别选用相应中药汤剂或中成药配合服用。

三、治疗结果

经2个月的综合自然疗法的康复治疗，临床基本治愈18例，显效27例，有效15例，无效6例，总有效率为90.91%，治疗前后通过积分法自身前后对照，经统计学处理，$X^2=11.61$，$P<0.01$，有非常显著性差异，说明我们此种综合的自然疗法对中风后遗症作用明显，效果确实。

小续命汤合黄连解毒汤治疗中风后遗

中风后遗偏瘫症是常见多发的难治病症。自1988年4月—1995年12月，我们用小续命汤与黄连解毒汤，合两方为一方，治疗31例中风后遗偏瘫症，并做了脑血流图仪的治疗前后测定观察，疗效明显，现报告如下。

一、临床资料

本文统计的31例均为专科门诊和家庭病床患者，男20例，女11例，年龄39～66岁，病程6个月～1年19例，1年～3年9例，3年～5年3例；脑血栓偏瘫22例，脑栓塞偏瘫5例，脑出血偏瘫3例，全国病例均经CT检查而确诊。

二、治疗方法

小续命汤与黄连解毒汤合方加味：炙麻黄6g，桂枝6g，川芎15g，赤芍15g，党参12g，熟附片6g，杏仁15g，防风12g，木防己12g，黄芩12g，黄连12g，黄柏12g，山栀12g，地龙15g，土鳖虫10g，元参15g，甘草12g，以上为1剂量。每剂水煎4次，日服2次，连服2个月后统计疗效。

三、治疗结果

依据中华全国中医学会内科学会制定的中风病中医疗效评定标准，观察用药前后积分的变化。结果：31例治疗前最低0分，最高18分，平均16.02分；治疗后最低2分，最高25分，平均18.64分。经统计学处理，有非常显著性差异（$P<0.01$），表明此两方合用对中风后遗偏瘫症作用明显，效果确实。

另观察到：本组 28 例缺血性中风后遗偏瘫者积分增长最低 3 分，最高 24 分，平均值为 10.82 分；3 例出血性中风后遗偏瘫者积分增长最低 4 分，最高 23 分，平均值为 10.75 分。经统计学处理，无显著性差异（$P > 0.05$），表明小续命汤合黄连解毒汤对缺血性和出血性的中风后遗偏瘫症，疗效无大的差别，均可接受治疗并获得较好的治疗作用。

脑血流图仪治疗前后测定观察结果：显效 23 例，显效率占 77.4%；有效 5 例，有效率占 16.1%，合计总有效率为 93.5%，经统计学处理，有非常显著性差异（$P < 0.01$）

四、讨论

中风后遗偏瘫症是病机复杂、危害较重的常见难治病症，根据我们长期的医疗实践，结合中医对本病症长期的应用探索和发展趋势，我们认为该病症呈现多元因素的病因病机特征。中风后遗偏瘫或半身不遂，乃血脉瘀滞、阳亢热积、血结脑窍所致，本病症多兼舌强语謇，乃属肝风内动，痰阻舌本；本病症手足麻木，肌肤不仁，乃属阳气不振，脉络空虚，是阳虚痹阻之证；久病瘫痪无力，多属正气亏虚，气机不利。故我们对中风后遗偏瘫症以本虚标实立论，常紧扣血瘀热积、阳虚络瘀、风动痰阻、正气不足主要病因病机特性辨证论治。

小续命汤出自孙思邈《千金方》，主治正气虚弱，外邪中风病症，但该方与黄连解毒汤合二为一，用来治疗中风后遗偏瘫症则少见有专文报道。黄连解毒汤也出自孙思邈之手，原为清热解毒、凉血泻火而设。近年日本运用该方对脑出血和脑栓塞慢性期的治疗研究，发现该方对脑血管障碍有显著改善精神与神经症状的疗效，并经动物实验证实，表明该方有抗动脉硬化，改善脂质代谢和增加脑血流量，抑制血小板凝聚和降压作用。该方此种研究成果和独特的功能效用，为我们治疗脑血管一类病症提供了客观的现实依据和可靠的实验证明。因此，我们在临床脑血管病的康复中，将黄连解毒汤与小续命汤两方合而为一，协同配伍，共同用来治疗中风后遗偏瘫症。实践证实，疗效明显，值得进一步深入研究。

"灵香牡蛎汤"治疗肝胃气滞型胃十二指肠溃疡

胃十二指肠溃疡亦称消化性溃疡,是一种常见且反复发作的慢性疾病,对人体的健康和工作影响很大,至今尚无特效疗法。笔者自拟"灵香牡蛎汤",用于治疗属肝胃气滞型的胃十二指肠溃疡病45例,初步取得了比较满意的效果,现不揣浅陋,做一小结,并致以同道,检验使用。

一、临床资料

(一)一般情况

将中医辨证分型与西医辨证相结合,本组45例均属肝胃气滞型胃十二指肠溃疡,其中男33例,女12例;25岁以下8例,25岁以上37例;最大年龄67岁,最小年龄18岁;胃溃疡20例,十二指肠溃疡19例,复合性溃疡6例;病程最长的12年,最短的3个月;职工干部9例,农民、群众34例,不详者2例;曾做过穿孔手术者5例。45例治疗对象均无合并出血、幽门梗阻和急性穿孔,亦无合并其他特殊病症,全部是门诊病例和家庭病例,均做胃镜检查,除6例服本方的同时亦配用西药外,其余的均未配用西药。

(二)诊断依据和使用本方指征

1.典型的病程较长,反复发作,秋冬易犯的胃十二指肠溃疡病史。

2.常见的饭后0.5～2小时后发生疼痛的胃溃疡特点,或饥饿时、夜间常发作疼痛的十二指肠溃疡特点。

3.上腹部偏中线左侧的胃溃疡压痛部位和偏中线右侧的十二指肠溃疡压痛部位。

4.有胸胁痞满、闷、胀、窜痛、爱吐酸水、呃逆厌食、大便失常等中医辨证属于肝胃气滞型机理的主要证候。

5. 胃镜检查报告。

（三）方药组成

五灵脂 12g，香附 12g，煅牡蛎 30g，陈皮 12g，苍术 9g，木香 9g，半夏 9g，党参 15g，甘草 9g，水煎服，每日一剂，分两次服。

以上用量不可死板刻制，应视病情虚实与兼挟而酌情增减。

二、疗效观察

（一）疗效标准

治愈：自觉症状消失；显效：诸症减轻；无效：无明显变化。

（二）治疗效果

45 例中，自觉症状消失者 28 例，治愈率 62％，诸症减轻者 12 例，显效率 26％，无明显变化者 2 例，无效率 5％，情况不明者 3 例，占总病例 7％，总有效率 88％。

三、典型病例介绍

（一）复合性溃疡病例

男，36 岁，棉纺厂工人。1978 年 10 月 6 日初诊，已患十二指肠溃疡五年多，经常去本厂卫生所和几家县医院就诊，所开中药均需长时间服用方可显效。胃镜显示胃及十二指肠仍有溃疡面存在。自述上腹正中部及右胁下常在空腹时或夜间发生烧灼样疼痛，有时疼痛得难以坚持工作，需服制酸解痉西药方能缓解，伴有胸胁窜痛，饮食不香，易吐酸水，呃逆，便秘等症。患者憔悴消瘦，面微黑无华，左脉弦细，右脉沉弱，舌质淡，苔白，舌根部苔稍厚。西医认病，属胃十二指肠溃疡无疑；中医辨证，则认为胃疼、胁下疼，呈游走性，乃肝失条达、横克脾胃所致。肝气不舒，损及脾土，胃失和降，故纳谷不香，呕吐泛酸，呃逆等；久痛入络，久痛入血，久痛伤气，气虚脉弱，气虚弦细，舌淡、消瘦、面无光泽，均为气血虚弱之故；便秘一证似有双重病理：一是肝胃气滞，脾运无力；一是气血不足，津液缺乏，致使相互影响，雪上加霜。综观脉证，实属肝胃气滞，伴气血虚弱，西医辨病已定，中医识理已清，辨病与辨证结合，当用灵香牡蛎汤加补气养血之品。处方：五灵脂 12g，香附 12g，煅牡蛎30g，苍术9g，半夏9g，木香9g，陈皮12g，党参15g，炙甘草18g、太子参15g，当归15g，神曲15g，麦芽15g，三剂。

二诊，胃疼发作减轻，饮食倍增，诸症好转，感觉较好，原方五剂。

三诊，脉不弱，苔薄白，胃酸轻，给予原方三剂。

四诊，五年痼疾初见稳妥，风平浪静，心安理得。为巩固疗效，防止复发，给患者"灵香牡蛎汤"基本方六剂，建议常服，并嘱其注意生活、工作规律化。

现随访患者，常间断服用此方，至今病情较好，无特异症状，体格略有增壮。

（二）十二指肠溃疡病例

男，63岁，营业员，1978年12月11日就诊。三年前因劳累和长期恼怒，引起右下胁亢胀、疼痛，肝功能检查排除肝胆病，胃镜检查，确诊为十二指肠溃疡，几年来时轻时重，屡发屡愈，常自备西药服用，近两日来胁下亢胀，疼痛较重，呃逆频繁，吐酸水多，大便每日2～3次，溏薄，脉弦无力，舌质暗红有瘀点，舌系下脉络黑褐充盈。从病因、病位、病性来看，为典型的肝胃气滞证候，注意舌质，可知还挟有瘀血。因望舌在四诊中有重要的参考价值，尤其是观察舌系下脉络色泽、形体的变化，为近年来中医舌诊学的一大发展，有临床实践意义。依本证舌系下的情况，再结合患者全身症状，乃是肝气郁结，气不统血，肝血瘀滞所致。另外，便溏一证，乃肝强脾弱，肝脾不和，或称"肝木侮土"。给予"灵香牡蛎汤"加活血、健脾之品：五灵脂12g，香附12g，陈皮12g，煅牡蛎30g，木香9g，苍术9g，半夏9g，炙甘草18g，延胡索12g，焦山楂30g，炒扁豆15g，炒白术15g，三剂。

12月13日，服上药后，腹疼、亢胀、呃逆已减轻，大便恢复正常，唯时有泛酸，右脉弦无力，左脉弦有力，舌质无甚变化，既见效应，暂不更弦，原方三剂。

12月20日，感觉较好，诸症消失，舌上瘀点及舌系下脉络色泽、充盈微有改变，时有右胁下向脊背部窜行隐痛，右脉紧，左脉弦，照上方去扁豆，加枳壳，仍三剂。后随访患者，服上药九剂后，未再服其他药，很长时间病情稳定。嘱其注意调整情绪，避免七情刺激。

（三）胃溃疡病例

男，59岁，城郊乡马营村人，1978年11月29日就诊，患胃脘痛已多年，每到一处就诊均认为是胃溃疡。此次发作为三天前疲劳过度，饮食生冷引起胃部剧痛，在村诊所服西药后，痛势稍减。现仍疼痛，呕吐酸水，饮食难下，腹部鼓胀，两手脉均弦紧，舌质淡，苔白厚腻。证属肝胃气滞伴寒湿困脾，给予灵香牡蛎汤加健胃、醒脾、化湿药。

处方：五灵脂12g，香附12g，陈皮12g，煅牡蛎30g，木香9g，苍术9g，半夏9g，党参12g，炙甘草9g，神曲15g，焦山楂18g，麦芽15g，草豆蔻9g，三剂。

二诊，脉弦，舌淡红，苔厚已见减轻，仅余舌根部偏白厚，诸症改善，药证相符，守法守方，再进三剂。

三诊，自觉大见效，感到病已好七成，能食，四肢有力，胃脘时有微痛，偶有泛酸，腹满消失，脉弦，舌淡，苔薄白，病虽好转，尚有余邪，照上方三剂，以善其后。

四、体会

1.胃十二指肠溃疡的治疗，西医多离不了抗酸剂、抗胆碱能药物和镇静剂等，但此类药物常引起口干、头晕、颜面皮肤潮红、心率增快、兴奋、烦躁（相当于中医的虚火上炎），以及严重时的瞳孔散大、谵语、惊厥等不良反应，且对溃疡的愈合和防止复发也不太理想，故临床不能长期大量服用。

实践证明，中医药对本症见效快、效果好，不产生明显不良反应。因此，探讨中医对胃十二指肠溃疡的病因病理认识，寻找对本病有效的中医方药；对中西医结合防治常见病、多发病十分必要。观察、认识、寻求促使溃疡面愈合的中医药，也是值得今后中西医结合研究的一个课题。由于笔者实践的深度和广度有限，在运用"灵香牡蛎汤"治疗胃十二指肠溃疡病时，尚未对缓解后的溃疡面进行观察，有待今后进一步认识总结。

2.本组病例均主要属肝胃气滞型，此证型在临床上较为常见，因肝脏与脾胃之间的关系较为密切，肝主疏泄，性喜条达；脾主运化，主宰中州；胃主受纳，腐熟水谷，以降为顺。若肝气横逆，则脾胃被克，清气不升，胃气不降，形成肝胃气滞之病机。临床常见有肝胁疼痛，脘腹胀满，嗳气呃逆，呕吐泛酸，不欲饮食或饮食较少，腹痛即泻或大便秘结，口淡无味或不渴或饮水较少，舌质淡白或淡红，苔薄白或厚或润滑，脉多弦紧或弦而无力，等等。针对此病理病证，选香附、五灵脂既走肝胆又走脾胃，既入气分又入血分，理气活血，以治肝气郁滞、肝血不行之疼痛；木香、陈皮理气和胃，疏散气滞；煅牡蛎、半夏平肝降逆，制酸燥湿；党参、苍术、炙甘草健脾补中，益气养胃，共同组合成疏肝和胃、理气制痛之剂。

方中香附、五灵脂、半夏、苍术、煅牡蛎偏于湿燥，故甘草取炙而用，甘润补中，以防湿燥太过；木香、陈皮、五灵脂、香附辛温理气，恐过伤正气；用党参、炙甘草辅以为佐，固护正气。

本组45例运用本方，或以本方为主加减化裁，有效率88%，证明本方药物组织能相互影响，相互促进，协同一致，解决肝胃气滞主要矛盾。所选择组合的药物又互相抑制，互相约束，故在临床上使用本方药味平和，针对性强，疏不伤正，温不生热，燥不伤阴，理气不伤人，活血不动血，迭进无后顾之忧，常用无毒弊之患。

3. 在运用本方过程中，笔者临床体验，本病多有腹泻或便秘一症，此为脾胃虚弱，运化失职，或肝木凌脾，强肉弱食，乘侮太过所致。煅牡蛎平肝，抑制肝木升发太过，党参、苍术健脾祛湿止泻，挽救下陷之中气，故凡遇腹泻，煅牡蛎用量要大，党参、苍术用量也要适当增加；如遇便秘患者，煅牡蛎可酌情减量，炙甘草因经蜜炙，能润滑大肠，用量可增至30g；而遇腹泻则炙甘草用量宜小，应用本方药物时，煅牡蛎必须是"煅"，炙甘草必须要"炙"，其他药味无特殊要求。在运用本方治疗本组病例中还发现，五灵脂与党参、条参、太子参均在实践中分别同时配伍应用过，其中一例患者连续服药二十余剂，每有太子参与五灵脂，均无发现任何不良反应。因人参昂贵奇缺，本组病例中均未用过人参，难道五灵脂仅畏"人参"？本组病例验证真实确切？当于今后实践中进一步认识，观察总结。

另外，运用本方时，香附、五灵脂、煅牡蛎不可缺少，其他诸药可随病情轻重，或加减或替代，唯此三味药不可易换。据现代文献报道，五灵脂有缓解平滑肌痉挛的作用，配以止痛的香附，可用于治疗神经性或溃疡性胃痛，牡蛎含80%～95%的碳酸钙、磷酸钙及硫酸钙，并含镁、氧化镁等，近时用于胃痛泛酸的病症，制酸以除痛，疗效较好。在不失中医辨证论治的前提下，结合运用现代医学的先进药理知识，作为灵香牡蛎汤中的主药，用于治疗胃十二指肠溃疡病常见的疼痛、泛酸症状。故汤方名称以此三味药而命名。在本方用于治疗本组45例的实践中，也证明本方疗效较好，是与此三味药的配伍组合分不开的，值得进一步验证推广。

4.运用灵香牡蛎汤治疗胃十二指肠溃疡病，必须是属于肝胃气滞型，如兼挟其他证型，应注意相应增减药物，如非肝胃气滞型，则应另外辨识证候，选方用药。

前面，笔者把西医胃十二指肠溃疡病的诊断依据和中医肝胃气滞型主要病证合二为一，放在一起，作为使用一个中药汤方的客观指标，也是辨病与辨证相结合在临床上的一个初步尝试，即以典型病史、疼痛特点、疼痛部位和中医肝胃气滞病理症状4项指标，为肝胃气滞型胃十二指肠溃疡病运用灵香牡蛎汤的临床指征。诊断的目的是为了施治，从而正确使用汤方，而运用汤方必须准确；对症用药靠诊断，诊断是基础，故组合此4项指标，作为灵香牡蛎汤治疗肝胃气滞型胃十二指肠溃疡病的用药根据，以摸索中西医结合在临床施治方面的有效途径和方法。此种做法，不知正确与否，深尊有教者，正其所误。

温经络照射肺俞穴治疗哮喘病的初步报告

自 1985 年 9 月—1987 年 12 月，我们结合中医的经络学说，采用电磁治疗仪照射肺俞穴，治疗常见多发的哮喘病症，发现有较为明显的疗效。现将资料完整的 10 个病例，初步报告如下。

一、临床资料

（一）病例诊断及疗效评定标准

本组诊断标准、病情分度、疗效评定标准均参照全国中医内科学会拟定的《全国中医内科学会哮喘病诊断、疗效评定标准》（见 1984 年第三期《北京中医学院学报》）。

（二）一般资料

本组 10 例患者全部为男性，均在门诊治疗。40 岁以下 2 例，45～55 岁 3 例，60 岁以上 5 例；最小年龄 37 岁，最大年龄 68 岁；干部 2 例，工人 2 例，市民 1 例，农民 5 例。病程最短者 3 年，最长者 12 年，10 例病人全部属慢性病症急性发作，中度哮喘 5 例，轻度哮喘 5 例；辨证为寒痰阳虚型 6 例，气郁痰阻型 2 例，肺气虚弱型 2 例。

（三）治疗方法

采用重庆硅酸盐研究所研制的电磁治疗仪，照射背部肺俞穴，皮肤距辐射板 30～50cm，取温热疗法，以病人能忍受为度，每次 30～40min，每日两次，6 天为一疗程，天气寒冷时病人取俯卧位，余则取端坐位。

（四）疗效观察

本组患者接受治疗后，均有全身性温热舒适感，哮喘急性发作症状大部分很快得到缓解或减轻。其中：哮喘症状完全控制，体征消失，不服用任何药物，持续一月以上不发者，为临时控制，占 2 例；哮喘症状减轻，发作次数明显减少，服药数量减少三分之二以上者，为显效，占 6 例；哮喘症状减轻，发作次数减少，仍需服药维持，为有效，占 1 例；无变化或加重，为无效，占 1 例。10 例患者经治疗后，未发现明显不良反应。

二、典型病例

田某，男，62 岁，干部，1986 年 2 月 1 日以支气管哮喘急性发作就诊。患者反复发作哮喘已 12 年，每年发病七八次，曾用多种中西止咳药物治疗，缓解较慢，远效不著。刻诊：于病人身边可闻痰喘哮鸣，微有张口抬肩，头身汗出，口唇及指甲色泽稍觉紫暗，面部及皮肤色泽黧黑，吐白色痰沫较多，动则胸闷憋胀加重。查患者筒状胸，肋间隙增宽，两肺满布哮鸣音，胸透报告为肺纹理增粗，肺气肿征象明显。脉弦数，舌质淡红，舌苔白厚，辨为哮喘病，寒痰阳虚证型。经电磁治疗仪照射肺俞穴连续 6 次后，哮喘主症明显减轻，照射一个疗程后，诸症完全缓解，又照射 3 天以巩固疗效。1987 年 9 月随访，患者一年半来仅小发作两次，能坚持生活自理。

三、讨论与体会

1. 根据《素问·脉要精微论》"背者胸中之府"，肺居胸中的生理特点，以及《素问·金匮真言论》"病在肺，俞在肩背"的经脉络属关系，用电磁治疗仪照射肺俞穴治疗哮喘病，以温阳补虚，温化痰浊，祛风散寒。历代多有医著或医家选取肺俞穴以外治之法治肺疾。如《灵枢·五邪》"邪在肺，则病皮肤痛，寒热，上气喘，汗出，咳动肩背。取之膺中外腧，背三节五脏之傍"，最早明确提出肺病取用肺俞穴施治。另如清代张璐所著《张氏医通》，更详细记载了取此穴敷贴治疗哮喘的经验。前贤所论，为我们依据中医经络学说应用非药物疗法治疗哮喘等肺部疾病，提供了可贵的理论意义和实践启示。

肺俞穴位于第三胸椎旁交感神经链的附近，是呼吸系统疾病的病理反射区，用电磁治疗仪照射肺俞穴，利用特定电磁波谱对穴位的刺激作用，通过经脉的吸收、气血的传导，发挥其调整机体新陈代谢，促进血液循环，加强组织修复和提高抗体免疫机能，以及消炎等作用。中医学认为肺俞在背部，属膀胱经的背俞穴，是肺脏精气输注之处，用于治疗内伤外感和一切呼吸系统病症，均有较好的疗效。本组10例哮喘病，虽属慢性顽固疑难肺系病症，但在照射电磁治疗仪后，显效以上7例，效果较为显著，说明此种非药物疗法具有一定的实用意义，于此推理，采用电磁治疗仪照射肺俞穴，是对肺部有关的物理、化学感受器产生了一定的影响，直接或间接地调整了大脑皮质和自主神经系统的功能，从而改善了机体的反应能力，增强了抗病祛邪能力，减轻了哮喘症状。

2. 临床中发现，照射肺俞穴后，多数患者在第三天后感觉作用明显增强，这可能是由于电磁治疗仪对穴位连续性刺激，致使特定电磁波有一定的量变到质变的蓄积作用，所以欲求疗效快且高，应坚持不间断照射。由于所治病例较少，某些经验体会以及确切的效果价值仍有待进一步观察探索。但此非药物疗法，为中医内科四大难症哮喘病的治疗，无疑又提供和增添了一种新的治疗措施和方法，并简便验廉，无创伤之痛，无医源性不良反应之虑，值得在临床上推广应用。

重苍平渊汤治疗鼻渊病（慢性副鼻窦炎）的随机对照临床观察

鼻渊病（副鼻窦炎）是中医学中常见、多发的疑难病，属中医脏腑肺系疾病范畴，中医学家方药中教授等主编的《实用中医内科学》（上海科学技术出版社，1985年第1版）就将本病列入"肺系病症"中。本病症至今尚乏特效疗法，我们自1984年11月—1988年12月，以中医学的专病专方专药学术观点为指导，自拟重苍平渊汤，重用苍耳子配伍组方应用，随机治疗120例鼻渊病患者，并设立对照组对比观察，取得了比较满意的疗效，现总结如下。

一、临床资料

1.性别与年龄：治疗组120例中，男43例，女77例；最大年龄64岁，最小年龄7岁，10岁以下5例，11～20岁54例，21～30岁15例，31～40岁24例，41～60岁22例；工人21例，农民19例，干部16例，学生50例，教师8例，医务人员3例，民警2例，市民1例。

对照组30例中，男7例，女23例；最大年龄60岁，最小年龄9岁，10岁以下1例，11～20岁10例，21～30岁3例，31～40岁7例，41～60岁9例；工人6例，农民6例，干部5例，学生10例，教师3例。

2.病程：治疗组中病程最短7天，最长12年；7～30天者37例，1.5～5个月者16例，0.5～1.5年者30例，2年以上者37例。

对照组中病程最短7天，最长10年；7天～30天者13例，1.5～5个月者2例，0.5～1.5年者6例，2年以上者9例。

两组性别、年龄、病程均无显著差异（$P>0.05$），有可比性。

二、诊断标准

根据中医学有关鼻渊病的病理机制，主要以"鼻流浓稠浊涕、头痛、鼻塞、不闻香臭"四大症状作为诊断标准。其中，鼻流浓稠浊涕是辨证要点和关键，特征是涕色黄黏，长有不已，每擤不净，故从症舍脉舌，凡具备上述四大症状，即可作为观察治疗的对象。

三、治疗方法

1. 治疗组：用重苍平渊汤：炒苍耳子30g，藿香15g，白芷12g，辛夷12g，荆芥10g，炙麻黄5g，桔梗18g，牡丹皮15g，生石膏15g，连翘20g，元参20g，桑皮20g，甘草10g。以上为1剂量，每剂水煎3次，每日分3次，饭后服用，1周为一疗程，两个疗程后做统计。全部病例均用此汤药，无一例配合西药，也未配用其他疗法。

2. 对照组用鼻渊汤（同以上方药，另命名），即所用方药与服法同治疗组，只是苍耳子用量减为10g，余药味及药量、疗程均同治疗组。

3. 不论治疗组和对照组，均可根据患者素体特性及兼挟症状等情况，宜随证加用两味相应药物，以不改变或降低主方的功用。如兼发热、恶寒之热壅肺窍证，加金银花、黄芩；兼口苦、咽干之胆火上炎证，加龙胆、栀子；兼气短、自汗之肺气虚弱证，加五味子、百合；兼口疮、便干之胃火炽盛证，加大黄、芒硝；兼失眠、头晕之心神不安证，加磁石、珍珠母；兼咳嗽、痰喘之肺气不降证，加杏仁、苏子；兼肾阴虚，加杞果、山茱萸；兼肾阳虚，加熟附片、淫羊藿。

四、疗效统计

1. 疗效评定标准：根据中医鼻渊病所具有的"鼻流浓稠浊涕"的特异症状和症状变化的灵敏性，参考《实用中医内科学》和有关科研成果，特制定了本病的中医疗效评定标准。临床治愈：鼻流浓稠浊涕完全消失，其余症状恢复正常；好转，鼻流浓稠浊涕完全消失，其余症状明显减轻；无效：鼻流浓稠浊涕及其余症状无改变。

2. 治疗结果：治疗组服药 2 剂者 2 例，4～6 剂者 92 例，8～12 剂者 26 例（此 26 例中俱是 2 年以上病程的患者，说明患病时间久，相对服药剂数要多些，疗程也要长些）。其中服药 1 个疗程者占 72.3%，服药 8 剂至 2 个疗程者占 27.7%。

对照组服药 3 剂者 2 例，4～6 剂者 22 例，8～12 剂者 6 例，服药剂数的规律同治疗组。其中服药 1 个疗程者占 80%，服药 8 剂至 2 个疗程者占 20%。

治疗组临床治愈 70 例，治愈率为 58.3%，好转 50 例，好转率为 41.7%；对照组临床治愈 3 例，治愈率为 10%，好转 18 例，好转率为 60%，无效 9 例，无效率为 30%。治疗组总有效率 100%，明显高于对照组 70% 的总有效率，经统计学处理，二者之间有非常显著性差异（$P<0.01$），充分说明重用苍耳子配伍组方，疗效较高，能建奇功。再以服药剂后的统计情况看，治疗组全部病例服药首剂，尽皆有效，其中临床治愈率占 9.2%，从实践中看多是病程较轻的患者，而好转率高达 90.8%。这种服药组首剂即可见到轻重不同的效验，与对照组服药 1 剂即见好转的 16.7% 的好转率，也明显效高，经统计学处理，二者之间有非常显著性差异（$P<0.01$），此亦说明重用苍耳子配伍组方，起效较快，效果确实。

五、讨论与体会

方中苍耳子用量重大、气味明显纯厚，诚为方中之君药，此药为治疗本病之重要药物。岐黄卷帙，古今医家早有定评。然近年同类中医专题总结，俱是尤需服药多剂的临床报道。为了缩短病程，提高疗效，我们大胆突破常规用量，重用苍耳子 30g，使该药煎煮后，浓度高，气味醇厚，力大功专，增强针对性，在体内能充分发挥其有效成分，强力祛邪，加快效应，使急发病状迅速缓解，慢性沉疴得以根除。

古来方药家，皆慎用苍耳子，是以《中药大辞典》谓本品用量为"1.5～3 钱"，《中华人民共和国药典》（1985 年版）规定用量为"3～9g"，新五版全国高等中医院校教材《中药学》用量为"3～10g"。与这些常用量相比，本方苍耳子明显量重，是对经典界限的较大突破。鉴于国内外至今尚未有见重用苍耳子配伍治疗鼻渊病的多病例总结报道，故初步整理，以期医界同仁重视探讨。我们认为本治法是专病专方专药在中医临床应用方面的新实践，突出了中医特色，体现了专病专方专药的科学性，也是张仲景专药专方学术思想的具体应用和发展。专病专方专药是辨证论治的升华，是历代中医药学者实践和智慧的结晶，本组病例经临床观察，收效较好，表明进一步广泛深入地开展突出中医特色的辨证论治学说的研究和探索，有较大的实践应用价值。

安宫牛黄丸治疗中风后遗失语症

失语症是由大脑局灶病变引起的语言功能障碍，表现为口语或文字的理解和表达上的功能缺陷或功能丧失，引起失语症的疾病以脑血管疾病最为多见，其次为脑部炎症、外伤、变性等。急性脑血管病是我国临床常见病之一，至少三分之一以上的脑卒中患者可产生各种语言或言语障碍[1]。我们曾运用中药贴敷疗法治疗此症[2]，有一定疗效。但至今临床上仍缺乏特效内服治疗方法[3]。45年来，我们在防治心脑血管病的临床实践中，发现安宫牛黄丸对此病症有比较显著的疗效，现将有关资料小结如下。

一、一般资料

本文观察的60例病人，均为专科门诊或家庭患者，均符合中华全国中医内科学会制订的《中风病中医诊断标准》[4]，其病程必须在半年以上方可确定为中风后遗失语症。凡急性期（15天以内）和恢复期（半年内）因有自愈的特点和用其他治法可缓解病症的情况，故均排除本文病例统计范围。西医诊断常结合现代医学临床特征、症状、CT、MRI检查，明确疾病类型。其中，治疗组病例30例，男21例，女9例，年龄41～73岁；病程0.5～1年8例，1～3年15例，3年以上7例。按语言障碍类型分类，属运动性失语（语言不能或基本不能）6例，混合性失语（仅能说单词、词组）6例，感觉性失语（说话成句而表达不全）10例，命名性失语（命名不能）8例。按疾病病理类型分类，脑血栓22例，脑栓塞3例，脑出血5例。按中医辨证分型，风痰瘀血痹阻脉络证8例，气虚血瘀证15例，痰湿蒙塞心神证7例。

对照组病例30例，男23例，女7例，年龄45～78岁；病程0.5～1年9例，1～3年16例，3年以上5例。按语言障碍类型分类，属运动性失语6例，混合性失语6例，感觉性失语10例，命名性失语8例。按疾病病理类型分类，脑血栓 23 例，脑栓塞 2 例，脑出血 5 例。按中医辨证分型，风痰瘀血痹阻脉络证 7 例，气虚血瘀证 16 例，痰湿蒙塞心神证 7 例。两组在病程、疾病类型、证候分型上均有可比性。

二、观察及治疗方法

治疗组和对照组均对常见的风痰瘀血痹阻脉络证以小续命汤为主方加减，气虚血瘀证以补阳还五汤为主方加减，痰湿蒙塞心神证以导痰汤为主方加减，均水煎服用，日服 2 次。治疗组在开始治疗时加服北京同仁堂科技发展股份有限公司生产的安宫牛黄丸，每丸 3g，每日口服一次，每次 1 丸，连续服用 10 天。以 2 个月为 1 个疗程统计。采用 X^2 检验统计处理，进行两组疗效对照比较和治疗组自身前后对照比较。

三、治疗结果

1. 疗效判断标准参考中华全国中医内科学会制定的《中风病中医疗效评定标准》，结合语言功能障碍的表现特征，每类失语病症均按显效、有效、无效判定。

2. 两组疗效比较。治疗组运动性失语显效 4 例，有效 1 例，无效 1 例；混合性失语显效 3 例，有效 2 例，无效 1 例；感觉性失语显效 5 例，有效 3 例，无效 2 例；命名性失语显效 4 例，有效 2 例，无效 2 例。本组合计显效 16 例，显效率为 53.33%，有效 8 例，有效率为 26.67%，总计有效率为 80%。对照组运动性失语显效 1 例，有效 2 例，无效 3 例；混合性失语显效 2 例，有效 1 例，无效 3 例；感觉性失语显效 3 例，有效 3 例，无效 4 例；命名性失语显效 3 例，有效 2 例，无效 3 例。本组合计显效 9 例，显效率为 30%，有效 8 例，有效率为 26.67%，总计有效率为 56.67%。两组有效率相比，经统计学处理有显著性差异（$P<0.01$），表明加服安宫牛黄丸的治疗方法对中风后遗失语症疗效显著。

3. 治疗组综合疗效比较。如前统计，治疗组总有效率为 80%，与治疗前相比，经统计学处理有显著性差异（$P<0.01$），表明安宫牛黄丸配合辨证使用中药对中风后遗失语症效果明显确实。

4. 治疗组病理类型疗效比较。属脑血栓失语显效 13 例，有效 5 例，无效 4 例，合计有效 18 例，有效率为 81.82%；脑栓塞失语显效 1 例，有效 1 例，无效 1 例，合计有效 2 例，有效率为 66.67%；脑出血失语显效 2 例，有效 2 例，无效 1 例，合计有效 4 例，有效率为 80%。经统计学处理，3 组疗效无显著性差异（$P<0.05$），表明安宫牛黄丸配合辨证使用中药对缺血性或出血性脑血管中风后遗失语症均有明显疗效。

5. 治疗组辨证类型疗效比较。风痰瘀血痹阻脉络证显效 3 例，有效 2 例，无效 3 例，合计有效 5 例，有效率为 62.5%；气虚血瘀证显效 7 例，有效 3 例，无效 5 例，合计有效 10 例，有效率为 66.67%；痰湿蒙塞心神证显效 3 例，有效 2 例，无效 2 例，合计有效 5 例，有效率为 71.43%，经统计学处理，3 个证型之间的疗效无显著性差异（$P<0.05$），表明安宫牛黄丸配合辨证使用中药对这 3 个中医证型均能有效地治疗、应用。

四、讨论

中风后遗失语症的病因，经长期临床实践认为，多属气血不和、血脉瘀滞、痰浊凝聚、风邪涡旋、毒塞脑窍所致，其病机特点是气血不通、痰瘀互结、虚实兼挟，多元相关。由于病邪较多，且深伏久羁，使脑脉经络痹结，故其治疗比较棘手，因此，寻求对此病症有效的治法，既是治疗此病的需要，也是学术发展创新的需要。

安宫牛黄丸在临床上主要用于急性热症和神昏证，我们在多年防治心脑血管病的临床实践中，发现该药对脑血管中风后遗失语症有明显疗效，体会此乃异病同治之现象。

安宫牛黄丸组方中牛黄、朱砂清热解毒、熄风开窍；水牛角清热凉血、解毒化斑；麝香、郁金化痰解郁、活血醒神；珍珠、黄连清心开窍、安神定惊；黄芩、栀子清热泻火、燥湿凉血；雄黄解毒燥湿、祛痰定惊；冰片开窍醒神、清热凉血。全方融合清热解毒、凉血散瘀、燥湿化痰、镇惊熄风、开窍醒神等多种功能为一身，不但能治疗古今急性热症和神昏证，且与中风后遗失语病症的病因病机颇多一致，故能用来治疗脑血管中风后遗失语症。我们经临床实践也得到了检验和证实，此为安宫牛黄丸的多用途临床运用增加了新的适应病症，扩大了该药的治疗范围，值得进一步研究探讨。

参考文献

[1] 高素荣.失语症.2版.北京:北京大学医学出版社,2006:1-3。

[2] 王心东,张凤梅,刘占国.中风回春膏治疗中风后遗失语症.中医杂志,1991,32(8):28-29.

[3] 王新志,王海军,李燕梅.中风失语研究述评.中医杂志,2005,46(1):68-70.

[4] 中华全国中医学会内科学会.中风病中医诊断、疗效评定标准.中国医药学报,1986,1(2):56-57.

医圣药用概论

《伤寒论》药物大剂量应用概况

《伤寒论》中药物有大、中、小不同剂量的组方应用,并因其疗效卓著而饮誉古今。对于中、小剂量的应用,我们比较熟识,而对于大剂量的应用,则少有专文论说。医圣张仲景对此有独到的见解,为后世医者提供了宝贵的经验。今特将书中药物大剂量的应用状况作初步探讨,总结其规律,展示其价值,从而促进《伤寒论》方药更有针对性、更灵活地运用于临床。

一、依据概说

本文以明代赵开美复刻宋本《伤寒论》为蓝本[1],以李培生主编的第五版《伤寒论讲义》中的药物古今剂量折算法为依据[2],以2000年版《国家药典》颁布的中药用量为标准[3],将《伤寒论》中属于大剂量应用的药物进行总结与分析。在《国家药典》中未载述的药物,我们则以《中药学》[4]和《中药大辞典》[5]的用量为标准。另有个别药物的计量测算参考了《伤寒论选读》[6]和有关文献[7]。

药物的大剂量应用就是有别于中剂量(常规量)和小剂量的应用,临床及有关文献有的称"重(众)量",有的称"大量",本文概称为"大剂量",系指一个方剂中的某一药物的具体用量,即药物在方中的绝对量。《伤寒论》方以汤剂为主,其优点是吸收快,发挥疗效迅速,故我们只选取在汤剂中的药物应用情况。书中还有7首散剂方药、5首丸剂方药,因与汤剂药的功效与用法有所不同,故均未作大剂量用药计算。

二、分析讨论

1. 书中大剂量用药药味多,使用频率高,应用广泛,见表1。经统计,《伤寒论》中共有34味药的使用量等于或超过《国家药典》规定的最大药量，以此作为大剂量用药来计算，占全书89味总药数的39%，总共大剂量使用152方次，参与组方85个，占全书112个方剂的76%，说明《伤寒论》非常重视使用大剂量药物，重量组方，功专效强，借此来救治急性外感热病及其系列病症。

表1 《伤寒论》药物大剂量应用统计对照表

序号	药名	《伤寒论》原用量	折合公制	《国家药典》用量	大剂量用药方次
1	甘草	4两	12g	9g	5
2	桂枝	4～6两	12～18g	9g	6
3	大枣	5～30枚	15～90g	15g	37
4	生姜	4两～半斤	12～24g	9g	8
5	芍药	6两	18g	赤芍12g，白芍15g	3
6	附子	1～3枚	15～30g[6]	15g	19
7	半夏	半升	15g	9g	13
8	茯苓	半斤	24g	15g	1
9	麻黄	3～6两	9～18g	9g	7
10	黄连	3～4两	9～12g	5g	5
11	杏仁	24～70个	10～28g[7]	9g	6
12	栀子	14～15个	14～15g[7]	9g	8
13	柴胡	4两～半斤	12～24g	9g	5
14	石膏	鸡子大	60g[7]	60g	1
15	细辛	2～6两	6～18g	3g	4
16	芒硝	半升～1升	15～30g	12g	2
17	厚朴	半斤	24g	9g	2
18	香豉	1升	30g	15g	1
19	葛根	半斤	24g	15g	1
20	桃仁	50个	15g[6]	9g	1
21	知母	6两	18g	12g	2
22	五味子	半斤	24g	6g	1
23	蜀漆	3两	9g	6g[5]	1
24	吴茱萸	1～2升	30～60g	4.5g	2
25	虻虫	30个	10g[6]	1.5g	1
26	水蛭	30个	40g[6]	3g	1
27	赤小豆	1升	30g	30g	1
28	麦门冬	半升～1升	15～30g	12g	2

续表

序号	药名	《伤寒论》原用量	折合公制	《国家药典》用量	大剂量用药方次
29	赤石脂	1斤	48g	12g	1
30	瓜蒌实	1枚	70g[6]	15g	1
31	胶饴	1升	30g	20g[4]	1
32	梓白皮	1升	30g	9g[5]	1
33	生地黄	1斤	48g	30g	1
34	禹余粮	1斤	48g	15g	1

2. 书中大剂量用药分类有10种，使用方次较多的有5大类，如表2所示。按《中药学》书的分类统计，主要归纳在10大类中，尤以解表类、清热类的药味居多，其次是补虚类、化痰止咳平喘类。在药物分类的使用方次中，使用率较高的又集中在解表类、清热类、补虚类、温里类和化痰止咳平喘类药物上，说明张仲景擅长在这5类药中使用大剂量，明显地体现出其强于补虚扶正、专注发散性能、重视清热药效、精于温里散寒、善于化痰止咳平喘的治则治法。

表2 《伤寒论》药物大剂量应用分类表

分类	药物名称	数量	用药方次
解表类	麻黄、桂枝、生姜、细辛、柴胡、葛根、豆豉	7	32
清热类	石膏、知母、栀子、黄连、梓白皮、生地、芍药	7	21
泻下类	芒硝	1	2
化湿类	厚朴	1	2
利水渗湿类	云苓、赤小豆	2	2
温里类	附子、吴茱萸	2	21
活血化瘀类	桃仁、水蛭、虻虫	3	3
化痰止咳平喘类	半夏、瓜蒌实、杏仁、蜀漆	4	21
补虚类	甘草、大枣、胶饴、麦冬	4	45
收涩类	五味子、赤石脂、禹余粮	3	3
合计		34	152

3. 书中大剂量用药方次分布悬殊较大，学术观点突出。根据统计发现，大剂量用药使用方次最多的是大枣和附子，分别是37方次和19方次，在34味大剂量用药中，另有21味药使用方次在1方次或2方次。相比之下，用药方次分布差别十分明显。大剂量多频率地使用大枣和附子，既体现了医圣顾护胃

气,扶持正气,滋养后天脾胃的观点;又体现了医圣温补肾阳,散寒止痛,回阳救逆,扶助先天之本的观点,突出地表明了张仲景注重先后天,重视补脾肾的学术思想。

4. 书中大剂量用药组成方剂多用于阳经病症。统计大剂量用药的85个方剂,用于三阴经病症的方剂有21个,除去重复运用于太阳、少阳、阳明的桂枝汤、小柴胡汤、大承气汤3个方剂外,实际三阴经病症使用大剂量药用方剂18个,而三阳经病症使用大剂量药用方剂67个,是三阴经病症的3.7倍,提示出《伤寒论》中的大剂量用药组成的方剂多用于三阳经病症。

5. 书中大剂量用药绝大部分作为方剂中的君药。大剂量用药在《伤寒论》中的表现形式是在方剂中针对主要病机证候而用量较大,有的作为单一君药,雄踞方中其他药量之首;有的作为并用君药,共同发挥药效。书中一君单用49方(次),两君并用24方(48方次),三君并用3方(9方次),四君并用2方(8方次),合计君药运用114方次,占152总方次的75%,其余作为臣药运用17方次,作为佐药运用8方次,作为使药运用13方次。此皆表明了经方主要以切合病机、药味精简、君药量大为特征;君药若不对准病机则无的放矢,或药过病所,量大则也枉然。而在辨证准确的基础上,若君药量不大,则群龙无首,或杯水车薪,药力不能突出主治功用,就难以适应病机,此是仲景设置君药的两层含义:一则君药必须对准病机,二则君药必须量大于臣佐使药。方药对准病机必以君药量大来体现,君药量大又必须以辨证准确为前提,二者相辅相成,密不可分,不可偏执一端。这既是《伤寒论》大剂量君药的运用奥妙,也是其大剂量用药的标准。《伤寒论》是我国最早的融理、法、方、药为一体的辨证论治的经典方书,这种源清本正的"针对病机+主药量大=君药"的内容含义和表现形式,一直影响着后世中医方剂学的组方原理和配伍规律,并一直促进着中医药学术理论的发展。如前5个版本的《方剂学》教材在论述方剂的组成结构时,均仅说明君药是针对主病或主症的药物,并没有讲明其以何种形式体现出来,一直到今天的《方剂学》[8]方才明确提出君药的用量要大于方剂中臣、佐、使的药量,此可谓深得仲景之薪传。但现代中医、中西医结合临床处方上,对君药的组方原则及其表现形式并没有得到完全体现和重视,仲景的这种君药的应用方法和表现形式仍值得我们进一步学习研究与效法应用,亦可进一步充实完善对中医临床辨证施治的评价标准。

6. 书中大剂量用药的依据是病情危急重笃。《伤寒论》大剂量用药的适应证是危急重症，这也是张仲景大剂量用药的依据，意在强力祛邪扶正，拦截病势。此在书中俯拾皆是，无处不现。在治疗危症方面，如用赤石脂、禹余粮各1斤（48g）组方赤石脂禹余粮汤，治疗下焦滑脱不固证（159条）；用附子3枚（30g）组方桂枝附子汤，治疗发汗太过、阳虚液脱证（174条）；用附子2枚（20g）组方甘草附子汤，治疗风湿邪盛、阳气衰微证（175条）等。书中还有许多条文运用大剂量附子回阳救逆、散寒消阴治危症的。在治疗急症方面，如用厚朴半斤（24g）组方大承气汤，治疗表邪已解、里实已成的阳明腑实证（208条）；用杏仁70个（28g）组方麻黄汤，治疗寒邪外束、肺气被阻证（35条）；用生姜半斤（24g）组方厚朴生姜半夏甘草人参汤，治疗脾虚气滞证（66条）；用桃仁50个（15g）组方核仁承气汤，治疗下焦血瘀证（106条）；用石膏鸡子大（60g）组方大青龙汤，治疗表寒里热、营卫俱实证（38条）。在治疗重症方面，如用柴胡半斤（24g）组方大柴胡汤，治疗邪在少阳、里热结实证（103条）；用麻黄4两（12g）组方麻杏石甘汤，治疗热邪迫肺、气逆作喘证（63条）；用芒硝1升（30g）组方大陷胸汤，治疗阳邪内陷、热与水结证（134条）；用大枣30枚（90g）组方炙甘草汤，治疗心血不足、心阳不振证（177条）。这些危急重症的病机证候是张仲景大剂量用药的前提。在辨证准确的基础上，针对危急重症的病因病性及病机病势，突阵擒敌，力挽狂澜，集中体现了张仲景大剂量用药的原则和特色。这种大剂量用药治疗危急重症的实践，开拓了中医药大剂量用药治疗危急重症的先河，至今对突出中医特色、提高中医对危急重症的临床疗效仍有较强的实用价值和指导意义。

7. 书中大剂量用药有7方面应用法度。考究《伤寒论》大剂量用药，并非盲目莽撞、随心所欲，而是有深刻内涵的。突出表现在以下几方面：一是重量运用多先煎，如葛根黄芩黄连汤中的葛根，苓桂甘枣汤中的茯苓，桂枝芍药加蜀漆牡蛎龙骨救逆汤中的蜀漆，小陷胸汤中的瓜蒌，十枣汤中的大枣，栀子豉汤、栀子生姜豉汤、栀子甘草豉汤中的栀子，大承气汤中的厚朴等，这些药物的大剂量应用均采取先煎的方法，可充分煎出药液，增强药效，使药力更胜，能充分发挥药物的功能疗效；二是药后瞑眩示趋愈，如以附子3枚（30g）组方的桂枝附子去桂加白术汤，"一服身如痹，三服尽如冒状，勿怪"（174条）；以柴胡半斤（24g）组方的柴胡桂枝干姜汤，"初服微烦，复服，汗出而愈"（147条）。前者是病邪速溃的表现，后者是阳气振奋的现象。大剂量用药，药后发生瞑眩，其病均能迅速好转或脱然而愈，说明切中病机，药中肯綮，正如名老中医岳美中教授言"深痼之疾,服药中病则瞑眩,瞑眩愈剧,奏效愈宏";三是发散解表求微汗,如以大剂量麻黄组方的麻黄汤、葛根汤、葛根加半夏汤、大青龙汤等,方后注均要求"取微似汗",以防"汗多亡阳遂虚";四是清泻攻下中病止,如以大剂量芒硝组方的大陷胸汤,"得快利,止后服"(134条);以大剂量栀子组方的栀子豉汤、栀子甘草豉汤、栀子生姜豉汤、栀子干姜汤、栀子厚朴汤,其方后均示"得吐者,止后服",此皆提示泻下类药或清热类药,大剂量应用时其效力较著,故须注意中病即止,勿使太过伤及正气;五是活血化瘀求下利,如以桃仁50个(15g)组方桃核承气汤,主治太阳蓄血轻症,方后称"当微利"(106条);以水蛭30个(40g)、虻虫30个(10g)组方抵当汤,主治太阳蓄血重症,"小便自利者,下血乃愈",故方后注"不下,更服"(124条)。此三味药是《伤寒论》中大剂量用药的仅有的活血化瘀类药,用药方次虽少,治蓄血轻重又不同,但其破瘀血、散瘀结则一也,求其药后下利则一也;六是体质强壮宜重量,如用附子1枚(15g)组方四逆汤,主治阳亡于外、寒盛于内(29条),本来附子1枚就已属大剂量用药,可方中还要求"强人可大附子一枚",大附子约为30g,改大附子已属超大剂量的运用。更值得注意和重视的是,《伤寒论》中运用大剂量附子组成的方剂在书中重复出现6方次(29条、92条、225条、323条、353条、388条),均一直反复强调"强人可大附子一枚"。可见,体质强壮之人,机体对药力耐受性强,欲取高效,必须大剂量用药;七是虚人体质宜慎用,如以附子3枚组方桂枝附子去桂加白术汤(174条),主治阳气虚弱、寒湿相搏,方后言:"虚弱家及产妇,宜减服之。"虚弱之人、产妇之躯,机体反应性差,不耐药力,不胜攻伐,故宜谨慎运用大剂量药物,以防伤及正气。以上7个方面的用药注意事项,显示了大剂量用药的独到经验,说明大剂量用药不致为害,不致有误,但必须明确掌握其用药法度和规矩。

三、小结

综上所述,《伤寒论》记载了前人大剂量用药的经验,论述了大剂量应用的特征,内容是大量的、丰富的,这是张仲景匠心独运,对大剂量用药的理论科学性与实践有效性的宝贵总结。大剂量应用,峻剂取胜,药证相对,确有桴鼓之效。现代临床报道及有关总结已广泛证实了这一点[9-13],这是张仲景学说最具特色与优势之处，也是仲景学说体系的重要精华之一，我们应进一步认识大剂量用药的规律，揭示其本质，提高危急重症和疑难病症疗效，促进开发中药新药研究。尤为重要的是，继承发展仲景大剂量用药的学术思想，并使之推陈出新，提高创新，还有可能引发新理论，提出新观点，以丰富和完善中医药学基础理论。

需要说明的是，中药用量大小不同而有各自不同的证候疗效，大刀阔斧挽急重，微风柔和散阴霾，彼此同样有回春之功，虽然非大剂不能抗毒烈，非大剂难以拔痼疾，但我们并不崇"霸道"而贬"王道"，应一切从实际出发，辨证论治，必须"病皆与方相应者，乃服之"。（317条）

参考文献

[1] 重庆市中医学会.新辑宋本《伤寒论》.重庆：重庆人民出版社，1955.

[2] 李培生.伤寒论讲义.上海：上海科学技术出版社，1985：228.

[3] 国家药典委员会.中华人民共和国药典.北京：化学工业出版社，2000.

[4] 雷载权.中药学.上海：上海科学技术出版社，1995.

[5] 江苏新医学院.中药大辞典：下册.上海：上海人民出版社，1977.

[6] 柯雪凡.伤寒论选读.上海：上海科学技术出版社，1996：206.

[7] 张浩良等.古方中特殊计量的实测与探讨.浙江中医杂志，1987（4）：17.

[8] 段富津.方剂学.上海：上海科学技术出版社，1995：6.

[9] 龚士生.论中药大剂量用药.中国医药学报，1990（6）：33.

[10] 李金田.临床大剂量用药探析.北京中医学院学报，1993（3）：17.

[11] 王心东等.桂枝的大剂量应用综述.国医论坛，1988（2）：50.

[12] 王心东等.重用细辛治疗急重疑难症述评.北京中医学院学报，1993（3）：27.

[13] 王心东等.《伤寒论》麻黄特异用量治疗急重症述评.中国中医急症，1993（5）：227.

《金匮要略》药物大剂量应用概况

《金匮要略》是医圣张仲景所作专门诊治疑难杂病的专书，书中药物有大、中、小不同剂量的组方应用，因其用药精当，功效卓著，故而饮誉杏林。对于书中药物中、小剂量的应用，古今医家比较熟识，而对于书中大剂量的应用，则少有专文论说[1]。我们曾对《伤寒论》中药物的大剂量应用进行了初步探讨[2]，但尚未对《金匮要略》中药物的大剂量应用进行分析讨论，实际上张仲景在《金匮要略》中对药物的大剂量应用也有独到的经验和记载，堪称后世大剂量应用中药的楷模。为全面总结张仲景药物的大剂量应用经验，今特将《金匮要略》中药物大剂量应用的状况做一初步整理，以便进一步总结其规律，展示其价值，促进《金匮要略》方药在继承弘扬运用、拓展临床思路、诊治疑难杂症、提高应用疗效、自主开发新药、创新中医理论诸方面发挥其独特作用。

一、依据与方法

历代中医学家对《金匮要略》的整理研究版本较多，各具特长，本文以 1964 年湖北中医学院主编的《金匮要略》（以下称"原书"，方剂后括号内数字为原书篇章数）教材（第二版，上海科学技术出版社出版）为蓝本，以李培生主编的第五版《伤寒论讲义》中的药物古今折算法为依据（即 1 两≈3g，1 升≈18～30g），以 2005 年第 4 版《中华人民共和国药典》（以下简称《中国药典》）颁布的中药用量为标准，将《金匮要略》中属于大剂量应用的药物进行分析与总结。个别药物在《中国药典》中未载述的，我们则以《中药学》[3]和《中药大辞典》[4]中的中药用量为标准，另有个别药物的计量测算参考了《伤寒论选读》[5]和有关文献[6]。

药物的大剂量应用就是有别于中剂量（常规量）和小剂量的应用，临床上及古今有关文献有的称"重（众）量"，有的称"大量"，本文概称为"大剂量",系指一个方剂中的某一药物的具体用量,即药物在方剂中的绝对量。原书中凡超过《中国药典》《中药学》或《中药大辞典》的用量,我们即认为是大剂量,个别药物在原书中和现实中不太常用,若等同于以上三书用量,也视为大剂量。《金匮要略》书中收载方剂在治疗选用剂型上,既有汤、丸、散、酒的内服药剂,又有熏、坐、洗、敷的外治药剂,但其主要运用的是汤药内服剂。汤者荡也,以汤药为主服用,则服药即时,吸收快,吸收多,见效快,疗效迅速,为便于认识、研究其量效关系,故我们只选取在汤剂中的药物应用情况。原书中有关丸、散、酒、熏、坐、洗、敷剂的药物,因与汤药的功效用法有所不同,故均未作大剂量用药计算。

本文根据《方剂学》[7]中的"君药"概念内涵,以"针对病机＋主药量大＝君药"为标准,对书中药物大剂量的运用形式进行总结分析。凡方剂中并君药使用的药物药量没有超过《中国药典》《中药学》或《中药大辞典》的用量记载,则不属于本文统计的大剂量用药范畴。凡方剂中只要有1种大剂量药物参与组方,即为大剂量药物参与的组方,有2种及以上大剂量药物参与组方的,仍按1种大剂量药物参与组方计算。对有关病脉证治篇后的附方用药,也进行了统计。

二、分析与讨论

1. 大剂量用药频率较高,应用广泛,见附表。经统计,《金匮要略》书中共有27味药物的使用量超过《中国药典》的最大药量,占全书156味(杂疗方3篇除外)总药数的17.31%,参与组方80首方剂,占全书205首方剂(其中有4首只载方名而未见药味)的39.02%,总共大剂量用药使用143方次,占全书共用汤剂(含饮剂和煎剂)721方次的19.83%。作为方书之祖的《金匮要略》,与大量的中药品种、众多的中医方剂、丰富的治疗方法相比,广泛地、多频率地使用大剂量药物,说明《金匮要略》非常重视使用大剂量药物,大剂量组方,功专效强,药力宏大,完全能够救治各种疑难杂病。

2. 大剂量用药类别有异,功效突出。按现今中药的功效分类统计,原书中大剂量用药主要归纳在解表药、化痰止咳平喘药、温里药、清热药、收涩药、补虚药、芳香化湿药、利水渗湿药、理气药、活血化瘀药共10大类中。在药味的使用数量上,各大类之间无明显差别。但在各大类药物的使用方次上却有明显的不同，主要表现在，解表类药使用45方次，化痰止咳平喘类药使用36方次，温里类药使用17方次，其余几类药与此3类药使用方次相比明显偏少。另外，在这3类药中，使用频率较高的是半夏、麻黄、生姜、附子，见附表。对此，又进一步说明，原书在常用的10大类药物中，在大剂量用药的27味药物中，尤其擅长在解表药、化痰止咳平喘药及温里药中的大剂量用药，明显地体现其专注解表发散，重视化痰止咳平喘，善于温里散寒的治则治法。此又表明张仲景时代常见多发的是风寒表证、里虚寒症和咳嗽痰证等疑难杂症，这也是《金匮要略》一书对疑难杂症的证治特点。

3. 大剂量用药配伍精当，独树一帜。大剂量用药在《金匮要略》中有三方面突出的表现。一是在方剂中多数作为君药位次应用。原书大剂量用药配伍中，单君应用46方（次），两君并用26方（52方次），三君并用6方（14方次），四君并用1方（4方次），五君并用1方（5方次），臣药应用21方次，佐药应用1方次，合计君药应用121方次，占143总方次的84.62%。单君应用主要针对单一的病因病机或单纯的病症，两君、三君、四君及五君并用主要是针对两种以上的病因病机或病情较为复杂的病症，以发挥君药的协同作用。书中方剂普遍采用大剂量药物来组方配伍应用，表明大剂量用药主要是以君药的地位来体现，在方剂中针对主要病机或证候而用量较大，以充分发挥君药专病专方专药专治的主治功能，显示其针对性强和功专力猛的特性。二是在组方时药味数量较少。经统计，原书大剂量用药方剂组成中，1味药1方，系大乌头煎（10），2味药7方，3味药15方，4味药10方，5味药16方，6味药7方，7味药12方，8味药3方，9味药7方，10味药1方，12味药1方，乃是温经汤（22），而最常见多用的是每首方剂用药3~7味，所有大剂量用药组方均没有超出12味，这种以切合病机而组方简练、药少味精的用药形式，是经方大剂量用药的显著特征。三是实际应用疗效显著。如应用柴胡半斤组方柴胡桂枝干姜汤（5），主治疟病寒多热微或但寒不热，服后效果显著，故书中明确记载："服一剂即效""初服微烦，复服汗出，便愈"。应用栀子14枚组方茵陈蒿汤（15），主治湿热黄疸（谷疸），疗效明显，故方后云："小便当利，尿如皂角汁状，色正赤。一宿腹减，黄从小便去也"。在识证准确的基础上，发挥君药的龙头功能，起到了强力祛邪、拦截病势的作用，体现了药简效宏的威力。作为医方之经的《金匮要略》，在病证结合、辨证施治内容较为丰富的记载中，比较全面又有一定规模地总结君药重用，配伍严谨，药味精简，功专效强的应用方法，是张仲景经实践验证的，是张仲景诊治疑难杂病的特长，这种源清本正的大剂量用药的内容含义和表现形式，一直影响并将继续影响后世对中医方剂学的组方原理和配伍规律的研究，对突出中医药特色有较强的实用价值。

4.大剂量用药安全规范，法度严谨。安全用药是古今医家都十分注重的问题，考究《金匮要略》中的大剂量用药，并非是随心所欲、盲目行事，而是有严格的规矩和法度的。主要表现在：一是重视炮制去毒性。如应用杏仁，要"去皮尖"；用半夏，要"洗"；用厚朴，要"炙"；用附子，要"炮、去皮，破八片"；用水蛭，要"熬"；用虻虫，要"熬，去翅足"，等等，这些炮制方法，可以减低大剂量用药带来的毒副作用，消除其有害成分，减少药物的不良反应。二是体质强弱有宜忌。如附子1枚组方四逆汤（17），方后云"强人可大附子1枚"；附子3枚组方大黄附子汤（10），嘱其"煮取二升，分温三服，若强人煮取二升半，分温三服"，大乌头煎（10），"强人服七合，弱人服五合"；小青龙加石膏汤方（7），"强人服一升，羸者减之"。根据体质强弱而决定药物的用量，这是大剂量用药安全的基本要求。三是药后异常勿再服。如麻黄4两组方的牡蛎汤（4），主治牝疟病，服药后若出现呕吐，就是不正常的现象，故方后嘱其"若吐，则勿更服"说明凡服药后出现不良反应，就不能再服药了，以确保病人安全。四是解表发散求微汗。如麻黄3两组方的葛根汤（2），要求"覆取微似汗"。麻黄3两组方的麻黄加术汤（2），也要求"覆取微似汗"；麻黄6两组方的大青龙汤（12），要求"取微似汗"；附子1枚组方的甘草附子汤（2），云其"得微汗则解"。解表药或发散药多辛温通阳，为防止大汗亡阳，故要求微汗，以保证治疗安全。五是祛邪要求中病止。如生地黄1升组方的百合地黄汤（3），要求"中病，勿更服"；栀子14枚组方栀子豉汤（17），嘱其"得吐则止"；厚朴半斤组方的大承气汤（2），云其"得下止服"。大剂量用药效力较强，勿使祛邪太过伤及正气，故须注意中病即止。

5.大剂量用药历久弥新，意义重大。《金匮要略》收载了前人大剂量用药治疗疑难杂病的经验和规律，论述了大剂量用药的应用方法和表现形式，体现了大剂量用药的原则和特色，开创了中医学大剂量用药治疗疑难杂病的先河，内容是比较丰富和系统的，经验是十分可贵的，既不因岁月尘封而失色，也不因时代变迁而黯然，具有较大的历史影响和时空穿透力，启示我们今天要特别地予以挖掘，重点地进行继承。民国时期至今，中医学不断受到少数人的指责和非议，"取消中医"的杂音也时隐时现。之所以如此，我们认为，关键还是临床疗效问题，中医药疗效不太突出或不太确切，其中最重要的原因是对"君药"的认识和运用还没有完全在医界行业普遍掌握和开展。返璞归真，张仲景经方疗效卓著，大剂量用药是其特色，而其核心就是正确应用"君药""针对病机＋主药量大＝君药"，这就是中医学原汁原味的概念和内涵，这就是张仲景的伟大发明及其大剂量用药的精髓，这就是中医学的特色和优势，这就是中医不传之秘的谜底和奥妙！古今中医大师，历代社会名医，不论是民间行家，或是有一技之长的能手，不论是古今名方验方偏方，还是拯急救难的王牌，大都是由于会正确地应用"君药"，故有许多名家的绰号是因擅长大剂量应用某一药物而被称道，有许多社会医者的看家养生本领就是以大剂量应用某一药物而成绝活。所以现代临床中药大剂量应用已是一种趋势，但一剂汤药处方中非君药用量大，或10多味、20多味药物都大量应用，就不是张仲景本意的"君药"了，那是浪费药材资源。我们曾对现代的临床报道进行了有关的总结评论[8、9、10、11、12]，意在从临床治疗学出发，引导社会重视经方君药的运用。故正确应用经方君药，一则能够提高中医人员应用汤剂及颗粒剂的信心和使用率，在挽治危急重症和疑难病症上发挥将军和利剑作用，切实提高中医疗效，占领和扩大中医的阵地和领域，避免中医大夫走到只能当保健医生的地步，避免中医院校的学生学非所用、失业转岗，避免中医队伍人才减少、乏人乏术；二则能够充分发挥经方专病专药的特长，弘扬量重味厚、方简效宏的优势，适应当今疾病谱的变化，开发研制具有关键技术和自主知识产权的中药新药，促进中药产业的发展；三则能够维护和完善药典的权威性，真正的、科学的《中国药典》，应能完整地、准确地继承中医药传统的经验，并吸纳现代研究成果。两千多年的中医临床证明，经方君药药味精简，功专效强，用药安全，此与药典规避风险、科学使用的主旨完全一致，故君药的大剂量应用和实践会促进药典的不断修订和充实，使药典的学术地位和安全性要求得到共识和遵守；四则能够突破困挠中医学术进步的羁绊和瓶颈，执此牛耳，牵一发而动全身，带动中医学的各学科、各体系、各专业，在基础理论、临床应用、科研教学、学术评判等各方面，成为继承发展中医的切入点和突破口，在张仲景君药应用面前，不管是古方与名方，大方与小方，经方与时方，偏方与验方，夏天与冬天，北方与南方，道地药材与非道地药材，野生品种与栽培品种，都会一视同仁，标准一致，或水涨船高，或水落船低地在治疗中应用（不反对少味少量、少味多量或多味少量等方法），鲜活而具体地进行中医处方规范化、标准化的改革,广泛而深刻地推进中医临床治疗学的革命,促进中医药学术理论的创新发展,提高中医对人类健康的贡献度。

参考文献

[1] 程光宽,韩振蕴,范吉平,等.中药超大剂量应用历史及现状.上海中医药杂志,2007,(41)12:69.

[2] 王心东,张风梅,史代萌.伤寒论药物大剂量应用初步探讨.中国医药学报,2002,(17)5:272.

[3] 雷载权.中药学.上海:上海科学技术出版社,1995.

[4] 江苏新医学院.中药大辞典.上海:上海人民出版社,1977.

[5] 柯雪帆.伤寒论选读.上海:上海科学技术出版社,1996.

[6] 张浩良,瞿融.古方中特殊计量的实测与探讨.浙江中医杂志,1987,4(22):177.

[7] 段富津.方剂学.上海:上海科学技术出版社,1995.

[8] 王心东,张双善,李保林.桂枝的大剂量应用述评.国医论坛,1988,2(2):50.

[9] 王心东,王成林,杨殿钦.重用细辛治疗急重疑难病述评.北京中医学院学报,1993,3(16):27.

[10] 王心东,张风梅.《伤寒论》麻黄特异用量治疗急重症述评.中国中医急症,1993,5(2):227.

[11] 王心东,张风梅,史代萌.张仲景重用生地黄治疗急重症和疑难病概说.中国医药学报,2004,1(19):39.

[12] 王心东,曹宇,张红心.应用重量半夏治疗急重症和疑难病述评.中华中医药杂志,2007,6(2):384.

表1 《金匮要略》药物大剂量应用对照统计表

序号	药名	书中原用量	折合公制	《中国医典》用量	用药方次
1	半夏	半升~半斤	15~24g	3~9g	23
2	麻黄	3~6两	9~18g	2~9g	17
3	生姜	5两、半斤~1升	15~24g、30g	3~9g	15
4	附子	1~3枚	15~30g⑤	3~15g	13
5	五味子	半升	15g	1.5~6g	9
6	细辛	3两	9g	1~3g	9
7	杏仁	50个、70个	15g、21g⑤	4.5~9g	8
8	厚朴	5~8两、1斤	15~24g、30g	3~9g	5

续表

序号	药名	书中原用量	折合公制	《中国医典》用量	用药方次
9	甘草	4两	12g	1.5～9g	4
10	茯苓	半斤	24g	9～15g	4
11	柴胡	半斤	24g	3～9g	4
12	栀子	14枚	14g⑥	6～9g	4
13	生地黄	1升、2斤	30g～100g	9～15g	3
14	麦门冬	半升、1升、7升	15g、30g、210g	6～12g	3
15	瓜蒌实	1枚	60～80g⑤	9～15g	3
16	薤白	半升	15g	5～9g	3
17	橘皮	1斤、2斤	50g、100g	3～9g	2
18	乌头	5枚	25g⑥	3～9g③	2
19	吴茱萸	3两、1升	9g、30g	1.5～4.5g	2
20	桃仁	50个	15g[5]	4.5～9g	2
21	泽漆	3斤	150g	5～10g③	1
22	黄连	3两	9g	2～5g	1
23	水蛭	30个	40g⑤	1.5～3g	1
24	虻虫	30个	10g⑤	1～1.5g	1
25	苇茎	2升	60g	30g④	1
26	黄柏	4两	12g	3～10g	1
27	竹茹	2斤	100g	6～10g①	1
合计					142

麻黄的重剂量应用与概况

麻黄一药,自张仲景《伤寒论》麻黄汤,大、小青龙汤等方之后,为历代医家熟知的一药,功效卓著,古今常用。原著中对麻黄有重量(六两、四两、三两)、中等量(二两)和小量(一两及以下)的不同实践和应用。遵仲景奥旨,现代临床上对麻黄仍然是有大、中、小不同剂量的实用。但普遍的情况是:对中、小剂量的应用十分重视,而对大剂量的应用则比较少见。可是,从现代临床报道来看,大剂量的应用有一定的主治范围和临床基础,并且这种重量用法和治疗效果有其独到之处,故麻黄的重量应用就显得比较特殊和突出。为了学习借鉴、推广运用麻黄重量应用的经验,今以《伤寒论》中所用麻黄三两为重量标准,按照《伤寒论讲义》(1985年版)中的古今剂量折算法,根据"重量为君"的原则,收集临床中施治组方重用麻黄为君或为臣的实践报道,将近年来国内有关应用文献综述如下。

一、概述

1. 用于哮喘证:麻黄有止咳平喘的功能,为医者所周知。故《伤寒论》第63条、162条(宋本序号,下同)用麻杏甘石汤,重用麻黄四两为君,专治热邪迫肺、气逆作喘之证。现代中医临床循此旨意,亦常重量运用于治疗哮喘证。如赵体健文称,自1979年5月开设老慢支专科门诊后,诊治喘息性支气管炎和支气管哮喘病人500余名,其中许多病人长期服用氨茶碱和肾上腺皮质激素及使用喘灵喷雾剂,但疗效均不理想。经用该院配制的"咳喘合剂3号"治疗,方中重用麻黄12g为君,配伍杏仁、五味子、干姜、石膏及祛热化湿药,结果大部分病人的症状都有不同程度的缓解,还有相当一部分患者胃口好转,体重增加,恢复健康,如常工作,疗效极为显著[1]。王华明等四人,连续观察治疗6例顽固性过敏性支气管哮喘反复发作的病人,均经一般中西医治疗，用氨茶碱、舒喘灵、强的松、地塞米松及宣肺平喘、止咳化痰等中药，长期运用均无效，或一般常规剂量，疗效不显著。其中病程最长者15年，最短者2年，年龄最大者57岁，最小者32岁；男性4例，女性2例。以小青龙汤加味，重用蜜炙麻黄15g，6例患者服后半小时到两小时内哮喘即平，听诊两肺哮喘鸣音大减或基本消失，服完2、3剂后病情趋向稳定，后加入益气固本之品，6例均体征消失，哮喘基本控制[2]。林氏验证上述王氏的经验，亦采用小青龙汤加味，重用炙麻黄15g，治疗20例支气管哮喘患者，结果甚效。其中服药2剂后哮喘平息者15例，服药3剂后哮喘平息者4例，仅1例无效。经随访18例，只有1例复发，其他17例服药后至今有12例两年以上未见复发、5例一年以上未见复发[3]。以上所用麻黄重量为10多克，还有重用20多克的报道。如杨氏等根据清代太医治疗光绪咳喘的经验，运用其方"清帝汤"，重用麻黄21g，配百部21g，人参、贝母、桔梗各15g，公鸭1只，紫河车1个，将诸药布包置鸭腹中，不入油盐，炖熟后汤肉并食，1～2天内食完，每周1～2次，4～8次为一疗程。治疗支气管哮喘5例，女4例，男1例，年龄最小者11岁，最大者58岁；发病10年以上3例，5年以内2例；支气管哮喘急性发作2例，间歇发作3例；长期服用激素、喘息灵等西药者4例。服药4～8次后喘咳均得到控制，精神好转、食欲增加。其中2例治疗3个月，哮喘缓解，追踪3个月，症状无发作，达到近期治愈之效果；1例单纯服药（未用公鸭和紫河车），喘咳不作，间断服药，疗效巩固半年，哮喘没有发作；2例症状明显好转，西药减量，间歇或停用西药，喘咳大减或哮喘均未发作[4]。以上重量虽少见，但有更大量的实践，更在令人惊奇。如王氏治疗1例支气管哮喘持续状态重症患者，咳痰不爽，痰声漉漉，张口抬肩不能平卧，曾先后四次送医院急诊，静注地塞米松、静滴促肾上腺皮质激素均未见效。予小青龙汤3剂，重用蜜炙麻黄15g，每日一剂，患者误将两剂同时水煎浓缩，一次顿服，麻黄即为30g，结果服药后半小时哮喘渐平，气急消失，酣然入睡，亦未见出汗、身热、舌麻、心悸等不良反应。患者自发病来一个月内未上过一次班，这次哮喘平息后，翌日便去正常上班，晚上又服剩余之一剂药，哮喘平而未见复发[5]。还有查氏报道治疗1例咳喘证，咳逆喘促不得息，使用小青龙汤，重用麻黄30g，治疗3日，夜能得睡，且获大汗，喘嗽痰逆俱除[6]。

2.用于肾炎。麻黄有利水消肿的功能，所以在《伤寒论》第40条、41条中重用3两，以治表寒里饮之证。近年临床亦多见重量麻黄用于肾炎的报道。张氏经验，治疗急性肾炎或慢性肾炎急性发作，属于风寒湿热外邪侵袭、肺气郁闭、夹有风邪的"风水"症，张氏自拟"肾一方"，方中重用麻黄15～20g，配伍石膏、苍术、杏仁、车前子、西瓜皮、红小豆、鲜姜，效果较佳[7]。马氏治疗一例风水风寒证急性肾炎，方选麻黄加术汤合五皮饮，重用麻黄15g，服药三剂，颜面及全身浮肿顿消，表证已解，后改为轻剂甘淡渗湿方药，调理一周，经市级医院复查痊愈。三年后追访，病未复发，坚持上班工作[8]。顾氏治疗一例男性3岁重症风水症，确诊为急性肾炎，用西药4月效微，证见脸如卧蚕，全身浮肿，头面、下肢尤甚，睾丸肿大如小杯，尿闭两日，以麻黄15g、甘草15g，徐徐喂服，半剂尽，尿道口淋漓尿液，半小时后，第一次排尿300CC，又隔45分钟后，第二次排尿700CC，翌日，身渍汗出，其肿大消，改以培土利湿剂善后[9]。傅氏撰文介绍治疗1例患水肿已三个月的病人，属于肺气不宣、不得通调水道的肾炎病。处方以麻杏甘石汤加生姜皮，重用麻黄15g。服药3剂，小便通利，肿胀全消。遂用调和脾胃之品，半月而安。三月沉疴，一朝获愈，傅氏亦甚感"快事"[10]。刘氏报道，治疗一男性青年急性肾炎并肾性高血压病，曾住院40天，用过青霉素、双氢克尿塞、速尿、安体舒通、醋氮酰氨、降压灵、芦丁、水解蛋白等药物治疗，但效果不明显，病势日趋严重，发展成肾病综合征。中医辨证为肺脾气虚、水邪泛滥，宗麻黄连翘赤小豆汤合五皮饮、八正散化裁，重用蜜麻黄15g，服药9剂，尿量逐渐增加，肿势渐退，腹水亦减。后脾肾阳虚之象显露，仍用宣肺利尿之法合温补脾肾治则，重用蜜麻黄至22g，又服7剂，尿量明显增加，每日出水量均保持在1200～1700CC左右，腹水明显消退，食欲增加。后改蜜麻黄为15g，仍加用温肾健脾利水之药，又服12剂，每日尿量在1800CC左右，浮肿消退，腹水消失，精神好转，血压由原来的150/90mmHg降至120/80mmHg。随据病情，以金匮肾气丸、河车粉续用，巩固疗效，基本痊愈而出院。后追访，患者肾炎再未复发，1976年已参军入伍[11]。故刘氏体会，治疗顽固性的肾炎水肿或腹水，运用麻黄有明显的利尿消肿作用，但以蜜炙为佳，其用量常常须10～30g。麻黄虽能辛温解表而发汗，但重量用于此类顽固性肾炎水肿，则并不出汗，故而无亡阳虚脱之虑。经验可贵，值得重视。

3. 用于痹证。中医的痹证，大体上包括了西医的风湿性关节炎、类风湿性关节炎、坐骨神经痛、骨质增生性疾病等。近年来重量使用麻黄治疗此类经络肢体方面的病证，屡有报道。董建华老中医治疗痹证，凡辨为寒痹，就善用麻黄与川乌配伍。如治一郭姓患者，腰骶疼痛如掣，向下肢放射，不能直立步履已两月；夜间疼痛尤剧，形寒肢麻，肢端不温。西医诊为"坐骨神经痛"。前虽投温经散寒之品，但疗效不著。董老认为，此固阴沉寒凝滞经脉之病，非川乌、麻黄之属难以奏功。遂投常用之方：麻黄10g，当归、地龙、木瓜各10g，川乌、甘草各5g，桂枝、白芍各6g。6剂服后腰痛大减，已能直立。守方又服6剂，疼痛缓解，已能独立行走[12]。观其方，麻黄重量实为君药，辛温散寒，通阴开痹，宣透于皮毛，疏搜于腠理，功专效捷。诚是斯用！陈氏治疗一寒痹病人，素居寒湿地带，致腰膝连及腿足抽掣酸痛难忍，遇冷加重，入夜尤甚，不能步履。医院诊为坐骨神经痛，经中西药、理疗、针灸治疗3月未见好转。改投麻黄12g，附片10g，细辛9g，鸡血藤9g，红花4g，服药7剂，疼痛减轻，能外出散步[13]。唐氏等治疗坐骨神经痛，用桂枝芍药知母汤，方中重用麻黄15～30g。认为若运用量小则不能起发散风寒湿邪之作用。用至30g，其痹痛之症多能应手取效。另因方中有白术、芍药等配伍，大剂量麻黄不致大汗出，仅能溅然汗出。故重剂运用勿忧中毒之弊[14]。付氏应用"乌附麻辛桂姜汤"治疗痹证，也善重用麻黄。报告二例，分别用麻黄24g与30g，前例服药4剂，后例服药3剂，均很快收到痛止、身轻、关节屈伸灵活之效[15]。上述药量足够惊人，但更有超过100g的而甚为骇众。如董氏报告二例治验[16]，一例患类风湿性关节炎9年，红细胞沉降率28mm/h，以湿热痹证立法，方拟越婢加术汤合乌头汤加减。初用麻黄12g，服药6剂，效不著，继加大麻黄量为30g，生石膏120g，生白术30g等，服药8剂，病情未减，后再增麻黄量为120g，配伍生石膏500g，生白术60g等，服药1剂，子时汗出如洗，第二天全身轻松，关节红肿热痛消退，红细胞沉降率3mm/h，续以三痹汤化裁，服药9剂，关节恢复正常。后随访，即使天气突变，关节肿痛亦未再发。另一例患类风湿性关节炎，两手指、腕、踝、膝关节肿大畸形如梭状，屈伸受限，行走困难，缠绵十载，痛楚万分。仍用越婢加术汤合乌头汤加减、其中麻黄120g，生石膏500g，生白术60g。亥时汗出如水洗，全身疲惫无力，旋又入睡。次日见关节肿胀全消，周身如去千斤重，行动自如，继以益气养血，补益肝肾、活络祛风法，恢复正常。董氏又曾撰文总结到，麻黄用量100g配方治疗百余例未见弊端。方药仍是上述合方，煎取两次混合于晚上顿服。经验是体质弱者麻黄用量80g，配生石膏300g，生白术50g（余药常规用量不变），体质较强者麻黄用量120g，配生石膏500g，方能汗出。如按常规用量自行配伍，则不易汗出。

故认为，用大剂量麻黄为主药组成的发汗剂，只要把握病机，煎煮得法，以汗出邪去为宜，自能获效[17]。

4. 用于眼疾。近年有重用麻黄治疗眼科疾病的报道，立论新颖，颇具新意。如陶氏治一病人，白睛布满赤丝，上下眼胞红肿，畏光溢泪，眼眵黏稠，眼睫毛被分泌物糊住，不易睁眼，双眼及前额部胀痛，微觉恶寒，舌质淡红，舌尖红，苔薄黄，脉弦浮。当地卫生院诊断为结膜炎，服强力霉素，点氯霉素眼药水，未效。又服银翘汤加味一剂，病又加重。投四味大发散加味：麻黄10g，蔓荆子12g，藁本12g，细辛6g，防风10g，白芷6g，老姜20g，迭进两剂，病愈，未再发[18]。又治疗一黑睛星翳患者，被谷芒伤及右眼黑睛，红肿、羞明、视物模糊不清，前额部胀痛。经注射青霉素、口服土霉素、外敷霉素眼膏4天，病更剧。投大发散方化裁：麻黄10g，杏仁10g，蔓荆子10g，藁本12g，细辛6g，蝉蜕12g，白芷6g，老姜20g，连续服药7剂，病愈[19]。张氏报道治疗玻璃体混浊的经验是：凡辨为热郁肝肺、络滞湿遏型，先服八味大发散加减。其中重用麻黄12g，余药分别是6～10g。再以庞氏双解汤（《庞氏经验方》）或龙胆泻肝汤调理治疗[20]。熊氏治疗一例暴发赤眼，男性，71岁，左眼红肿疼痛7天。近3日疼痛加剧。曾在医院五官科诊治，医嘱速去摘除患眼，否则有双目失明之虑。刻诊。见左眼球焮红肿胀突起，赤丝瘀点满布，恰似一燃烧炭丸嵌于眼眶，日夜辗转床笫，惨然呼叫，痛不欲生。局部热感不明显，羞明发痒，泪多不热，畏寒肢冷，口不渴，大便二日不解。舌淡苔白滑，脉沉细。证属寒犯少阴，瘀阻脉络。用麻黄附子细辛汤合桃核承气汤，重用麻黄20g，服2剂，疼痛大减，红肿减半；又服2剂，麻黄改为12g，病愈。追访2年，疗效巩固[21]。还有邢氏为验证此方药的奇效，遇一暴发赤眼双目肿疼病人，以八味大发散原方重用麻黄30g，仅服3剂，竟收捷效[22]。

5. 用于疔毒；历代方书多谓疔毒及脏腑蕴热，火毒结聚，故多疗以清热解毒。但近年有重用麻黄温经散寒、通阳破结以治疔毒的新用法。如唐氏治疗因使用疫死牲畜之皮所致的疔毒症，右手食指尖部起小疱疹，接着溃破，色呈暗黑，多痒少痛，周围扪之坚硬，继则患部剧痛，疮面流水无脓。选用真武汤去生姜加麻黄，重用麻黄15g。服药2剂，疼痛减轻，伤口流出深黄色毒水，续以上方增损调理而愈[23]。唐氏另报告，一女性因阴雨连绵，作业于水中而致左手拇指麻木作痒，红肿疼痛，翌日其肿更甚，痛如锥刺，面晦无华，语声低颤，指肿倍增，乍看红肿，细审晦暗，以水邪内侵、阳衰脾湿证治，投真武汤加麻黄，重用麻黄15g，服药2剂，溅然汗出，寒热俱退，疼痛全止。并因此"临床体会，麻黄的用量不能少于9g，若量小则固而不发。多者可用30g，仅溅然汗出，屡见速效"[24]。

6. 用于肺炎、肺脓疡。刘氏治疗一患者，恶寒发热，咳嗽气急，无汗烦躁，头痛胸痛两天。体温39.4℃，听诊双肺呼吸音减弱，两肺底有湿性啰音。白细胞$1.8×10^9$/L，中性粒细胞90%，X线胸透为大叶性肺炎。处以大青龙汤，重用麻黄15g为君。服药2剂，体温降至正常，诸症减轻。改服麻杏甘石汤2剂，血象、X线均正常，肺啰音消失，余症消失，病告痊愈[25]。范氏治疗一例8岁男孩，咳吐脓痰，时而夹血，量多质稀，喘息依倚，不得平卧，体温40℃，右肺闻及湿性啰音。X线透示右肺上叶见一直径约为2.5cm的厚壁空洞，白细胞$20.2×10^9$/L，中性粒细胞75%，诊为"肺脓疡"。经多种抗菌素治疗二旬未效。以病程缠绵、正虚邪恋、热从寒化、气虚阴耗证治。投阳和汤去桂加山甲、黄芪方。其中重用麻黄20g，服药3剂，体温即复正常（33.6℃），咳喘转轻，痰量减少，痰血亦止，精神好转。病势控制，减麻黄为5g，照上方加玉竹、黄精，续服5剂，咳喘止，咳痰愈，饮食增，精神振。X线复查，右肺空洞消失，血象亦复正常[26]。

7. 用于磺胺结晶瘀塞致危症。据宋氏文称，治疗一例7岁男孩，因"流脑"用磺胺类药物5天后，热退神清，症状体征消失，血象转正。可是突然出现血尿，色暗红，小便镜检除见严重血尿外，且发现大量磺胺结晶。因此立即停用磺胺药，静滴碱性液。但患儿症情愈益增重，输入液体后竟至小便点滴全无，导尿也不见小便出，渐至全身严重水肿，深度昏迷，面皓唇白，痰声噜噜，气息低微，时有停吸，四肢逆冷，舌胖苔黑，六脉不显，病情十分危笃。以浊阴内聚、水湿泛滥、阻遏清阳、阳微欲绝证治。急投真武汤合麻黄汤进退，重用麻黄30g。鼻饲3小时后，四肢回温，面色转红，呼吸均匀。续用原方一剂后，小便如注，神清肿消，观察3天，痊愈出院[27]。治后认为，此症取效之捷，方用大剂量温阳利水等品，是奏效的关键，若症重药轻，杯水车薪，是无济于事的。

8. 用于全传导系统缺陷。全传导系统缺陷，近年来才逐渐引起临床医生的重视。邓氏等文称，治疗一例胸闷气短、心悸不安、头昏，动则尤甚，时有心痛，肢体素冷，脉沉迟无力，心率37次/分，心电图为三度。房室传导阻滞伴室内传导阻滞。拟麻黄附子细辛汤加味，重用麻黄15g，服药31剂，心率在

60～70次/分,诸症悉除,心电图恢复正常[28]。

9. 用于痿证。据报道,张氏治疗一病人,中医辨为痿证,西医诊为"马尾神经炎"。双下肢麻木酸痛、软弱无力,肌肉萎缩不能站立,住院45天,主症如故。处方用桂枝芍药知母汤,重用麻黄15g,服药27剂,患者可弃杖行走,双下肢已无麻木胀痛感[29]。

10. 用于急性腰扭伤。单氏经验,治疗此病用麻黄12g、黄芩12g,车前子12g,甘草12g,水煎服,每日一剂。并观察治疗20余例,一般1剂可愈,最多不超过3剂[30]。方中麻黄显然是重用为君,虽然药物组成简单,但突出了主药的药量、功能及地位,故收效快速,确为验方。

11. 用于荨麻疹。张氏撰文总结,对致病因素较为复杂的荨麻疹,常以寒热不同辨证分型,用《伤寒论》中以麻黄组成的方药加味治疗,屡获满意疗效。如男性某,头面四肢起荨麻疹6年之久,皮疹偏白而充实,遇寒则皮疹加重,诊为风寒型荨麻疹。方取麻杏甘石汤加蝉蜕、浮萍、薄荷,重用麻黄15g,连服3剂,疹未再发[31]。

12. 用于不汗症。典型的不汗症在临床上较为少见,治获奇效,实源于仲景麻桂之法。如洪氏报道,遇一罕见的4个月不汗症,经西医治疗毫无效应,自拟峻开鬼门汤,即用麻黄15g,桂枝15g,防风、荆芥、苏叶、杏仁各12g,细辛9g,蝉蜕、甘草各6g。服一剂无汗,二剂亦无汗,三剂微汗出,四剂后方见大汗出。从此诸症消失,十多年观察,疗效满意[32]。

13. 用于寒实厥证。谢氏治一患者,素体健壮,二日前突然仆倒,不省人事,四肢抽搐,双目直视,呼吸急促,牙关紧闭,小便失禁,前医投大秦艽汤、小续命汤无效,锥刺两太阳穴,亦不应;后用通关散吹鼻3次,无嚏出,又用稀涎散、解语丹送服,亦无获效,急改用千金还魂汤,重用麻黄50g、肉桂30g,杏仁20g,甘草30g。煎服一剂,无任何反应,又服一剂,患者鼻部微汗溱溱,5小时后,抽搐缓解,神智转清。再服一剂,诸症大减,神清食进,热势亦退,继以补中益气汤调理,获愈[33]。

14. 用于肝肾综合征。肝肾综合征系指"继收于肝硬化,重型肝炎等严重肝病肝功能失代偿情况下的肾功能衰竭综合征"。重量麻黄对此亦有实践运用的报道。如邓氏治疗一例患者,目黄身黄、全身浮肿、心悸气短、呼吸急促,张口抬肩,喉有哮声,倚息难卧,小便短黄,尿量为410毫升/日,大便四日未行。两天前经西医各种理化检查,确诊为肝肾综合征、喘息性肺炎并心衰。

用高渗葡萄糖、三磷酸腺苷、辅酶 A、地塞米松、青霉素、西地兰、速尿等对症治疗，效不显。即投麻黄、杏仁、连翘各 12g，赤小豆、茵陈各 30g，桑皮 9g，生姜 6g，葶苈子、大枣各 15g，甘草 3g。服药二剂，二便通利，尿量 1580 毫升/日，喘息渐平，肿胀始退。续进原方 12 剂，肿消、黄退、喘定，诸症悉减。改以六君子汤、济生肾气丸善后。一月后复查血尿常规、肝功能和血液生化功能，均正常[34]。

此外，尚有以越婢汤治疗风水、黄疸，麻黄常用至 18g；治小儿麻疹（寒闭），麻黄用至 24g 的经验总结[35]。

二、讨论

依上述所知，重量麻黄在临床上的应用是客观存在的，并且非常显效和突出，有一定的广泛性、特殊性。尤其药量之重，甚至重得骇人，效果之好，甚至好得出奇，为古今所少见。其不泥古遵经，不墨守旧规，不囿于传统习惯的用法，对常规药量进行了较大的突破和创新。这种大胆的开拓性探索，为重量麻黄的应用研究提供了可贵的实践资料和经验，也为中医药临床治疗学的发展带来了新的研究课题和方向。因此。麻黄的重量应用前景是十分乐观的，所以应引起我们的高度重视。面对这种药物用量实践的挑战，面对这种临床功用的发展，我们发现麻黄的重量应用有以下几点不同于常规用量的新特点。

1. 能治危急重症。如治支气管哮喘持续发作的报告[5]，治喘促不得息，不得卧的报道[6]，治急性肾炎并肾性高血压病[11]，治疗眼科急重疾病[18—22]，治磺胺结晶瘀塞致危症[27]，治寒实厥证[33]，治肝肾综合征[34]等。危急重症，多病情危险、急骤、势重，或命在顷刻，或颓废在紧要关头。此时，重剂施治，拦截病势，可解燃眉之危急。若常规小剂，无异于隔靴搔痒，缓不济急！

2. 可治沉疴痼疾。像慢性哮喘病、各种慢性痹证，此类病证常见多发。凡经迁延时月，必宿恙根深，也必遍求医生，迭服方药，一般用量，屡治少效，又缠绵难愈，给本人及家属都带来了很大的痛苦。而重量应用，"道高一足，魔高一丈"，可强力峻剂，直捣病根，出奇制胜，得建全功。若常规剂量，对沉疴痼疾，充其量只不过是井深绳短，以卵击石，鞭长莫及。

3. 重量久服无弊。历来认为服用麻黄有多汗、失眠、头晕的不良反应，素有"麻黄细辛不过钱，过钱常服命相连"之言。依此推论，若重量运用，其后果就可想而知了。故临床上普遍对麻黄的小量运用已约定俗成、司空见惯了。这种不能重量久服的不成文的规矩，使临床用量不敢越雷池一步，在一定程度上妨碍了中医治疗学及临床中药学的进展。拘泥旧说，胶柱鼓瑟，"举世同风，牢不可破，肺腑无语，冤鬼夜嗥，两千年来，略同一辙，可胜慨哉？"

考《伤寒论》中麻黄的大剂量应用有6方（次），中等剂量5方（次），小剂量3方（次）。此种大中小以6：5。3的应用频率和次序，表明了麻黄的重量应用在《伤寒论》中的地位和作用，说明张仲景是较普遍地注重大剂量使用麻黄的，提示麻黄的重量应用有一定的适应病症和治疗规律。后世何以出现"不过钱"之说，有待进一步考证和探讨。今天，我们并不否认麻黄小剂量普遍应用的功效，但为何现世不允许麻黄的大剂量应用呢？这岂非咄咄怪事！难道今世没有大剂量麻黄应用的病症和基础吗？难道今世不可以继承学习仲景的这种重用麻黄的学术经验吗？进一步再言，难道中医治疗学和临床中药学不需要再发展了吗？难道中国的瑰宝——中医药学事业就不需要再提高和发展了吗？总之，仲景重量应用麻黄的独到特色是不容忽视的。上述重量运用的总结和报道，实足以使"不过钱"之说不攻自破，完全可以休矣！再考前述哮喘证有服药3个月的[4]，治肾炎有服28剂的[11]，治全传导系统缺陷服药31剂的[28]，治痿证服药27剂的[29]等，均为连续服用，皆未见有明显的毒副作用。有的虽有大汗出的反应，如查氏治喘的报告[6]、董氏治痹的报告[17]、洪氏治不汗症[32]等，但结果却每收捷效，或汗出喘止，或专意求汗，以汗出邪去，达除蠲痹证之目的；有的配伍以止汗、固表、敛营兼治之药，所以药后大汗出，不能一概而论，应区别情况，不同对待。有的是治疗的需要，有的可考虑药品的优劣、生炙炮制的不同，有的系患者体质差异、病情轻重有别。但总括上述资料，均无其他特殊反应的记载，即或长服，亦无弊端，所以可说麻黄是能够在较长时间内重量应用的。

4. 对小儿也可重用。麻黄的重量应用，不但对成人可用，对小儿也可使用。如治急性肾炎[9]，治肺炎、肺脓疡[26]，治磺胺结晶瘀塞致危症[27]，治麻疹[85]，用量分别为15g、20g、30g、24g，小儿用如此剂量实为罕见，若非胆识过人，安能如此大刀阔斧！而实际用后却能转危为安，效验异常显著。说明小儿只要病情危重、病证相符、病机适应，完全可重量应用麻黄而无妨。此又为小儿科临床上中医急症治疗的研究带来了新的契机！

总之，麻黄的重量应用取效倍捷，平喘堪称圣药，除痹功专神效，利水效彰灵验，治眼功用奇妙，在辨证精确、立法严谨的原则和前提下，对常规药量的突破和发展，对临床医疗颇有指导意义和实用价值。然而，汇集有关文献，发现个案治验报道较多，大宗病例报道较少。上述资料，尚属有限，仅作初步述评，如何系统地观察、总结大剂量麻黄治病的规律，探索麻黄重量用药的使用规范，仍有待我们进一步去实践、去整理、去研究、去提高。相信麻黄的重量应用将对医药学界产生巨大的影响，随着祖国医药学的不断实践和发展，麻黄的重量应用将会为许多危急重症和沉疴痼疾等疾病的治疗开辟新的领域。

参考文献

[1] 赵体健.咳喘合剂的疗效观察.上海中医药杂志，1981（11）：28.

[2] 王华明.重剂小青龙汤治疗支气管哮喘.上海中医药杂志，1981（12）：15.

[3] 林文谋.重剂小青龙汤治疗支气管哮喘甚效上海中医药杂志，1985（12）：28.

[4] 杨文辉等.清帝汤治疗支气管哮喘体会新中医，1988（10）：28.

[5] 王华明.大剂量小青龙汤治疗支气管哮喘一例.福建中医药，1983（5）：61.

[6] 查国科.重温旧案忆先师.上海中医药杂志，1985（12）：20.

[7] 张琪.谈祖国医学对肾炎的辨证论治.黑龙江中医药，1982（1）：19.

[8] 高润生.马骥教授治疗风水病的经验.黑龙江中医药，1982（2）：36.

[9] 顾兆农.提壶揭盖法治疗风水、关格.中医药研究杂志，1984：22.

[10] 傅叔明.麻杏甘石汤运用体会.辽宁中医杂志，1979（6）：23.

[11] 刘燕池.肾炎临床证治浅见.北京中医学院学报，1982（4）：33.

[12] 王长洪等.董建华治疗痹证的临床经验.中医杂志，1982（2）：15.

[13] 陈明光.麻黄细辛附子汤用治急症三.则江苏中医杂志，1982（2）：37.

[14] 唐祖宣等.桂枝芍药知母汤的临床运用.云南中医杂志，1984（5）：50.

[15] 付传国.应用"乌附麻辛桂姜汤"治疗痹证的体会.成都中医学院学报，1982（2）：52.

[16] 董长富，中医汗法治疗类风湿性关节炎的体会.辽宁中医杂志，1980（7）：87.

[17] 董长富.汗法治疗类风湿性关节炎的体会.辽宁中医杂志，1984（7）：29.

[18] 陶昔安.大发散的临床运用.湖北中医杂志，1984（3）s：38.

[19] 张玉龙.中医治疗玻璃体混浊51例临床观察.湖北中医杂志，1985（3）：16.

[20] 熊永厚.疑难病症医案三则.广西中医药，1982（3）：80.

[21] 邢启祥.来函摘登.湖北中医杂志，1985（6）：16.

[22] 唐祖宣.老中医周连三运用温阳法的经验.上海中医药杂志，1982（5）：5.

[23] 唐祖宣.应用温阳内消法治疗疔毒的经验体会.新医药学杂志，1979（5）：48.

[24] 刘金渊.大青龙汤可治大叶性肺炎.中医药研究杂志，1986（5）：48.

[25] 范中明.阳和汤用验隅得.中医杂志，1983（11）：21.

[26] 宋明星.磺胺结晶淤塞引起的危症治验.江苏中医杂志，1988（1）1：89.

[27] 邓德明等.中医药治疗全传导系统缺陷一例报告.辽宁中医杂志，1982（7）：26.

[28] 张其昌等.运用经方验案四则.中医杂志，1985（12）：11.

[29] 单会府.急性腰扭伤验方.江苏中医杂志，1982（5）：8.

[30] 张一军.麻杏石甘汤加味治疗荨麻疹的体会.辽宁中医杂志，1981（5）：18.

[31] 洪金用.不汗症治验一则.福建中医药，1981（3）：61.

[32] 陈宇春.谢胜臣老中医治验二则.江西中医药，1982（3）：40.

[33] 邓以林.麻黄连翘赤小豆汤治疗肝肾综合症.中医杂志，1983（9）：28.

[34] 徐文达等.范文甫学术思想简介.浙江中医杂志，1983（5）：221.

生地重量应用治疗急重症和疑难病概况

生地一药在《伤寒论》和《金匮要略》中共参与组方12方次,其中参与汤剂组方7方次,用量较大的是防己地黄汤中用了2斤,炙甘草汤中用了1斤,百合地黄汤中用了1升,即使在金匮肾气丸中,生地用量也高达8两,其数量明显大于方中其他药物的用量,这种重量生地配伍组方治疗急病杂症的方式方法是张仲景方药应用的独到经验和特色,也是张仲景学术思想的重要内容和精华。

现代临床上对仲景生地重量应用的奥妙探幽索隐,承袭沿用,并有所创新和发展,且疗效奇特,表现突出。为了探索一些急重病症和疑难痼疾的高效治法,总结重量生地的应用经验和规律,今秉仲景之意,以百合地黄汤中所用生地1升为重量应用的标准,按照《伤寒论讲义》(1985年版)中的古今剂量折算法,根据《方剂学》(1995年版)中"量重为君"的原则,收集临床中施治组方重用生地为君或为臣的公开报道,将近年来国内有关文献概况评论如下。

一、概述

1.用于白血病。孙一民撰文[1],对辨证为阴虚内热、热毒蕴血的慢性粒细胞白血病,用鲜生地60~100g,配伍小蓟、蒲公英,为成人1日量,分2次煎服,连服1~3个月,对改善症状、体征和骨髓象均有明显效果。安丽等重用生地60g,配伍玄参、麦冬、小蓟等,每日1剂,水煎服分2次温服,配合化疗,治疗49例急性白血病,与单纯化疗的44例对照比较,效果明显,提示养阴清热中药对急性白血病总体疗效较好[2]。

2.用于紫癜。陈氏治疗2例过敏性紫癜患者[3],分别患病3周及2周,均曾服用抗过敏药、止血药及维生素C治疗,后又改用大剂量激素加止血、抗菌、维生素静滴,其效不佳,以内有积热、热伤血络证治,重用生地60g,配合清热凉血药，分别服用6剂和2剂而诸症皆愈，且无复发。

3.用于温病。张琪老中医治一病人[4]，神志不清，舌强语謇，身热，体温38℃，全身肌肉颤动，手足瘛疭，头痛恶心，心悸难耐，以温热伤及厥阴、少阴二经，阴液被劫，肝风内动证治，重用生地至50g配合增液潜阳法，服药2剂，脱离险境。

4.用于关节炎。生地，《本草经》中有"逐血痹""除寒热积聚""除痹"的记载。名老中医姜春华通过中西医结合实验结果认为，生地有延长抗体存在时间的作用，是促进免疫功能的药物，又可调节抑制性T细胞的功能，从而抑制自身抗体的形成，还有促进肾上腺皮质激素生成的作用，能抑制西药激素的不良反应，故其在临床上对类风湿性关节炎常用生地90～150g加入温经通络复方中，温痹清营，扶正祛邪，刚柔相济，疗效明显[5]。朱良春治疗热痹型风湿性关节炎，重用生地45g，配合活血通络药，效果也很显著[6]。名老中医何子良对热痹型风湿性关节炎后期，认为属肝肾亏虚，筋骨失养，重用生地60g，配合化瘀通络药，治疗两个月，患者能坚持上班正常工作[7]。

5.用于心律失常。钟氏治疗本院儿科小周医生[8]，胸闷气短，脉搏停跳频繁，用炙甘草汤重用生地210g，停服西药，第3天自觉早搏消失，第6天复查心电图正常，后半量服用，病已基本痊愈。焦东海等撰文[9]，自1975年开始，重用生地45～60g，配伍茯苓、党参、桂枝、炙甘草等药，治疗二度房室传导阻滞及室性平行心律，取得了较好的疗效。现代药理研究表明，中浓度地黄浸膏对离体蛙心有显著性作用，对衰弱心脏的作用尤为明显。

6.用于癫狂郁证。靳氏治疗一男性青年干部，因情志不遂和工作过重，致神情呆滞、苦闷烦躁、独坐不语、目赤怒视，严重失眠，以癫证治疗，用防己地黄汤加味，重用生地120g，服药40余剂，痊愈出院[10]。又治疗一男性青年，平素饥饱不均，又受人欺负，症见语无伦次、妄动不止，时或拍床惊呼、日夜难眠、颈项强直，以血虚受风、气郁痰阻之狂证治疗，用防己地黄汤合温胆汤加减，重用生地120g，服用10余剂，渐趋痊愈[10]。还治疗一女性青年，因惊恐忧虑，致四肢抽搐疼痛、精神恍惚不安，时而悲哀欲哭、失眠、行走不便，以血虚神乱、筋脉失养之郁证治疗，用防己地黄汤合甘麦大枣汤加味，重用生地120g，服药30余剂，诸症悉除[10]。

7.用于重症鼻衄。林氏报道[11]，治疗一女性病人，素有贫血，三日前开始鼻衄，时而细流，时而如注，面色苍白、呼吸急促、全身冷汗，针药无效,脉细数,苔光滑,舌质胖嫩,以阴虚内热证治,重用生地200g,配伍黄芪50g,二剂衄止。

8. 用于变应性亚败血症。变应性亚败血症是以长期发热、反复出现皮疹、关节痛、肝脾肿大、白细胞增多、血沉增快、血培养阴性、抗生素治疗无效、激素治疗能使症状缓解为特点的临床综合征。施赛珠等报告治疗3例[12],认为久用激素加重阴液耗损,呈现阴虚内热之象,故用重量生地60g为主治疗,全部收到满意疗效。

9. 用于重症出血热。徐氏等报道治疗450例重症流行性出血热[13],治疗组在应用西药的基础上静滴复方丹参注射液8～12支/日,并口服犀角地黄汤加味,重用鲜生地60～120g为主,不能口服者则鼻饲,结果治疗组甲皱微循环障碍复常天数、DIC转阴天数、血液流变学指标复常天数、少尿与尿闭发生率、血尿素氮和肌酐复常天数五项观察指标均明显短于对照组;对照组死亡率16%,治疗组死亡率8%,两组间差别有显著意义,故认为早用凉血化瘀之品对降低死亡率有极重要意义。

10. 用于疮疡骨髓炎。王氏报道治疗全身反复发作性大疱恶疮十余年之病人,平均一两个月发作一次,以清瘟败毒饮加银花,重用生地40g,服20余剂,一年后随访,未再复发[14]。唐汉钧等报道[15],治疗52例手部疔疮并发指骨化脓性骨髓炎,对其中的湿热蕴毒型,选用五味消毒饮合黄连解毒汤加减,重用鲜生地60g,配合外治法,均予治愈。

11. 用于中枢性尿崩症。随着近年来颅脑手术的发展,中枢性尿崩症有逐渐增多的趋势,樊氏报道[16],用补肾健脾法治疗7例,均有烦渴、多饮、多尿和尿比重降低等表现,对偏于肾阴虚者,重用生地30～60g,疗效明显。

12. 用于小儿乙脑。夏氏用中医药治疗小儿乙脑78例[17],对于邪入气分的中期和邪入营分或逆传心包的极期,均分别重用鲜生地60g,组成乙脑二方和乙脑三方治疗,痊愈率85.9%。

13. 用于带状疱疹。刘氏用一贯煎加郁金、白芍治疗26例带状疱疹,生地用量为10～50g,结果,治疗组治愈平均4.3天,全病疗程平均6天,对照组治愈平均11天,全病疗程平均14天,明显看出治疗组疼痛、炎症消失天数均较对照组快,治愈时间及病程均较对照组明显缩短[18]。

14. 用于消渴寒疝。魏龙骧老中医治疗一男性患者,会阴部胀痛难忍、坐卧不宁、抽掣胫足、寒凉透骨、且伴小溲涩滞不畅而痛、大便秘结,病已一年，多方求治，未见显效，遂重用生地50g，配伍益肾暖肝之品，效果显著[19]。

15.用于肾炎、肾衰、尿毒症：名老中医方药中教授治疗一慢性肾炎、慢性肾功能衰竭患者，住院82天，基本以参芪麦味地黄汤为主加减治疗。其中重用生地45g，收效明显[20]。聂莉芳总结治疗肾炎、肾病与慢性肾衰的经验，常将六味地黄汤作为专方之一，在治疗血尿时，方中生地用量为20～45g，收到良好效果[21]。仝小林治疗一例晚期尿毒症合并高热及全身性药疹病人，以凉血清气、淡渗利湿、解毒止痒为法，重用生地120g，疗效明显[22]。

16.用于系统性红斑狼疮。沈氏等自拟生地紫草汤治疗本病120例，重用生地30～60g，结果临床痊愈32例，显效38例，有效42例，无效8例，总有效率93.3%，明显优于对照组[23]。

17.用于出血性中风病。曾氏重用生地治疗出血性中风是省级立项的科研课题，治疗组在入院24小时内经口服或鼻饲灌服大黄生地汤浓缩液200ml，内含生地50g，大黄30g，每日3次分服，服用2～16天，平均11.3天，结果治疗组55例，总有效率为83.6%；对照组49例，总有效率为63.3%，两组之间统计差异有显著性[24]。

18.用于重症肝炎。重症型病毒性肝炎病情重，死亡率高，目前尚无特殊疗法，贾氏等报道[25]，在采用中西医结合疗法的基础上，每日加服鲜地黄汁50ml（折合生药50g），分2～3次口服，疗程30天，治疗属于热毒炽盛及血热妄行两种证型的重症型病毒性肝类患者38例，并与常规治疗的对照组30例比较，结果治疗组鼻、牙龈、皮下、消化道等出血消失例数均明显优于对照组，且治疗组治疗前后凝血酶原时间比较有明显改善。

二、评论

生地的重剂量应用，肇始于《伤寒论》和《金匮要略》，张仲景由此开创了生地重用的先河，对后世影响颇大。从近年有关公开报道来看，生地的大剂量应用的确是客观存在的，这种毋庸置疑的事实，既继承了仲景的传统经验，又拓展了重量应用的范围。面对这种创新和发展，我们初步认为生地的重剂量应用有以下几方面特征。

1.能治急重病症：如治重症出血热、出血性中风、乙脑、尿毒症、严重鼻衄、心律失常等，可看出重量生地对急重病症有明显的独特作用。因发病急骤，病势重笃，邪气猖獗，在此关键时刻，投以重量大剂，有功专效强、斩将夺关之功，可使病况很快转入坦途。

2. **可疗疑难痼疾**：如治风湿、类风湿性关节炎、癫狂郁证、变应性亚败血症、肾衰病症、系统性红斑狼疮、白血病等，或是老病、慢性病，或属病情复杂、治疗棘手的顽固病，这类病症，用王道之药、中庸之剂，一般多隔靴搔痒，井深绳短，缓不济用。而重量使用生地，因性味纯浓，药效专著，作用强烈，完全可治疗"常药所不及"一类病症，故能起沉疴，治痼疾，收迥然不同的意外疗效。

3. **贵在辨证重用**：生地的大剂量使用报告有的高达200多克，可谓世所罕见，令人难以置信，但是从效果来看，却又神奇明显，不能不令人惊奇，这些重用生地的文章都同时报道了所诊治的病机和证候。实践证明，在辨证施治精神的指导下，凡药方对证，且又配伍得当，就可大刀阔斧重量应用，故其功专力猛，针对性强，疗效显著，此即是生地重量应用的原则和前提，说明生地的重量应用并非是盲目使用。这种特殊的用量、异常的用法、突出的效果，说明了生地的大剂量应用有一定的适应证候和临床基础。

4. **有利开发新药**。从浩如烟海的临床文献报道中挖掘出大剂量生地的应用概况，除了概括出以上几方面的特征外，还得出以下5点启示：一是生地性味平和，不属剧毒大毒之品，大剂量使用毒副作用相对较小、较少，临床似无过多顾虑；二是张琪、姜春华、魏龙骧、方药中、朱良春、孙一民、何子良等名老中医，以及焦东海、聂莉芳、施赛珠、仝小林、唐汉钧等中青年著名医师，都有宝贵的经验和临床报道，值得继承效法，学习研究，推广运用；三是上述临床报道大部分来源于《中医杂志》《中国医药学报》《上海中医药杂志》等专业期刊，可信度较高；四是大部分临床经验来源于大专院校的实践报道，真实性较强；五是部分应用观察设置了对照组，有一定的科学性、规范性。这些有意义的发现，促使我们更加有必要进一步研究、总结生地重量应用的经验和有效成分，以利专题科研协作，开发新药，最大限度地发挥生地的潜在功能，逐步攻克一系列急重症和疑难病，以适应当代疾病谱的变化，满足人民群众的医疗需求。

5. **能够创立新说**。在重用生地的报道中，大剂量的使用也有悬殊和差别，此又涉及生地药品的优劣和真伪、炮制的规范及方法，以及药物的配伍和煎制等，又如病人的体质、地域的不同、季节气候的变化、病因病症的轻重、病期病情的长短等方面，相互之间也有十分复杂的关系和因素，对此也应予以考虑和重视研究。汇集有关资料，发现个案治验较多，大宗病例报道较少，因此，有系统、有重点、大宗病例地观察、研究生地的大剂量应用经验和规律，应该是今后努力的方向。相信多层次、多病种、科学规范地进行重量生地的临床实践，必将进一步提高临床疗效，充实和发展中医临床学，也必将进一步认识和研究中医药学的"大毒治病""间者并行，甚者独行"、霸药应用、药量的不传之谜、病证的最佳药物剂量等治疗观点和学说，进一步促进中医药基础理论的创新和发展，因为传统中医药学对药物的认识尚未达"终极真理"，而实践又是检验真理的唯一标准。

参考文献

[1] 孙一民. 鲜中药单方治疗白血病. 中医杂志, 1981, 22 (2): 32.

[2] 安丽, 陈遂生, 岳桂英. 养阴清热法治疗急性白血病49例. 中医杂志, 2002, 43 (6): 449.

[3] 陈传本. 紫癜治验2例. 中医杂志, 1982, 23 (5): 78.

[4] 张琪. 急症治验四则. 上海中医药杂志, 1983 (10): 23.

[5] 贝润甫. 著名老中医姜春华治疗某些疑难杂症的经验. 上海中医药杂志, 1983 (12): 4.

[6] 朱建华, 朱瑞华. 热痹佐用热药的体会. 中医杂志, 1989, 30 (2): 17.

[7] 骆传佳, 何启会, 何子良. 治疗热痹的经验. 中医杂志, 1991, 32 (4): 15.

[8] 明坚. 药贵精专岂可乱投，方虽有名还需适量. 上海中医药杂志, 1982 (5): 45.

[9] 焦东海, 张国华, 秦俊法. 重用生地治疗心律失常. 中医杂志, 1984, 25 (7): 43.

[10] 靳立常. 防己地黄汤的临床应用和体会. 黑龙江中医药, 1983 (4): 19.

[11] 林素筠. 同病异治四则. 湖北中医杂志, 1983 (3): 37.

[12] 施赛珠. 变应性亚败血症以补肾法撤除激素治疗3例报道. 中医杂志, 1984, 25 (4): 41.

[13] 徐德先, 纵瑞森, 唐文轩等. 凉血化瘀法治疗重症流行性出血热. 中医杂志, 1985, 26 (8): 33.

[14] 王德林. 反复发作性恶疮1例. 中医杂志, 1988, 29 (12): 3.

[15] 唐汉钧, 汝丽娟. 手部疔疮并发指骨化脓性骨髓炎. 中医杂志, 1992, 33 (12): 40.

[16] 樊銮. 补肾健脾法治疗中枢性尿崩症7例报告. 中医杂志, 1990, 31 (10): 33.

[17] 夏翔.中医治疗小儿乙型脑炎78例临床分析.中医杂志,1987,28(4):35.

[18] 刘远坝.金芍一贯煎治疗带状疱疹疗效观察.中医杂志,1987,28(5):46.

[19] 李俊龙.魏龙骧.医案选议.中国医药学报,1992,7(3):40.

[20] 许家松,聂莉芳,林秀彬等.方药中诊治慢性肾功能衰竭常规的临床应用.中国医药学报,1992,7(4):39.

[21] 聂莉芳.六味地黄汤治疗肾病的体会.中国医药学报,1993,8(2):35.

[22] 仝小林,李爱国,徐小民,等.治疗慢性病重症合并外感高热的体会.中医杂志,1994,35(11):655.

[23] 沈淑英,董燕平.紫草对消退狼疮红斑有特效.中医杂志,1996,37(4):198.

[24] 曾进德,徐建生.大黄生地汤治疗出血性中风55例.中医杂志,2001,42(2):120.

[25] 贾建伟,杨积明,袁桂玉.鲜生地黄汁配合中医综合疗法治疗重症型病毒性肝炎38例.中医杂志,2001,42(10):611.

细辛特异用量治疗急重症和疑难病概况

细辛一药，由张仲景《伤寒论》创小青龙汤等方之后，为历代医家所熟知，功效明显，古今常用。原文中对照细辛有重量（六两、三两）、中等量（二两）和小量（一两）的不同应用，秉仲景之意，现代临床上也仍然对细辛有大、中、小三种剂量的承袭沿用。但普遍的情况是中、小剂量的应用十分常见，而大剂量的应用则比较少见。实质上，细辛大剂量的使用对危急重症和疑难痼疾的治疗，效果比较奇特，有一定的独到之处，其功能显得尤为突出。为了探索攻克危急重症和疑难痼疾的治疗方法，总结大剂量细辛的临床治验，今以《伤寒论》中所用细辛三两为重量应用的标准，按照《伤寒论讲义》（1985年版）中的古今剂量折算法，根据"重量为君"的原则，收集中医临床中施治组方重用细辛为君或为臣的公开报道，将近年来国内有关文献综述如下。

一、概述

1. 用于咳喘病症。陈氏治喘息性支气管炎、支气管哮喘等寒饮喘咳之证，常选用小青龙汤重用细辛，取效甚捷。并报道治疗一位15岁的女学生，病史12年，近周来痼疾复萌，呼吸困难，喘息抬肩，痰声漉漉，大汗淋漓，不能平卧。经吸氧、氨茶碱、四环素、羟考静滴等急诊治疗，稍有好转；旋有加重，呈哮喘持续状态。予小青龙汤，重用细辛12g。两剂药后哮喘已减，亦能平卧，痰量显著减少，胃纳见增；继服2剂，重用细辛15g，哮喘未再发作，两肺哮鸣音逐渐消失；二诊后，带方药5剂出院继服，一周后随访患者并无不适[1]。

另介绍一中年男性，患喘息性支气管炎已三年，曾屡用西药，不能奏效，改服小青龙汤，重用细辛15g，连服10剂，症状基本控制。随访两个冬天，病情未作，基本痊愈[2]。查氏介绍其老师治疗沈某的咳喘病症，以小青龙汤重用细辛15g，治疗三日，咳嗽痰喘俱除，继服27剂，得健全[3]。

盛国荣教授治哮喘也常重用细辛,如治辜某,病十余年,用二陈汤合三子养亲汤加细辛等煎汤,重用细辛15g,并配补肾纳气药,复诊时诸恙减轻[4]。当代名医王文鼎治疗哮喘,不论新久虚实之疾,恒用姜、辛、味配伍并用。认为"三药一定要等重量,倘担心细辛量大,少量投服之,其效立减。因此,复方汤剂内每酌用至9g,常具顿挫病势之殊功"[5]。

王氏报道治疗支气管哮喘呈持续状态之重症患者,病史九年余,发作月余来,四次送医院急诊治疗无效,予小青龙汤重用细辛18g,一次顿服。药后半小时哮喘渐平,酣然入睡,未见出汗、身热、舌麻、心悸等不良反应[6]。

周氏报道治疗一青年工人,患慢性支气管炎四载,曾用中西药治疗无效。予小青龙汤加清热化痰药,重用细辛30g,服药五剂,病情未见改善。恐病重药轻,将细辛改为35g,连进10剂,咳嗽得减,吐痰亦少,但胸中闷寒如故,遂细辛增至40g,又投10剂,四年之患一月奏效[7]。

张氏临证,善用重剂,治男性许某,患哮喘十余年,入院前发作频繁,常以氨茶碱、强的松等药缓解症状,用小青龙汤,细辛重用47g,服药1剂,咳喘大减,并觉胸部有温热感,停服西药,继服6剂,哮喘未发,出院[8]。

2. 用于腰腿痛。王氏治疗阳气不足,寒湿久蕴,经脉痹阻之腰腿疼痛症,常在方剂中重用细辛15g左右。如治陈氏男性,患病七年余,遇冷则痛甚,腰腿痛发作如锥刺,头晕乏力,舌淡脉迟,拟温补肾阳、散寒除湿的安肾汤加减治疗,重用细辛20g,服药2剂,腰腿疼痛明显减轻。连服13剂,病告痊愈,药后无甚不适[9]。项氏治陈姓妇女,患腰以下冷痛二十余年,苦不堪言。虽在炎夏仍整日着绒裤、夜盖棉被。昔用方药,不外独活寄生汤、蠲痹汤和川草乌等;后仍用独活寄生汤增加细辛3g,未见寸效;将细辛加至10g,冷痛减轻虽不明显,但感全身舒适。于是,大胆将细辛加至15g,5剂后冷痛大减。再进5剂,多年痼疾竟霍然而愈[10]。何氏治疗寒痹型坐骨神经痛,也以独活寄生汤化裁,将细辛加至30g。连服两天,疼痛缓解[11]。

3. 用于关节炎。张氏治疗一中年女性中药师,患类风湿关节炎二十余年,一直靠激素维持,停药后病情复重,用乌头汤加细辛20g,煎服2剂,全身大汗,关节痛减。后依独活寄生汤加减,重用细辛15g,调治两月余,病情控制得以上班[12]。周氏治一患者,肘膝关节疼痛四个月,用细辛30g,配伍散寒祛湿药3剂,服完头剂,盖被入睡,全身大汗,疼痛酸楚明显缓解。减量续治,症渐告愈[13]。有报道治疗100例类风湿关节炎,均辨为寒凝虚弱型,方用细辛 30～160g，制附子 10～30g，豨莶草 30～100g，日服四次，治疗时间最短 10 天，最长 180 天，痊愈者 76 例，显效者 14 例，有效者 10 例，服药期间均停服激素，其重用细辛有的甚至长服半年之久，均未见有任何不良反应[14]。南氏报道，用上述方法重复试治，效果确实。如治一青年，患病三年，双足、次趾关节及双膝疼痛剧烈，并见僵硬，肿胀呈梭形，左肘弯曲 90°，难以伸直；左膝能伸 40°，穿衣、进餐、行走都要别人帮助，住院两月余，用激素及环磷酰胺等西药和祛湿活络、通痹止痛的中药，并配合针灸、理疗等均无效；照上方重用细辛 30g，加活血除风祛湿药，服 6 剂后疼痛大减；又将细辛加重至 40g。共服 40 余剂，下肢及肘关节可伸直，关节畸形消失，活动自如，且可操持家务[15]。南氏又治一本院职工，近一月来关节僵硬，变成梭形，活动受限，按前方细辛用量 30g，加活血祛湿止痛药，服药 3 剂，疼痛减轻；又将细辛加为 40g，共服 12 剂，痊愈，随访一年病未复发[16]。

4. 用于头痛。何氏治一例额顶头痛，痛若刀劈，甚则欲吐，彻夜不眠，呻吟不已，迭进滋阴平肝之剂无效。拟清泄里热、辛散外风论治，用白虎汤加栀子、黄芩，并加细辛 12g，服药 3 剂，头痛霍然而解[17]。另一例何氏治疗满头胀痛如裂，连及项背，喜绵帛裹头，风吹则头痛加重，拟川芎茶调散加细辛 3g，连服 3 剂疼痛不减，后将细辛加到 15g，连服两天，头痛缓解[18]。张氏治疗一例三叉神经痛，曾做下颌角整形手术，术后两个月下颌麻木，眼眶上下痛如刀割，进食说话也困难，药用石决明、白芷、川芎，并用细辛 10g，3 剂后少效；后改细辛为 20g，服药 9 剂，疼痛解除[19]。

5. 用于眼疾。陈氏治一例暴盲，以麻黄、附子、细辛加蝉蜕、熟地、枸杞、菟丝子，其中重用细辛 10g，连服 3 剂，视力恢复[20]。熊氏治一古稀老翁，左眼红肿疼痛七天，加剧五天，去医院不治，嘱速摘除患眼，否则有双目失明之患。熊氏诊见患者左眼球焮红肿胀突出，赤丝瘀点满布，恰似一燃烧炭丸嵌于眼眶。患者日夜辗转床第，惨然呼叫，痛不欲生；但局部热感不明显，泪多不热，畏寒肢冷，口不渴，舌淡苔白滑，脉沉细，处麻黄附子细辛汤合桃核承气汤，其中重用细辛 20g，服 2 剂，诸症大减；细辛改为 12g，续服 2 剂，疼痛红肿消失[21]。

6. 用于心包炎。周氏报道，治疗一例缩窄性心包炎妇女，病五月余，服氨噻嗪、氯化钾等无效，喘不能平卧，全身浮肿，下肢尤甚，按之如泥，胸片示心包钙化，舌淡苔少，脉细，拟温阳利水、行气化湿为治，重用细辛 30g，配伍桂枝附子汤合五皮饮、葶苈大枣泻肺汤连服 10 剂，咳喘大减，尿量增加，肿势减退，精神好转，又服 10 剂，咳喘近止，水肿几尽，一周后顺利行心包剥脱术[22]。

7. 用于失音。刘氏治疗一女性青年，服草药后中毒音哑休克（药不详），经抢救脱险，先后住院五个月，病证未见好转，行动需两人搀扶，舌短缩不能伸出，痛苦流泪不能言语，只能摆头点头回答，四肢冰冷，脉沉细而迟。投当归四逆汤加附子，重用细辛 12g，1 剂口能张，舌能活动伸缩，语言虽不太明朗，但能勉强听清，可扶杖在屋内慢行。连服 18 剂，言清字明，能扶杖步行[23]。陈氏治一声哑症，用麻黄附子细辛汤，重用细辛 12g，加止咳化痰药，1 剂减轻，2 剂而愈[24]。

8. 用于慢性鼻炎。周氏治一女学生，患慢性鼻炎九年，中西药内外合治，始终乏效，辨为寒邪束肺。重用细辛 30g，配伍发散风寒、温阳通络药，服完 5 剂，无甚效果。照前方细辛加为 35g，连服 10 剂，鼻塞渐通，鼻涕减少。更进 10 剂，呼吸通畅，细辛改为 15g，续服一周，症状均瘥[25]。

9. 用于髋关节结核。盛国荣教授治疗一青年女性，右下肢疼痛，步履困难已半载，近三个月右髋关节疼痛加剧，卧床不起，经医院 X 线检查确诊为右髋关节结核。予抗结核药及中药治疗，效不显著。患者肤色不变，畏寒肢冷，小便清长，舌淡苔白厚，脉沉紧，重用细辛 15g 为君，予温通脉络之品，煎服七剂，双下肢烘热，关节疼痛减轻，时能起床。治疗月余，疼痛消失，步履自如[26]。

10. 用于肠道疾病。盛氏治愈一例慢性肠炎，诊为命火式微，关门不固。药用细辛配伍温阳补气诸药，初诊时用细辛 6g，复诊时加至 10g[27]。柯氏报告治一例"中毒性痢疾伴休克"，以亡阳证治，处人参四逆汤合吴茱萸汤加用细辛 14g，连服 3 剂，神清泻止[28]。

11. 用于阴茎内缩。侯氏治疗一病例，阴茎向内回缩三分之一以上，已五个月不能参加劳动。用苓姜术甘汤加附子、细辛，细辛用量 15g，2 剂药后，病去大半。照上方细辛增至 20g，又投 2 剂，病即痊愈[29]。

12. 用于嗜铬细胞瘤。刘氏报告治疗一女性青年医生，患嗜铬细胞瘤已十余年，常突然头痛如裂，头晕心悸，血压上升，长期治疗见效甚微。经用细辛 30g，配伍川芎、白芷、黄酒，1 剂药分四份，隔 20 分钟服一份，服完三份即病势大减。继而血压正常，头痛亦愈，虽未能根治此病，但已取得了减轻症状的效果[30]。

二、讨论

细辛的重量应用，始于《伤寒论》，张仲景由此而开创了此种用法的先河，对后世影响颇大。从近年来的有关公开报道来看，细辛的重量应用的确是客观存在的，是不可否认的事实。如有的用量竟达 100g 左右，可谓世所罕见，令人难以置信；但是疗效速好，又不能不使人惊奇。实践证明，在辨证论治精神的指导下，凡病因复杂，病症特异，只要辨证准确，立法严谨，并选方贴切，用药对症，且又配伍得当，就可大刀阔斧，重量应用，故其功专力猛，针对性强，疗效显著。此即是细辛重量应用的原则和前提，说明细辛的重量应用并非盲目使用。这种特殊的用量、异常的用法、突出的效果，体现了细辛药的潜在功能，说明了细辛的大剂量应用有一定的适应范围和临床基础。事物与社会是不断发展的，真理和科学也是在发展过程中不断进步的。中药的临床应用迄今亦在向一定的深度和广度发展着。近年来细辛的重量应用，既继承了仲景的临床经验和学术思想，又打破了千余年来细辛小剂量应用的传统习惯。面对这种创新、突破和发展，我们有以下几点肤浅的认识。

1. 能治危急重症。从上述有关资料可以看出，重量细辛的应用有治危急重症的独特作用。发病急骤，病势险恶，邪气猖獗，在此关头，投以重量大剂，有斩将夺关之力，可使病人很快转危为安。

2. 可治疑难痼疾。老病、久病、慢性病、顽固病，多有患病久、病程长的特点。这类病症一般都历经群医，遍服中西药物，中庸之剂固然能调理气血，补虚益气，而重量使用细辛，其性迅猛，药效专著，作用强烈，完全可治疗"常药所不及"一类病症，故能起沉疴、制痼疾，收迥然不同的意外疗效。

3. 重量久服无弊。临床上一般认为，细辛较大剂量的连续服用，易导致明显的毒副作用，然从前述报道来看，此种担心和忧虑似是多余的，如用重量细辛有服 10 剂、半年之久等不同的长期应用。虽如此，但皆疗效显著，药后无甚不适，无明显积蓄中毒现象，说明重量运用安全可靠，无毒副作用。实践出真知，临床增才干。众多医生的临证检验，为重量细辛的配伍组方可以长久服用提供了可靠而宝贵的材料和依据，并提供了新鲜的经验和观点。如何永田发现细辛的主要毒性成分是挥发油，但以 9～60g 的剂量做动物实验，入水煎剂后发现无明显的毒性反应[11]。

4. 一钱之说休矣。"细辛不过钱，过钱命相连"是众所周知的传统俗语，且因由来已久，已成为医药界的口头禅，影响甚广。"一钱"也成了细辛不可逾越的极量和雷池，由此限制了本品的用药范围，使其对危急重症和疑难痼疾的治疗难以有突破性的进展，在一定程度上妨碍了中医药学的进步和发展。仅以《伤寒论》原著来看，本品在书中的大剂量运用及记载，为后世的研究应用所忽略，以致形成了古今医家对细辛的用量问题争论不休，聚讼纷纭。据前述资料，过钱用量在10g以上，30g左右，甚至达100g之重，从临床实践上彻底打破了"举世同风，牢不可破"的"不过钱"之说。陈森[1]、柯联才[4]以及周玉朱[7]、王振祥[9]、项济华[10]、冯恒善[14]、张玉莲[12]、刘文汉[30]等人，在论文中特别强调细辛对特殊病症可大剂量超常使用，不应拘泥于"不过钱"之俗论，指出应根据症候病性辨证施量。在考察上述重量运用的报道中，我们还同时发现2个共同的关键用法：一是重量细辛与其他药物相互为群，协同配伍；二是均属水煎法服用。《本草纲目》有细辛"若单用末，不可过一钱"的记载，表明了水煎服可以过钱重用，而前述报道均未"单"用；亦均未用末服，说明配伍煎服是细辛过钱应用的重要前提。特别需要提及的是，今王智华等人专门从实验研究的角度，充分讨论并报告了"细辛用末不可大剂量，大量必须入汤药"的科学论断，为细辛的大剂量水煎应用提供了科学的实验依据[31]，他们经过药理测定分析和实验结果得知：用细辛或根末吞服，与用全草作汤剂煎服相比，在相同剂量情况下，根中挥发油含量几乎是全草煎煮10分钟后的3倍。如欲达到相同的疗效，则汤剂的用量至少应增至散剂的3倍；另以细辛挥发油中的有毒成分黄樟醚为基点的实验表明，在同样剂量的情况下，根中黄樟醚含量分别是全草煎煮10分钟、20分钟和30分钟的4倍、12倍和50倍。换言之，汤剂的用量即使是散剂的4倍、12倍，也不致引起不良反应。实验还证明，细辛经煎煮30分钟后，煎汁中还保存有一定量的有效成分甲基丁香酚，而有毒成分黄樟醚的含量则已大大下降，不足以引起毒害。现代药理的科学研究完全可冰释群疑，平息纷争。前述细辛配伍组方与水煎服用的两个特定用法，既符合传统中医学的原理，又吻合现代实验研究的药理，体现了"药有个性之长，方有合群之妙"的中药组方特征。临床中配伍水煎服用完全可以减缓以致抵消细辛大剂量用药的毒性反应，抑制其副作用。此实为细辛过钱和大剂量服用的真谛和先决条件，也是重量运用必须掌握的具体方法。

所以，我们在此基础上认为，细辛"过钱"之说可以休矣。

总而言之，研究总结细辛药的重量应用和特点，对最大限度地发挥细辛的潜在功能，不断提高临床疗效，以适应当代疾病谱的变化，逐步攻克危急重症和疑难病症，满足人民群众的医疗需求，是非常必需的和十分迫切的，对此应引起我们的高度重视。前述有关报道，细辛均在大剂量用药范围内，基本上各种资料上都有，但其用量却不是很一致，有的用量特别大，即使在大剂量的使用中也有悬殊和差别。此又涉及细辛药品的优劣和真伪、炮制的规范与方法，以及药物间特殊用药的配伍和煎制等。诸如病人的体质、区域的不同、季节气候的变迁、病因病症的轻重、病期病程的长短等方面，相互之间也有十分复杂的关系，对此也应予以考虑和重视。

应该指出，探索细辛重量应用的特异功能，是一件有重大临床实际意义的工作。但汇集有关资料，发现个案治验较多，大宗病例报道较少。其中重用细辛 30～160g 治疗 100 例类风湿关节炎的总结，用量极大，病例较多，在我国中医药学应用史上恐尚无先例，此举有一定的影响力和说服力，实属难能可贵。但遗憾的是此种大宗观察总结甚少。因此，有系统、有重点、大宗病例地观察研究细辛的大剂量应用规律，应该是今后研究努力的方向。我们相信，多层次、多病种、高质量地进行重量细辛的临床实践，必将对中医药学界产生巨大的影响。积累整理这种独特的经验，也必将孕育着更高级的中医药学科学理论的突破性进展，尤将为中国的临床治疗学开辟新的领域！

参考文献

[1] 陈森等.在小青龙汤里重用细辛一份.上海中医杂志，1980（4）：38.

[2] 磋国科.重温归案忆先师.上海中医药杂志，1985（2）：20.

[3] 柯联才等.细辛用不过钱吗.上海中医药杂志，1985（4）：28.

[4] 李兴培.王文鼎治疗哮喘经验琐谈.江苏中医杂志，1984（1）：15.

[5] 王华明.大剂量小青龙汤治疗支气管炎喘一例.福建中医，1988（5）：61.

[6] 周玉朱.重用细辛举隅.安徽中医学院学报，1985（3）：32.

[7] 张保富.重剂经方的临床运用.上海中医杂志，1986（12）：25.

[8] 王撮祥.细辛用量之我见.吉林中医药，1982（1）：48.

[9] 项济华.对细辛毒性和用量的探讨.江苏中医杂志，1986（10）：39.

[10] 何永田.细辛止痛作用与剂量的研究.浙江中医杂志，1984（2）：70.

[11] 张玉连."细辛不过钱"是一种误解.中医药学报，1986（6）：27.

［12］冯恒善.重用细辛治疗类风湿关节炎100例分析.河北中医，1984（1）：16.

［13］南正九.重用细辛治疗类风湿关节炎效果好.河北中医，1986（4）：8.

［14］沙宝瑜.何其愚运用经方验案.中医杂志，1985（10）：25.

［15］陈肇发.麻黄附子汤运用三例.四川中医，1985（11）：21.

［16］熊永厚.疑难病症医案三则.广西中医药，1982（3）：30.

［17］刘宗明.中药治疗四例聋哑证.贵阳中医学院学报，1981（4）：37.

［18］柯联才，等.盛国荣教授临床经验点滴.山东中医杂志，1983（6）：42.

［19］侯在士.经方治验介绍.辽宁中医杂志，1980（5）：35.

［20］刘文汉.细辛用量与用法之我见.中医杂志，1983（2）：80.

［21］王智华等.从细辛根末与全草煎剂所含挥发油及黄樟醚的测定分析论细辛用量与剂型的关系.上海中医药杂志，1987（9）：2.

半夏重量应用治疗急重症和疑难病概况

半夏一药在张仲景《金匮要略》中参与汤剂组方30方次,其中,用量最大的是麦门冬汤、小半夏汤、小半夏加茯苓汤、半夏厚朴汤,各用半夏1升,还有1首方剂是小柴胡汤,半夏用了半斤,虽重量应用仅此5方,却也曲尽半夏燥湿化痰、降逆止呕、消痞散结之功效,体现了张仲景方药临床应用的独到经验,由此开创了半夏重量应用的先河,奠定了半夏重量应用疗效卓著而饮誉古今的基础。这既是张仲景重用半夏配伍组方治疗急病杂症的独特方法,也是张仲景学术思想的重要内容和精华。

现代临床上对张仲景半夏重量应用的奥妙探幽索隐,承袭沿用,并有所创新和发展,且疗效奇特显著,表现突出。为了探索一些急重病症和疑难顽症的有效治法,总结半夏重量应用的经验和规律,今秉仲景之意,以小柴胡汤中所用半夏半斤为重量应用的标准,按照《伤寒论讲义》(1985年版)中的古今剂量折算法(1升=6钱至1两=18～30g,1两=10钱=30g),根据《方剂学》(1995年版)中"量重为君"的组方原则,择要收集临床中施治组方重用半夏为君的公开报道,将近年来国内有关文献概况评论如下。

一、概述

1.用于食道癌。王氏对痰浊壅结的20例重症食道癌梗阻患者,用生半夏30～90g(先煎2小时以上)配伍组方,噙化或灌肠治疗,结果有效15例,无效5例[1]。熊氏治疗1例髓质型食管癌,重用半夏60g,配合温阳理气散结药,将水煎药汁含于口中慢慢咽下,服药16剂,已能咽下软饭和馒头。熊氏认为,《名医别录》载半夏有"消痈肿"的作用,故把噎嗝视为食道内的痈肿,凡遇本病重症,每于处方中配用大剂量半夏而获效[2]。

2.用于肺癌。赵氏与邓氏治1例肺癌患者,辨为痰瘀互结,气阴两虚,用生半夏 30g（先煎 1 小时）配伍益气养阴化瘀药，服药 15 剂，咳喘胸痛、胸闷咯血明显减轻，CT 复查报告肿块明显缩小。后用生半夏 60g，配伍生地黄、鲜枇杷叶同煎 2 小时，每日 1 剂，分 3 次服，共服 4 月余，半夏用药总量 6.3kg，病情稳定好转，随访 2 年，仍在家操持家务[3]。刘汉举等人介绍张士舜主任医师常用生半夏 30g（先煎 1.5 小时），配伍清热燥湿和化痰止咳药作为基本方，治疗肺癌效果明显[4]。

3. 用于脑瘤。方氏与陆氏治一颅内肿瘤病人，辨为风痰交阻，气血瘀滞，用生半夏 10g 逐渐加至 45g（先煎 45 分钟以上），配伍化痰祛风、化瘀通络药，一年后复查，ECT 示 C3-7 延髓肿瘤明显缩小，病情稳定[5]。赵氏与邓氏治一"脑胶质瘤"，用半夏 30g 逐渐增至 50g（先煎 1 小时），配伍化痰通络、益气养阴、通下祛湿药，服用 1 月，诸症皆失，随访两年余，行如常人[4]。

4. 用于哮喘。王氏报道用制半夏 30g 组方重剂小青龙汤，治疗 6 例反复发作的顽固性支气管哮喘，服用半小时后均在 2 小时内哮喘即平，服完 2、3 剂，病情趋向稳定[6]。王氏又报道用大剂量小青龙汤，其中重用制半夏 60g，治疗 1 例哮喘发作呈持续状态患者，药后半小时哮喘渐平，并未见出汗、身热、舌麻、心悸等不良反应，1 个月未上班的人翌日便可正常上班[7]。林氏报道，用重剂小青龙汤加味，其中半夏重用 30g，治疗 20 例支气管哮喘，服药 2 剂后哮喘平息者 15 例，服药 3 剂后哮喘平息者 4 例，仅 1 例无效。经随访 18 例，只有 1 例复发，其他 17 例中，有 12 例两年以上未见复发，有 5 例一年以上未见复发[8]。

5. 用于肺部感染。毕氏介绍治疗 1 例右肺大叶性肺炎患者，重用半夏 100g 组方小柴胡汤化裁，第 1 剂后胸背痛已止，寒热除，咳嗽减，又继服 5 剂，胸部 X 片未见特殊，痊愈出院[9]。赵武老中医治疗 1 例老年性肺气肿合并支气管感染患者，重用半夏 24g 组方厚朴麻黄汤，一日分四次服，服首剂后咳喘即减轻，连服 7 剂，咳喘基本消失，后加固表补肾方药，共服药 40 多天，X 片示左肺上叶阴影明显吸收好转，病情稳定出院[10]。邢氏治疗 1 例慢性支气管炎继发感染、肺气肿、肺心病重症患者，用定喘汤加下瘀泄热、豁痰开窍药，其中重用制半夏 29g，服药 3 剂，病情很快好转[11]。

6. 用于失眠症。半夏治疗不寐，早见于《灵枢·邪客》。王氏用之，囿于半夏有小毒而用量不大，故疗效不显，后治一失眠两年余教员，重用半夏 60g，配伍清热豁痰药，连服 10 余剂，果然获效，遂于临床每见痰浊湿热之失眠，常半夏大量用之，辄收佳效，从无副作用发生[12]。熊氏报道用法半夏、薏仁各60g治疗4例失眠患者，各服药1～3剂，疗效满意，未见1人有副作用[13]。王氏治通宵不寐两月余的患者，前服温胆汤、黄连阿胶鸡子黄汤皆乏效，辨为饮犯阳明，拟半夏秫米汤加丹参、远志、夜交藤，径用半夏60g，服药2剂，间日得寐，续服3剂，得以安睡，体验到以半夏治不寐，不用较大剂量（30～60g）则效果不显[14]。马氏重用法半夏30～60g，治疗气郁痰结、胃气不和的30例失眠患者，都取得了显著的效果，体验到很多病例都是先以常用量不理想，再加大法半夏用量而显效的，故认为治疗失眠，不用大量半夏不易取效[15]。

7. 用于妊娠呕吐症。刘氏报道治疗3例妊娠呕吐重症，均经中西医治疗无效，医院检查后建议终止妊娠，后分别用安胃饮，重用清半夏30g，效果良好[16]。刘氏治疗1例妊娠后呕吐不止月余的患者，服中西药及输液均无效，西医建议终止妊娠。查舌苔薄白，脉弦滑，以胎气壅遏、胃气上逆证治，用生半夏30g，配伍赭石、砂仁和生姜，水煎呷服，二剂后呕吐渐轻，连服10剂，诸恙皆平，15天后痊愈出院，共计服生半夏450g，未见腹痛、流血等流产先兆，亦无其他不良反应[17]。

8. 用于慢性胃扭转。翁氏报道，一患者上腹部疼痛不适、进食后不久即呕吐食物已半年多，先后在两家医院治疗无效，体重由原来的130斤减至90余斤，舌苔略黄而粗腻，脉沉细。西医诊为慢性胃扭转，欲行外科手术治疗，患者及家属拒绝。中医辨为胃腑热结，痰浊中阻，升降不通，重用半夏30g，配合小承气汤，每天1剂，水煎分3次温服，用汤匙慢慢喂进，服药10天，诸症消失，X片复查正常，随访两年，患者能正常进行体力劳动。翁氏体验，胃扭转不超过180°的，可采用保守治疗[18]。

9. 用于胆囊炎胆石症。辽宁省锦县人民医院报道，用大柴胡汤加味，其中重用半夏40g，治疗627例胆囊炎胆石症患者，配合西医的抗菌、解痉、支持疗法，临床治愈606例，占96.6%，转为手术者21例，占3.4%[19]。

10. 用于抑郁型精神分裂症。傅氏治疗1例因惊恐导致神情痴呆、失语、大小便失禁、双手不自主摆动的抑郁型精神分裂症患者，诊为痰瘀闭窍，气血逆乱，用生半夏30g，配伍涤痰祛瘀药，连续服药12剂而愈[20]。

11. 用于病毒性脑炎。傅氏介绍1例病毒性脑炎患者，用西药治疗十余天，除热退外，仍神情呆滞、痴笑失语，右侧肢体偏瘫，二便失禁，舌质红，苔薄白，脉滑数，证属痰瘀阻络，蒙闭清窍，重用生半夏30g，配伍涤痰祛瘀药调理，病情日趋好转，共服药60余剂，痊愈出院[20]。

12.用于病态窦房结综合征。刘氏治疗1例病态窦房结综合征患者，中医诊为胸阳不畅，阳虚阴逆，用半夏30g，配伍温阳祛痰药，连服39剂，反复查心电图均正常，症状消失，恢复工作，不仅半夏重用，且与附子同用，未发现不良反应[21]。

13.用于风湿性心肌炎。刘氏治疗1例9岁患风湿性心肌炎女童，血沉70mm/h，抗链"O"1250单位，心电图示频发房性期前收缩，阵发二联律、三联律，先后用抗生素及各种药物治疗，长期心电图检查无改变，病情不见好转。邀中医会诊，据面白无华、畏冷、舌红淡、脉小，断为阳气外散、风痰湿瘀、阻滞心宫，用半夏30g，配合温阳祛痰化瘀药，服药30剂，反复查心电图正常，病情恢复而出院，无发现不良反应[21]。

14.用于乳痈病。毕氏治疗1例产后乳痈，伴干恶心、舌质红，苔黄，脉沉弦细，以小柴胡汤加味，重用半夏100g，水煎日服3次，服1剂寒热即止，乳痛明显减轻，乳房肿块消退一半，服药4剂，诸症皆除[9]。

15.用于便秘。毕氏治疗1例习惯性便秘10年的患者，排便极困难，排便时长30～50分钟，伴干恶心，口中时泛酸水，舌质红，舌体大，苔白，脉弦，以小柴胡汤去黄芩加芍药，重用半夏100g，水煎日服3次，服2剂后大便通畅，精神转佳，服药10剂，大便正常，随访未再复发[9]。

16.用于阴道炎。毕氏治疗1例阴痒半年患者，因日夜搔抓而致阴唇肿胀疼痛，行走不便，白带黄色，有时呈血性或脓性，纳入灭滴灵、卡巴肿及内服曲古霉素只缓解一时。舌质红，苔白微黄腻，脉沉弦，诊为湿毒带下，给予小柴胡汤，重用半夏100g，水煎日服3次，服药6剂，阴痒已止，诸症亦除[9]。

17.用于功能性子宫出血。毕氏治疗1例出血患者，半年来月经淋漓不断，经输血、刮宫，又服西药，屡治不愈。舌质淡红，苔黄，脉沉弦，给予小柴胡汤，重用半夏100g，水煎日服3次，服药4剂后阴道流血止，为巩固疗效，继服3剂，病未复发[9]。

18.用于流行性出血热小结胸证。兰氏等报道，治疗流行性出血热小结胸证17例，认为乃痰与热互结而成，当治痰为要，常见苔白，脉滑，重用制半夏30～50g，配合黄连、瓜蒌实，常二剂可愈，最多不过三四剂[22]。

19.用于眉棱骨疼痛症。邓氏治疗1例眉棱骨疼痛7年患者，用生半夏

30g，生姜 20g，服 1 剂痛减，2 剂痛止，续服 2 剂巩固疗效[23]。又治疗 1 例眉棱骨痛如椎刺，竟有昏倒之势，予法半夏 30g，生姜 20g，服 3 剂而愈。邓氏认为，此病症多属脾失健运，风痰为患，故宗《脾胃论》"足太阴痰厥头痛，非半夏不能疗"的故训，对顽痰顽疾的眉棱骨痛，重用效著[23]。

20. 用于老年痴呆症。侯氏治 1 例痴呆 3 年的 80 岁老人，舌质淡红，苔白厚腻，舌根部微黄，脉细滑，证属痰湿阻窍，予二陈汤加减，重用清半夏 30g，服药 7 剂，意识转清，能认识亲友，纳食略增，二便失禁好转，后加用清热平肝之品，服药 21 剂，诸症好转[24]。

21. 用于着痹。刘氏介绍天津中医学院名老中医王士雄治疗着痹的经验，主张"治痹之秘在于重剂"，认为着痹乃湿痰流注关节所致，应重用豁痰之剂，故平常之方就重用半夏 60g。临床实践证明，采用重剂止痛效果好，大大减轻了病人的痛苦，缩短了疗程[25]。

22. 用于多囊肝多囊肾。赵氏等人介绍 1 例多囊肝多囊肾 9 年患者，腹大如鼓，行动困难，新近病发且加重，虽经多方调治，诸药迭进都难奏效，遂用单味生半夏 50g，水煎 2 小时，日分 3 次服，岂料 1 剂未尽，腹痛已止，当晚安然入睡，次晨则思饮食。后依法续服，如此两月余，耗药 3000g 余，症状减轻并稳定[3]。

23. 用于无名肿块。赵氏等报道治疗 1 例左上齿龈部有一肿物已 5 年的患者，曾服药打针无显效，因逐渐长大，又惧于手术治疗，求中医诊治，察其肿物约 2cm×1.5cm，以痰瘀病机证治，遂予生半夏 50g，配生地黄煎 2 小时后，分 3 次当日服下，次日大便通畅，剂后肿物消失，齿龈部正常，随访两年未再复发[3]。

24. 用于三叉神经痛。朱氏报道治疗 2 例三叉神经痛患者，均长期服用苯妥英钠、卡马西平效不显，其中 1 例患病 18 年，1 例曾行三叉神经上颌支及下颌支切断术，分别经中医辨为痰凝火郁阻络和痰瘀阻络，均重用半夏从 30g 开始，逐渐加至 60g，配伍相应中药，疗效非常显著[26]。

二、讨论

从有关期刊的公开报道来看，半夏的重量应用是客观存在的，这种毋庸置疑的事实，既继承了张仲景重量应用的传统经验，又拓展了半夏重量应用的范围，对此应引起高度重视。面对这种继承不泥古、创新不离宗的发展应用，我们初步认为半夏的重量应用有以下几方面特征和启示。

1. 能治急重病症。如治哮喘、肺部感染、重症妊娠呕吐、食道癌、乳痈等，可以看出半夏重量应用对急重症有明显的独特作用。在病情急发、病势危重、邪气猖獗的关键时刻，投以重量大剂，量重味厚，功专效强，有斩将夺关之功，可以很快拯垂危，遏病势，抗毒烈。

2. 可疗疑难顽疾。如治肺癌、脑瘤、重症失眠、胆囊胆石症、抑郁性精神分裂症、病态窦房结综合征、风湿性心肌炎、习惯性便秘、功能失调性子宫出血、老年痴呆症、痹症、多囊肝多囊肾、三叉神经痛等，显示半夏重量应用对此类病症有独到特长。这类病症，或是病情复杂，治疗棘手；或是老病怪症，邪气逗留；或是迭用方药，拮抗耐药；或是病邪入里，深伏久羁。对此用常规治疗，或井深绳短、病重药轻，或隔靴搔痒、缓不济用。而重量应用，性味纯浓，作用强烈，完全可治疗常药所不及的疑难顽症，故能起沉病，制痼疾，收迥然不同的意外疗效。

3. 贵在辨证重用。半夏重量应用的许多报道，都同时报告了所诊治的急重、疑难征象和痰证、湿证、饮证、胃逆、痞结等证候病机，这是非常重要的。中医的诊疗方式、优势特长和学术精华是辨证施治，中医的疗效秘诀和威力也在于辨证施治。实践证明，在辨证施治的精神指导下，不管病因多么复杂，病症多么特异，只要辨证准确，立法严谨，并且选方贴切，用药对证，且又配伍得当，制方科学，就可大刀阔斧，重量应用，故其功专力猛，针对性强，作用独特，疗效显著，此即是半夏重量应用的原则和前提，对此是绝对不容忽视的。

4. 显现潜在功能。前述资料显示，半夏重量应用对食道癌、肺癌、脑瘤、着痹、顽固性眉棱骨疼痛、三叉神经痛以及顽固性失眠症等，疗效非常显著，说明半夏还有缓急止痛和镇心安神的功能，这是传统方书和历版教材所没有显示的。这种除半夏原有的功能作用以外的两种新功能，可以说是两种新的发现，说明半夏还有潜在的功能待发掘。疗效是基础，实践出真知。半夏重量应用效果很好的机理，可能是半夏量的积累引发和改变了半夏的性能与作用趋向。总之，半夏重量应用的临床报道，给我们提供了半夏具有潜在功能的难得的宝贵资料和实践经验，有待我们今后进一步探索和总结。

5. 利于开发新药。半夏的重量应用报告，有的竟高达100g，可谓世所罕见，令人难以置信，但从使用效果来看，却又神奇明显。这种特殊的用量、异常的用法、突出的效果，说明半夏的重量应用有其适用证候和临床基础。这为扩大和推广半夏重量应用治疗危急重症和疑难病拓宽了发展的空间。药凝天地之性味，方承医圣之渊源。今人对半夏的重量应用，不但是对张仲景重用半夏经验的继承，而且是对中华民族繁衍生息的贡献。上述文献还表明，服用重量半夏均能长服久服，且无毒副作用和不良反应。而现代化学药物的不良反应越来越多、越来越重，从合成药物中提取新药也越来越困难，天然药物的毒副作用较小和较少，容易提取新药，此为天然药物的发展带来了很好的机遇。由此可见，半夏重量运用，仲景有记载，历史有贡献，既是传统名药验方，也是名老中医的绝招特技，现时对急重症和疑难病疗效显著，且又毒副作用少见，使中医药瞄准临床和市场，研制开发高效、速效、长效的半夏或半夏剂类新药的目标与任务，已经顺应历史现实摆到了国人的面前，走到了世纪的前沿。因此，我们有责任有必要研究总结半夏重量应用的经验和其有效成分，加强专题科研协作攻关，最大限度地发挥半夏的功能，防治一些急重症和疑难病，以适应当代疾病谱的变化，进一步满足人民群众的医疗需求。

6.重在继承。应用资料显示，不论是从历史的视角，还是从现实的视角，不论是张仲景的应用记载，还是今人的应用报道，均显示了张仲景半夏重用的疗效是可重复的，此又说明学习挖掘中医的精华，保持和发扬中医的特色与优势，不仅是十分重要的而且是完全可行的。求木之本，必固其根本，欲流之远者，必浚其源泉，张仲景一千八百年前应用、积累、记载的治病方法及半夏重量应用的经验，我们当不能否定和遗弃，他给生命科学提出了很大的课题，就像青蒿素的挖掘开发一样，我们应该虔诚认真地学习开采，继承弘扬。虽然前述报道多数不是大宗病例的报告，但中医的个案报告、罕见病例的报告、经验报道、短篇报道，医案医话、案例分析（讨论）等，都具有重要的学术价值，是特殊的中医临床研究方法，符合现代个体化诊疗模式，能够为中医药科研开发提供新的线索、新的课题和新的疗效。在此基础上广而汇集，就是一种临床应用现象和疗效研究，久而凝练，就是一种文献研究的价值和成果。中医药的生命和灵魂在于疗效，中医文献研究又永远是医学研究不朽的平台。中医药的科研开发就是建立在临床研究与文献研究的基础之上的，这也是中医药科研的传统优势和独到方法。为了继承和发扬半夏重量应用的功效和经验，需要我们进一步开展广泛的临床应用研究和各种体裁类型的报道，进一步积累提炼，升华认识，指导临床。

7. 发展趋势方向。在半夏重用的报道中，我们注意到了对半夏有生用、制用、清用以及先煎等炮制形式和使用方法的不同，其他又涉及药物的组方和配伍，诸如病人的体质、地域的异同、季节气候的变化、病因病势的轻重、病期证候的长短等，相互之间对疗效的影响也有十分复杂的关系和辨治因素，对此也应给予重视和研究。汇集前述资料，的确发现个案报道较多，大宗病例报道较少，因此，有系统、有重点、大宗病例地观察总结半夏重量应用的经验和规律，应该是今后努力的方向。因为多层次、多病种、科学规范地进行半夏重量应用的临床实践，必将进一步提高临床疗效，充实和发展中医临床治疗学。

8. 促进创新学说。从张仲景半夏重量应用的记载，到今时对半夏的重量应用报道，我们看到了重量半夏古为今用的效用和发展轨迹，今时承继了远古，传统辐射了当代，说明张仲景半夏重量应用的用法和经验有长远的影响力，是跨越时代的，表明张仲景是重量应用半夏的典范，为今时临床重量应用提供了依据，其权威性也是其他医学典籍无法比拟的。标新立异并非哗众取宠，各类报道并非全无真凭实据，以史为鉴，学贯古今，经方未必尽合今病，但其辨证的原则性和应用的灵活性，足以演绎无穷的魅力。时代向我们提出了新的要求，在传统的基础上与现代和谐衔接，继承发扬张仲景半夏重用之长，创新发展半夏重用之说，一定会促进中医药学基础理论的创新和发展，推动张仲景学说的深入研究和发展提高，尤将对许多急重症和疑难病的治疗开辟新的领域！

参考文献

[1] 王佑民. 40例食道癌梗阻的辨证论治. 上海中医药杂志，1982（7）：8.

[2] 熊永厚. 疑难病症医案三则. 广西中医药，1982（2）：39.

[3] 赵强，邓人春. 生半夏临床应用体会. 中医杂志，2001，42（2）：72.

[4] 刘权举，张阳，李雪松，等. 张士舜主任医师妙用二生汤治疗肺癌经验简介. 中医药学刊，2003，21（10）：1619.

[5] 方春阳，陆晓东. 毒药劫剂治疗痼疾顽症验案三则. 新中医，1997，29（8）：26.

[6] 王华明，高桂花，何立人，等. 重剂小青龙汤治疗支气管哮喘. 上海中医药杂志，1981（12）：15.

[7] 王华明. 大剂量小青龙汤治疗支气管哮喘一例. 福建中医药，1983（11）：61.

[8] 林文谋. 重剂小青龙汤治疗支气管哮喘甚效. 上海中医药杂志，1985（12）：23.

[9] 毕明义. 剂量按古币兑换疗效有桴鼓之应. 上海中医药杂志，1985（10）：30.

[10] 张问渠.赵武老中医治疗咳喘的临床经验.新中医,1980(3):11.

[11] 邢文武.学用下瘀泄热豁痰开窍法治疗肺性脑病.中医杂志,2003,44(3):236.

[12] 王士福.临床治验.新医药学杂志,1978(9):17.

[13] 熊永厚.半夏秫米汤加味治疗失眠.新中医,1983(11):22.

[14] 胡学刚.漫话半夏之用量.中医杂志,1986(10):67.

[15] 马明和.重用半夏治疗失眠.中医杂志,2001,42(2):73-74.

[16] 刘宗敏.张氏安胃饮治疗妊娠呕吐的体会.黑龙江中医药,1983(1):35.

[17] 刘云.学习仲景重用生半夏的体会.江苏中医杂志,1984(3):30.

[18] 翁工清.中西医结合非手术治愈慢性胃扭转1例.中医杂志,1980,21(1):30.

[19] 傅学锋.涤痰祛瘀法的异病同治.辽宁中医杂志,1984(7):17.

[20] 刘沛然.半夏与生姜.辽宁中医杂志,1984(11):34.

[21] 兰克信,高仲,王国礼,等.《伤寒论》法辨治流行性出血热112例探讨.新中医,1985(1):9-11.

[22] 邓朝纲.生姜半夏汤新用.四川中医,1985(11):28.

[23] 侯志敏.老年痴呆症2例治验.中医杂志,1990(3):19.

[24] 刘小粟.药味要紧分量更要紧.中医杂志,1992(5):57.

[25] 朱树宽.半夏善治三叉神经痛.中医杂志,2001,42(2):73.

柴胡重量应用治疗急重症和疑难病概况

柴胡一药在张仲景《伤寒论》中参与汤剂组方6方（次），其中用量最大的是小柴胡汤、大柴胡汤和柴胡桂枝干姜汤，各用柴胡半斤，此3方占了6方（次）的一半，其用量之多，所占方次比例之大，足见张仲景是非常重视和擅长重量应用柴胡的，由此开创了柴胡重量应用的先河，体现了张仲景方药临床应用的独到经验，奠定了柴胡重量应用疗效卓著而饮誉古今的基础。这既是张仲景重用柴胡组方治疗急病杂症的独特方法，也是张仲景学术思想的重要内容和精华。

现代临床对张仲景柴胡重量应用的奥妙探幽索隐，承袭沿用，并有所创新和发展，且疗效奇特显著，表现突出。为了探索一些急重症和疑难病的有效治法，总结柴胡重量应用的经验和规律，今以张仲景所用柴胡半斤（汉代8两）为重量应用的标准，按照《伤寒论讲义》（1985年版）中的古今剂量折算法（1两=10钱=30g），根据《方剂学》（1995年版）中"量重为君"的组方原则，择要收集临床中施治组方重用柴胡为君的公开报道，将国内有关文献概况评论如下。

一、概述

1.用于外感高热。田氏用柴胡30g配伍清热解毒、凉血化痰药，治疗39℃以上的急性高热120例，治愈80例，占66.6%，有效34例，占28.4%，无效6例，占5%，总有效率为95%，认为对高热或超高热，柴胡可增大至60g，对上呼吸道感染、扁桃体炎、支气管炎等急性高热，疗效满意。李氏用柴胡30～50g配伍升麻、滑石，根据辨证加用相应药物，治疗80例感冒和"流感"，结果痊愈60例，显效2例，有效8例，无效10例，其中服药1剂而愈者47例，服药2剂而愈者8例，其余服药3～4剂而愈[2]。熊氏治疗1例高热 17 天之 6 岁住院男童，经中西医结合治疗未效，诊为寒邪束表，阳气不宣，用柴胡 60g 配伍辛温发汗解表和清热凉营之药，治疗 1 周，发热逐日渐退而康复。故认为，用于外感高热，非大剂量柴胡不为功[3]。和氏治疗 1 例高热 8 天的患者，诊为少阳病，投小柴胡汤加生地、白芍、麦冬，柴胡重用 30g，服药 1 剂，次日体温霍然而退，病亦由此而愈[4]。邵氏治疗 1 例外感高热 1 周的患者，诊为风寒入里，化热伤津，用柴胡 30g，配伍辛凉解表、清热生津之药，服药 2 剂，体温降之正常[5]。张氏治疗 1 例高热 40 天的患者，诊为外邪未解，入里化热，邪热内炽，重用柴胡 25g 组方小柴胡汤，配合桂枝汤加银花、连翘、生石膏，服药 4 剂，体温正常[6]。李氏对暑热、风热、温热时邪所致之外感高热病，均善用柴葛解肌汤化裁，常重用柴胡 30g 而很快取效[7]。方氏治疗 1 例高热 20 天的春瘟（病毒性肺炎）患者，多种西药联合运用无效，以表里郁闭、腑结肺阻证治，重用柴胡 30g，配伍清热解毒药，服药 4 剂，热退身平[8]。

2. 用于内伤低热。王氏治疗 1 例经西医诊为不明原因低热 1 年余患者，中医诊为肝郁气滞，用丹栀逍遥汤化裁，重用柴胡 30g，服药 18 剂，体温恢复正常[9]。又治疗 1 例间歇性低热 2 年患者，经中西医治疗均未奏效，以肝郁脾虚证治，用小柴胡汤合四君子汤，重用柴胡 30g，5 剂后发热减轻，将柴胡增至 45g，继服 5 剂，热退汗止，余症悉平[9]。又治疗 1 例低热半年患者，经多项检查均无异常，中西药治疗罔效，以少阳病证治，用小柴胡汤，重用柴胡 30g，服药 10 剂，热退神佳[9]。

3. 用于肺炎。毕氏治疗 1 例经胸部摄片诊为右肺大叶性肺炎患者，中医诊为少阳枢机不利，木火刑金，用小柴胡汤加味，重用柴胡 125g，日服 3 次，服 1 剂胸背痛已止，寒热除，咳嗽减，继服 5 剂，胸部摄片未见特殊，痊愈出院[10]。蒲氏等治疗 1 例左肺大叶性肺炎病人，用小柴胡汤加石膏、鱼腥草，重用柴胡 30g，服药 4 剂，诸症减轻[11]。印氏治疗 1 例肺部大肠杆菌感染之肺炎患者，高热咳嗽两月不除，用清燥救肺汤加柴胡 30g，服药 10 剂，体温降至 38℃以下，咳嗽轻，照上方据证加药又服 7 剂，体温基本正常，改用益气固表剂善后巩固[12]。

4. 用于胸腔积液。刘氏治疗 1 例右侧胸腔积液患者，中医诊为悬饮内结，用柴胡 30g，配伍通阳蠲痰导逐药，服 10 剂，咳喘消失，饮食渐增，平卧自如，胸透示右侧积液基本吸收，右膈肌已显示，但右肋膈角略有不清，基本痊愈出院[13]。

5. 用于败血症。房氏等治疗1例变态反应性亚败血症,四个月来反复发作弛张性高热,经用多种中西药罔效,后诊为热入血室,投小柴胡汤原方,柴胡重用30g,一日服2剂,4小时服1次,服后2小时体温正常,继服上方6剂,体温一直未再升高[14]。张氏治疗1例败血症高热50天患者,用多种抗生素、中药汤剂及成药无效,诊为少阳阳明合病,投小柴胡汤,重用柴胡30g,加生石膏、银花、蒲公英,一日服4次,服药7剂,体温正常[15]。杨氏报道1例腹腔术后隐匿性感染灶引起的败血症,用多种抗生素治疗效果不佳,高热20天,中医诊为少阳阳明合病,用小柴胡汤合白虎汤化裁,重用柴胡80g,服1剂后寒热往来消失,体温正常,停服1天,体温又升至39℃,续服4剂,体温正常,痊愈出院[16]。

6. 用于胆系病。胡氏治疗1例胆道术后残余结石所致腹部剧痛及发热患者,经用链、氯霉素及阿托品、硫酸镁等症状未缓解,以食积血瘀胃肠证治,重用柴胡30g,配伍理气化瘀散结药,服药半小时后,疼痛即解,身热已平[17]。辽宁锦县人民医院运用西医常规疗法,结合中药柴胡50g,配伍疏肝化瘀消积药,治疗627例胆囊炎胆石症,结果临床治愈606例,占96.6%,转为手术者21例,占3.4%[18]。张氏治1例胆总管囊肿术后反复高热8个月的患者,诊为伏邪郁于太阳少阳两经,用柴胡桂枝汤合银翘散化裁,重用柴胡25g,服药50剂,病告痊愈[6]。陈氏治疗1例急性梗阻性化脓性胆管炎伴胆囊穿孔、胆汁性腹膜炎,患者因拒绝手术求中医诊治,用大柴胡汤合茵陈蒿汤合承气汤化裁,重用柴胡60g,服药1剂,呕止、痛减,神清,体温降为37.8℃,继用上方又合黄连解毒汤加减,连服5剂,腹胀大减,黄疸消退,继之善后而愈[14]。

7. 用于肾炎。赫氏用疏肝利湿法治疗10例肾炎,自拟柴坤汤,用柴胡25g,结果临床治愈3例,显效6例,好转1例[20]。黄氏治疗肾盂肾炎急性发作阶段,以湿热壅滞下焦证治,选用柴苓汤,用柴胡24g组方,每日2剂,分6次服,一般守方一周;对肾盂肾炎的非急性发作阶段,以正气已伤、湿热未尽证治,用疏肝益气汤,重用柴胡24g组方,守方一月,据177例临床资料统计,临床治愈率为79.7%,其中,急性84例的治愈率为82.1%,慢性93例的治愈率为77.6%[21]。

8. 用于乳腺炎。和氏治一产后乳腺炎病人,以小柴胡汤加味,用柴胡25g

组方，服药1剂，体温正常，后稍加增减，续服6剂而愈[4]。毕氏治疗一乳痛患者，以小柴胡汤加味，重用柴胡125g，每次服200ml，日服3次，服药1剂，寒热即止，乳痛明显减轻，左乳肿块消退一半，继进2剂，诸症皆除[10]。

9. 用于胃下垂。汤氏辨治胃下垂，认为与肝不升发有关，自拟扶肝举胃汤，重用柴胡25g，效果满意[22]。

10. 用于肝炎。路氏对急性肝炎，以湿热毒邪较重证治，常重用柴胡25g组方；对慢性肝炎，以湿热毒邪久留、肝脾正虚邪实证治，也常重用柴胡25g组方，疗效同样满意[23]。弓氏等治疗抗结核后肝损害38例，组方肝痹汤，重用柴胡24g，结果痊愈16例，好转17例，无效5例，经统计学处理，治疗组总有效率明显高于对照组（$P<0.05$）[24]。

11. 用于慢性扁桃体炎。张氏治疗慢性扁桃体炎30例，用升阳散火汤，重用柴胡24g，结果治愈25例，显效4例，好转1例[25]。

12. 用于功能性子宫出血。毕氏治疗1例功能性子宫出血患者，用西药止血，又输血4次，再行刮宫，屡治不愈，遂求中医治疗，辨为热入血室，给以小柴胡汤，重用柴胡125g，日服3次，服4剂后阴道流血止，继服3剂，巩固疗效[30]。

13. 用于滴虫性阴道炎。毕氏治疗1例滴虫性阴道炎半年患者，纳入灭滴灵、卡巴肿及内服曲古霉素，只缓解一时，阴唇肿胀疼痛，行走不便，白带黄色，有时呈血性或脓性，伴心烦易怒，失眠多梦，头胀痛等，给以小柴胡汤，重用柴胡125g，日服3次，服3剂后阴痒已去其半，阴道分泌物明显减少，守方3剂，阴痒已止，诸症亦除[10]。

14. 用于习惯性便秘。毕氏治疗1例习惯性便秘10多年的患者，排便时间每次30～50分钟，据脉症诊为少阳枢转不利，上焦津液不得转输肠道，投小柴胡汤去黄芩加芍药，柴胡用125g，日服3次，2剂后大便通畅，守方8剂，大便正常[10]。

15. 用于高热肢肿。崔氏治疗1例高热百日、下肢浮肿半月的患者，诊为枢转不利，脾肾阳虚，授小柴胡汤合真武汤，柴胡重用30g，药进5剂，热退肿消[26]。

16. 用于脘腹胀满。黄氏治疗1例气郁脘胀1周的病人，以柴胡（根）60g，水煎分2次用，服后腹胀减轻，次日柴胡（根）30g煎服，药后诸症消失[27]。

17. 用于膝状神经节带状疱疹综合征。该病是以面瘫—耳病—疱疹三联征为特征的神经系统常见病，朱氏以小柴胡汤为基本方，重用柴胡 30g，每日 1 剂，7 天为 1 个疗程，治疗 32 例全部治愈[28]。

二、讨论

今人对柴胡的重量应用及有关期刊的公开报道，资料宝贵，内容新颖，观点明确，辨治科学，对《伤寒论》的学习和张仲景方药应用的独到经验，发掘有深度，继承有新意，我们认为有以下特征能给予我们有益的启示。

1. 能治急重病症。上述对外感高热病症、败血症等的治疗，在病情急发期，病势危重，邪气猖獗，以柴胡重量为君，大剂量使用，功专效强，很快地挽救病人，取得显著的疗效，显示柴胡重量应用对急重病症有独特的作用。这是因为，柴胡的重量应用，一方面提高了柴胡在人体内的有效浓度，增加了脏腑对柴胡的吸收量；另一方面确立了柴胡在配伍组方中的统帅地位，提高了柴胡性能归经的力量，加大了柴胡的作用强度。如此有效的用法，说明中药的用量与疗效有紧密的关系。谁能说中药是安慰剂？是不科学？这种量重味厚的特点，正是柴胡治疗急重病症的不传之秘。所以孙氏认为，柴胡退热，"必须用大剂量，非一两以上不为功，至少亦当至八钱"[29]。著名老中医岳美中教授也指出："大病宜大药"[30]。

2. 可疗疑难顽疾。对前述的内伤低热、肺炎、胸腔积液、胆系病、肾炎、乳腺炎、胃下垂、肝炎、扁桃体炎、功能性子宫出血、阴道炎、便秘、高热肢肿、脘腹胀满、膝状神经节带状疱疹综合征等病症，我们发现在其诊治过程中，多数有两个明显的特点：一是邪气滞留，久治不愈，病期较长；二是常量无效，缓不济用，病情顽固。对这种疑难病之复杂病情，借鉴张仲景重用柴胡的经验，开阔思路，重量使用柴胡，功效宏大，作用强烈，起沉疴，制顽疾，能解决常药所不及的病症，收到意想不到的疗效。明代张景岳云："医不贵于能愈病，而贵于能愈难病"。当今社会难治之病多矣，欲治非常之病，必用非常之药。实践证明，柴胡重量应用能有效地治疗疑难顽症，此为柴胡的重量应用展现了广阔的前景，也成为我们攻克疑难病的一大法宝。

3. 贵在辨证重用。综观柴胡重量应用的许多报道，都同时报告了所诊治的急重症和疑难病的证候病机，我们认为这是非常重要的。中医的诊疗方法、优势特长和学术精髓是辨证施治，中医的疗效秘诀和威力也在于辨证施治。辨急重症，就是分析和解决临床过程中的突出的急重矛盾；辨疑难病，就是分析和解决临床过程中的主要矛盾，辨证明确，就会有胆有识，能攻善战，就会准确地立法遣药，权衡利弊，而非鲁莽从事。上述资料表明，不论是急重病还是疑难病，不论是单一证候还是相兼证候，其辨证的准确性有着共同的特征，即主要病位是在少阳肝胆经，主要病机特点是表里不和，枢机不利，脏腑失衡，阴阳失调，其重量用药则是主要发挥了柴胡的透表泄热、和解表里、疏肝解郁、升举阳气的单一功能或其综合作用。实践证明，只要我们掌握了辨证施治的精髓和方法，不管疾病有千种万种，不管病症多么特异，只要辨证准确，方法严谨，选方贴切，用药对证，且又配伍得当，制方科学，就可大刀阔斧，重量应用，故能功专效猛，针对性强，作用独特，疗效显著，此即是柴胡重量应用的原则，也是柴胡重量应用的前提，对此是应该特别强调的，也是绝对不容忽视的。

4.贵在继承应用。汇总柴胡的重量应用报告，有的每剂用量高达125g，这是有文字记载的柴胡的最大用量，可谓世所罕见，令人难以置信，但从使用效果来看，却又神奇明显，疗效独特。这种特殊的用药方法，突出的效果，说明柴胡的重量应用现今仍有其适应的证候和临床基础。从有关期刊的公开报道来看，柴胡的重量应用是一种客观存在的现象，究其原因，一是源于《伤寒论》的内容和作用，这对我们的影响较为深远，意义较大；二是为进一步提高中医的疗效，突出中医特色的需要。这种无可置疑的事实，既继承了张仲景重量应用柴胡的经验，也发展了柴胡重量应用的治疗范围，这为扩大和推广重量应用柴胡治疗急重症和疑难病拓宽了发展的空间，因此，可以说这既是我们继承和发扬中医药优势与特色的切入点，也是提高中医药临床疗效的突破口（当然，尚不仅指此一味药）。历史地看，柴胡的重量应用，《伤寒论》有记载，张仲景有贡献，既是传统名药验方，也是名老中医的绝招特技，今时对急重症和疑难病的疗效显著，又经得起重复和验证，这种重量应用柴胡的方法和经验当不能否定和遗弃，我们应全面地而不是零碎地、系统地而不是单一地、深入地而不是浅陋的、踏实地而不是浮躁地学习研究《伤寒论》及其他医学典籍，切实地整理、继承和运用古今名老中医的经验。欲流之远者，必浚其源泉，求木之荣者，必固其根本。做好中医药的继承工作现时显得特别必要而迫切，对此需要我们下大气力、扎扎实实地发掘传承，宏扬提高。

5.贵在创新发展。前述报道资料，既验证了张仲景重量应用柴胡的传统用法，又探索了柴胡重量应用的新用途，更是为今后的柴胡重量应用发展积累了一些新经验，这是十分难能可贵的。实践的观点是辩证唯物论之认识论的第一和基本的观点，疗效即是硬道理，把实践中的经验整理升华并加以提高，进一步指导和促进中医药学的发展，是更好地认识和重视重量应用柴胡的必要阶段和措施。但收集前述有关资料，发现个案报道较多，大宗病例报道较少，虽然个案报道寓共性于个性之中，符合现代个体化诊疗的特点和模式，个案报道的学术价值和现实意义亦不容否定，但有系统、有重点、大宗病例地观察总结和研究柴胡重量应用的经验和规律，应当是今后努力的主要方向。诸如重用柴胡与病人体质、所处地域、四时气候、病情病程、药物选材、炮制使用等，也有十分复杂的关系和辨治因素，对此也应给予重视探讨。（6岁）儿童可否重用柴胡（60g）、大剂量之间如何不使悬殊太大、如何确定柴胡的最佳剂量等，对此更应给予重视研究。重量应用柴胡能否很好地在临床中存在和发展，关键是它的广泛性和认同性，相信多层次、多病种、科学规范地进行柴胡重量应用的实践研究，必将进一步提高中医药的临床疗效，推动张仲景学说的深入研究和发展，尤将对许多急重症和疑难病的治疗开辟新的领域！

参考文献

[1] 田养年.解热煎剂"治疗120例高热患者的疗效观察.上海中医药杂志，1985（8）28.

[2] 李珍杰.柴胡升麻滑石汤"治疗感冒和"流感".广西中医药，1982（2）：48.

[3] 熊永厚.疑难病症医案一则.广西中医药，1982（3）：30.

[4] 和宝文.小柴胡汤的退热妙用.河南中医学院学报，1980（2）：41.

[5] 邵念方.表里兼顾：温清并举.中医杂志，1991（8）：8.

[6] 张琪.高热验案4则.中医杂志，1995，36（3）：145.

[7] 李文治.陶氏柴葛解肌汤治疗外感热病.湖北中医杂志，1983（2）：25.

[8] 方福根.谈谈中医治疗危重急症的点滴体会.江西中医药，1983（4）：30.

[9] 王立忠.大剂量柴胡治疗低热.广西中医药，1984，7（5）.30.

[10] 毕明义.剂量按古方兑换疗效有桴鼓之应——重剂小柴胡汤临床应用体会.上海中医药杂志，1985（10）：30.

[11] 蒲元军，蒲江.肺痈·水肿.四川中医，1985（12）：42.

[12] 印会河.从喻氏清燥救肺汤中得到的启示.江西中医药，1982（1）：28.

[13] 刘沛然.半夏与附子.辽宁中医杂志，1982（11）：26.

［14］房定亚，耿引循，袁晓军．应用小柴胡汤退疑难发烧的点滴体会．辽宁中医杂志，1980（1）：9.

［15］刘殿生，张少麟．张琪治疗高热验案3则．中医杂志，1993，34（6）：333.

［16］杨德明．脾切除术后顽固性高热不退案．中医杂志，2003，44（1）：52.

［17］胡锦泉．按"绞肠痧"论治急腹症3例．江苏中医杂志，1982（1）：30.

［18］锦县人民医院．中西医结合治疗胆囊炎胆石症627例．新医药学，1979（3）：55.

［19］陈培儒．胆汁性腹膜炎治验．四川中医，1985（8）：42.

［20］赫令君．疏肝利湿法治疗肾炎10例．吉林中医药，1984（4）：20.

［21］黄星垣．肾盂肾炎证治．中医杂志，1985（2）：5-6.

［22］汤治明．胃下垂的治则和方药刍议．中医杂志，1982（2）：66.

［23］路万元．肝炎的辨证治疗．辽宁中医杂志，1985（2）：29.

［24］弓显凤、蒲兰元、综胤生．肝痹汤治疗抗痨药后肝损害疗效观察．中医杂志，2000，41（3）：157.

［25］张德光．升阳散火汤治疗慢性扁桃体炎30例．中医杂志，1999，40（9）：525.

［26］崔兆祥．刘方轩医案4则．中医杂志，1999，40（9）：525.

［27］黄红勤．柴胡能升能通能散能和．中医杂志，2000，41（11）：649.

［28］朱树宽．柴胡善治Ramsay—Hunt综合征．中医杂志，2000，4（11）：650.

［29］孙祝岳．试谈柴胡的应用及剂量的初步体会．新中医，1977（6）：41.

［30］王国三．岳美中论仲景组方配伍规律．上海中医药杂志，1983（3）：12.

桂枝的大剂量应用概况

桂枝一药，自张仲景《伤寒论》桂枝汤等方之后，为历代医家所常用，且功效卓著，药源充足。原书中对桂枝有大量（六两、五两、四两）、中等量（三两、二两）和小量（二两以下）的不同运用。而现代临床上对桂枝的大剂量应用亦较为广泛和突出。今以《伤寒论》中所用桂枝四两为大剂量标准，根据"重量为君"的原则，按照《伤寒论讲义》（1985年版）中的古今剂量折算法，收集临床中施治组方重用桂枝为君或为臣的实践报道，将历年来国内有关应用文献综述如下。

1. 用于风心病。桂枝通血脉，温心肠，在近代心血管病中是应用最多的药物之一。陈氏等以桂枝9～30g。配合熟附子、炙甘草等组方，浓煎早晚分服，60天为一疗程，治疗风湿性心肌炎患者80例，基本治愈24例（30%），显效21例（26.25%），好转28例（35%），总有效率为91.25%，沈老医师治疗风心病，对辨证有血瘀病机的，常选用桂枝12～45g。收效较佳。

洪氏报道，治疗青年女性风湿性心肌炎，查血沉54 mm/h，抗链"O"833单位，心电图示心肌损害，以温补心阳、宣通经络为方，重用桂枝18g，7周后复查，血沉10mm/h，抗链"O"333单位，心电图正常。另有总结治疗风心病、肺心病、冠心病的经验，以温阳祛邪立法，常用桂枝30g，配伍茯苓四逆汤、四逆汤，多能回阳救逆，挽命于倾刻。

2. 用于心动过缓。朱师经验，凡冠心病、病态窦房结综合征引起之心动过缓，用桂枝能温通心阳，提高心律，常配黄芪、丹参、炙甘草为基本方。其中关键是重用桂枝，多从10g开始，逐步递增，用至30g。朱师认为，桂枝的用量必须打破常规，若囿于常法，虽药已对证，但量小力弱，则难以收效。华氏报道，治蛇毒性窦性心动过缓，入院时心率52次/分，先后用季德胜蛇药片，静滴地塞米松、肌苷、辅酶A、阿托品等，19天后，心率慢仍无明显好转，故停服西药改用中药治疗，查脉迟缓，心率51次/分，以蛇毒入侵心阳、痰浊阻塞证治，重用桂枝20g，配二陈汤等，服药3剂，心率提高至70次/分，且疗效巩固，痊愈出院。

3. 用于心悸病证。《伤寒论》中，桂枝有平冲制悸的作用，是张仲景对桂枝药理功能的一大发明。证之临床，诚非虚论。如熊氏临床治疗惊骇所致心悸半年病人，原西药镇静剂和补心丹、安神丸、温胆汤均无效，遂用桂枝汤治疗，其中重用桂枝30g，服药4剂，心悸平息。江氏也常用桂枝30g组方复脉汤，治疗功能性心律不齐、期外收缩、心房纤颤、传导阻滞等引起的脉结代、心动悸，有较好的疗效。

4. 用于脑动脉硬化、椎基底动脉供血不足。张氏善用经方，撰文总结治老年妇人头眩晕、颤动不止证，西医诊为脑动脉硬化、椎基底动脉供血不足，诸治罔效，因思《伤寒论》第37条与本证符合，故投苓桂术甘汤加泽泻，方中重用桂枝30g，服药3剂，主证大减，继服10余剂而安。

5. 用于肺结核病。近代临床也常有用于感染性疾病的报道。朱氏等根据结核病的主要特征为干酪灶形成的硬性结节，以及血管发生病理变化，如栓塞、狭窄和坏死，影响病变部的血液循环，拟定了通调营卫、流畅气血、软坚散结、祛瘀生新的处方。方中重用桂枝30～60g，与抗结核药物结合治疗。临床观察30例，并另选病灶性质与范围类似的30例作为对照组，仅以抗结核药物治疗。结果服用桂枝组患者的症状、脉象、舌苔、血沉、体重都有明显进步，其X线片及痰菌转阴率亦较对照组为优。桂枝虽用至60g，未见不良反应。除对大咯血暂时停服外，即使原有痰中带血者，服后仍有化痰止血的功效。

6. 用于脱疽病证。近年来报道用温阳益气法治疗脱疽，颇具创新。唐氏总结常用桂枝附子汤合四君子汤为基本方，其中桂枝重用30g。对本病表现的发凉、剧痛、肢足色黑、溃烂、脉搏消失等症，效果较佳。又曾报道治疗较重脱疽病患，西医诊断为"心源性动脉栓塞"，症见面色苍白，四肢逆冷，双下肢紫红与苍白间见，发凉剧痛不能行走，双足背、胫后、股动脉搏动微弱，下肢血压测不到。重用桂枝30g配伍温阳益气药，服10剂后，下肢疼痛明显减轻，夜能入眠，肤色红润；下肢血压随之回升。陈氏也曾治疗西医建议截肢的病人，双足趾溃烂六七处，皮色紫黯、脓水频流，整夜剧痛难眠，全身状况衰弱。经用桂枝26g，配合补益气血之药。治疗三个月，创口愈合，饮食如常，行动自如。

7. 用于肝炎后肝硬化。重量桂枝也可在肝胆系疾病中运用。屠氏等应用桂枝治疗慢性肝炎和肝硬化，见有大小不同的癥块（肝脾肿大），面容枯黄、灰黑、青紫或紫红色，有瘀斑、蜘蛛痣、腹部静脉曲张、肝掌，以及各种出血症状，齿衄、鼻衄等。中医辨证属血脉阻塞，气血瘀滞和血不循经。用䗪虫、虻虫、水蛭、三棱、莪术等疗效不理想，而以大剂量桂枝为主药，每日9～30g，配合泽兰、赤芍、红枣，定名为桂枝活血汤治疗，多数患者食欲增加，腹部舒适，面色逐渐红润，体重增加，临床症状改善，肝脾肿大也逐渐趋向软化和缩小。

8. 用于痹证。桂枝长于发散风寒，温经通脉。故《伤寒论》中甘草附子汤、桂枝附子汤均重用其为四两，以治"风湿相搏，身体疼烦，不能自转侧"或"骨节疼烦，掣痛，不得屈伸"病症。宗此方意用法，临床重用桂枝治疗痹证十分普遍。如赫氏用黄芪桂枝五物汤，重用桂枝24g，分别治疗风痹、寒痹、湿痹，效果良好。有用桂枝30g治疗老年屈不能伸、伸不能屈之重症痛痹，认为"此类痼疾，塞阻经髓，下元衰惫，非用逐沉寒、温下元之品不可。"断定凡"亦曾用温药无效者，非方药之差，实力量不足"，确为经验之谈。戴氏对"慢性顽痹"常用桂枝12～45g，效果令人非常满意，已被输入计算机，开设了计算机治疗痹证的专科门诊。还有报道，以桂枝附子汤加川芎、延胡索治疗此病，桂枝竟用至50g之多，且效如桴鼓。更有用乌桂黑虎汤治疗寒痹型腰椎肥大性改变，重用桂枝60g，连服月余，无不良反应，能基本治愈，用量之多，实属罕见，若非经验有素，真知卓识，是断难不能臻此。

9. 用于慢性肾炎。桂枝有利尿作用，药理实验及实践运用均已证明。五苓散中去桂枝则利尿作用减弱，故认为桂枝是五苓散中的主要利尿成分之一。所以临床治疗此病，五苓散常用，桂枝更是必不可少。有以桂枝茯苓丸加味，桂枝用18g，治疗慢性肾炎引发顽固性腹水取得疗效；而这些患者曾用双氢克尿噻、皮质激素、氮芥及各类中药无效。王氏等也报道用桂枝茯苓丸加味治疗七年之久的慢性肾炎，桂枝用30g，诸证很快明显减轻，尿蛋白及红白细胞很快转为阴性。

10. 用于尿潴留。本病多为血瘀气滞下焦，气化不行或火衰不能化水，无阳则阴无以化，肾与膀胱阳气不通而尿潴留。桂枝能温通血脉，化气行水。故谭氏报道用加减桂枝茯苓丸治疗产后小便不通，虽经反复导尿，并肌注利尿剂，热敷、针刺等，诸症如故。方内重用桂枝25g为君，服药2剂，排尿正常。又报道治疗多发性子宫肌瘤术后癃闭，用桂枝48g，浓煎服后一小时即收捷效。较此更有用大量的桂枝，如王氏等的报道，治疗输卵管结扎术后小便闭而不通，用新斯的明及导尿术，罔效；取桂枝茯苓丸加味，重用桂枝60g，服药1剂，即有便意，陆续排尿腹胀消。

11. 用于胃肠疾患。有报道用桂枝30g，配白芍、生姜、大枣、甘草，治愈胃脘闷胀；用同样方法治愈"急性胃肠炎后胃阳不足症"；另有用桂枝25g，配龙骨、白芍、甘草、大枣治疗服四神丸和参苓白术散无效的慢性肠炎，连服20余剂，大便成形。侯氏治疗重症呃逆症，每次连续呃逆20余次不断，发作频繁，曾经医院治疗无效，病家已认为治疗无望而准备后事。即用桂枝加桂汤，桂枝25g。1剂服后，病势减半。再服1剂，病遂痊愈。赫氏治疗一患者，吐涎沫两年有余，经中、西药治疗不效，拟五苓散治疗，重用桂枝30g，守方10剂，顽疾告愈。还有用桂枝24g组方桂枝茯苓丸，治疗粘连性肠梗阻，服药2剂，排便、矢气、脓减、痛缓。

12. 用于变态反应性疾病。重用桂枝治疗过敏性疾患，近年来屡有报道。吴氏报道以温阳益气固表法，重用桂枝20g，治疗嗜酸细胞增多性非变态反应性鼻炎25例，病程多在2～8年，临床治愈18例，明显好转2例，无效5例。汪老中医治疗变应性亚败血症，立温经通阳，散寒活络，益气养血，强筋壮骨之法。在治疗过程中，用桂枝30g，大剂重量，克邪除病，好转出院。并认为"若病重药轻，何殊隔靴搔痒"。丁氏治1例慢性荨麻疹，曾五次送医院急救，但以温阳利湿、疏风通络法，用桂枝25g，服药21剂，即告治愈。丁氏又治多形性红斑，三年来屡治不效，重用桂枝30g，配散寒祛湿、温经通络之品，服药14剂，红斑消退，手足转温，关节活动自如。

13. 用于精神方面病症。重用桂枝治疗因病情日久、脾肾阳虚、水湿内停、痰蒙清窍所致的精神方面的病症，也是桂枝主治范围的一种扩大和突破。如彭氏治疗神志失常病，症见木僵呆钝，犹如木偶一般，吃饭、洗脸、上厕所也需要家人催促。重用桂枝20g，加脾胃双补与化痰药，服药三个月，神志正常，好转出院。丁氏治多发性抽动与秽语综合征，症见瞪目耸肩，四肢抖动，猥琐言语不断等。用桂枝救逆汤化裁，重用桂枝30g，服药11剂，诸症若失后改汤为丸，巩固疗效。另治强迫性神经症，乘车时欲跳车自杀，见井则纵身欲投，逢刀则逼颈欲刎，然并不付诸实际行动。明知道此想法、做法荒唐，但无论如何自己克制不了，气得常打自己脸。处以桂枝救逆汤加减，重用桂枝50g，服药35剂，上述征象完全解除。又治妄想型精神分裂症，也取桂枝救逆汤化裁，重用桂枝 50g，服药 36 剂，妄想妄闻消失，自知能力恢复。还治疗原发性人格解体综合征，患者自觉头像木头，不会想问题，激发不出感情，手足迟钝像木棍，不会做事干活，认为周围的一切都像死了一样，停止了活动，仍取桂枝救逆汤加减，重用桂枝 60g，服药 35 剂，诸症悉除。

14. 用于雷诺氏综合征。有报道治疗雷诺氏病，取当归四逆汤加减，重用桂枝 15g，服药月余，主证尽除。何氏报道，治此病用温经活络法，桂枝一般用量 15～25g。血虚寒盛，用至 40～50g，治疗 32 例，仅 5 例遇凉再发，其他服药后均未再发作，服药期 20～40 天。

15. 用于其他杂症。桂枝汤中用桂枝 30g，可治血管神经性头痛。赵氏重用桂枝 50g，配益气温阳药治疗 1 例入秋后每天须到大江中冷浴两三次，否则烦躁难忍、坐立不安的阴躁症。熊氏还在桂枝汤中用桂枝 30g 为君治疗"鸡爪风"。杨氏治疗 1 例气从小腹上冲咽部，如哽似噎、如惊非惊、如饥非饥，呼吸困难，痛苦莫可名状，四肢困倦无力，不愿说话，不愿睁眼，不愿动作的奔豚中虚病症，方用桂枝加桂汤加白术，重用桂枝 50g，先后服药 20 余剂，病告痊愈。孙氏用甘草附子汤治疗久病盗汗，重用桂枝 50g，效能极佳。有临床研究报道，治疗 40 例流行性出血热有蓄血症者，径投桃核承气汤，重用桂枝 20g，收效满意。苏氏精通伤寒，用药份量颇重，甚至超出正常用量数倍之多，如治伤寒危症，大热如焚，大汗不止，心悸烦躁，言謇气微，拟方桂枝去芍药加附子汤，重用桂枝 45g，很快使病情转危为安。又治跌仆致左侧手足偏瘫患者，方用真武汤加味，重用桂枝 60g，守方 30 余剂，手足活动能力完全恢复，步履出院。

综上所述，重用桂枝在临床上应用确实较为广泛和突出，尤其药量之重，效果之好，对常规药量的突破和创新是特别值得重视和研究的。概括桂枝的重量应用，初步认为有以下四个主要治疗特点。

（1）能医危急重症。即能治疗病情危险，病势急重一类病证。如治风心病、肺心病、冠心病，治心动过缓，尿潴留等。凡危急重症，施以重剂，量重味厚，单刀直入，功专效猛，可解燃眉之急，正是暴疾理当峻剂攻，非大剂无以拯垂危，非大剂无以抗毒烈，非大剂无以遏病势。

（2）能治强实大症。指能治疗正强邪实的大病、重病，如治疗脱疽重症、雷诺氏病等。病强即当用药重。若邪势极盛，杯水车薪，药不及病，药不敌病，不独延宕病情，增加痛苦；且还贻误时机，乃至不可救药。所谓欲起千钧之石,必用千钧之力。

（3）能除沉疴顽症。即能治疗长期不愈之顽固病证,如治痹症、肝炎后肝硬化、慢性肾炎等。凡患病较久,必重量用药,是病或拮抗耐药,逗留不解,或深里入脏,根深蒂固。若轻描淡写,无疑重蹈覆辙,无济于事,安能力挽沉疴,挫败顽邪!

（4）能疗奇难怪症。大千世界,无奇不有,罕见病、疑难病、怪异病屡见不鲜,常规方药剂量常无效应,以至束手无策。"骇人之病,必用骇人之药"。如治精神方面病症、阴躁病症、奔豚中虚症等。重量运用,可另辟蹊径,出奇制胜,否则就难以伏奇邪、祛难疾、克怪证!

辨证精确,立法严谨,是桂枝大剂量应用的原则和前提,临床中医界同仁均是循此而进行认识和实践的,故整理桂枝大剂量应用的经验,对临床颇具指导意义。但综观有关文献,发现个案报道较多,大宗病例报道较少,如何系统地观察总结重用桂枝治病的规律,探索桂枝大剂量用药的应用规范,深入发掘整理有关桂枝大剂量应用的中医文献和理论,乃是今后努力的方向。

《伤寒论》桂枝平冲制悸原理探讨

桂枝一药有平冲制悸的作用，这是张仲景在实践中运用桂枝药物的一个独特经验，是对桂枝药理功能的一大发明，也是对桂枝主治范围的突出发展。

一、成因

在认识桂枝平冲制悸的作用时，先分析一下"冲""悸"症的成因，以及奔豚病的病机。

《伤寒论》中有"冲""悸"症并有桂枝参与组方治疗的条文约10处，如论中64条的"心下悸"，65条的"其人脐下悸"，67条的"气上冲胸"，74条的水逆"烦吐"症，110条的"烦惊"，115条的"惊狂"症，121条的"气从少腹上冲心"，122条的"烦躁"症，177条的"心动悸"，355条的"厥而心下悸"等，仲景对此类病症均谓之"奔豚"。

关于奔豚的含义，仲景在《伤寒论》中并未明确示人，但只要细心研究，自能得其要领。在《金匮要略·奔豚气病脉证治》中，对此有论述。书中曰："病有奔豚，有吐脓，有惊怖，有火邪，此四部病，皆从惊发得之"，又曰："奔豚病，从少腹起，上冲咽喉，发作欲死，复还止，皆从惊恐得之"。这里指出奔豚的发病原因是惊恐所致，并明确表示奔豚是以"气从少腹上冲咽喉，发作欲死"为其特征。据其所述病因病症，可见"冲胸""心悸""烦""燥""狂"等症包括在内，故74条的水逆"烦吐"、110条的"烦惊"、115条的"惊狂"、122条的"烦躁"，虽未明言"冲""悸"，然属"冲""悸"一类病症，故亦属"奔豚"范围。从仲景《金匮要略》中的论述来看，"奔豚"乃一病名，"冲""悸"乃一症名，或称为主要病症特征。

由于《伤寒论》与《金匮要略》原本一书，故所论奔豚病因仅为惊恐，似嫌片面，当应两书结合来看。详观《伤寒论》所论述的10处有关"冲""悸"

的条文，其奔豚病之病因病理，自可了然胸中。

考书中所述，参考他条，可知：64 条是"发汗过多，其叉手自冒心，心下悸，欲得按"，本为太阳伤寒，当应发汗解表，但若发汗太多，则伤津耗液。"汗为心之液"，心阳随液外泄，心阳不足，空虚无主，故心悸不安，交叉两手，按其心胸部位，以求安宁；65 条是"发汗后，其人脐下悸，欲作奔豚"，乃因发汗后，虚其心阳，心火不能下汲肾水，肾水无以蒸化，则水停下焦，寒水凌心，有上逆之势，故脐下筑筑然跳动；67 条是"伤寒若吐若下后，心下逆满，气上冲胸"，乃邪在太阳，本当发汗，但反误施吐下，"吐则伤阳"，损伤膻中之阳气，致宗气虚而气不化水，水气上逆，而心下逆满，清阳被蒙而头眩；74 条是"中风发热，六七日不解而烦，有表里证，渴欲饮水，水入则吐者，名曰水逆"，乃外邪循经入内，表里俱病，营卫不和，营属脾胃，上则胃阳不足，胃失和降，下则水停膀胱，气化失职，于是表不解发热而生渴，下蓄水阳虚不布津；110 条是"伤寒八九日，下之，胸满烦惊"，乃因太阳经病误用攻下，正气受伤，阳气不得伸展，而邪气内陷，弥漫全身，形成胸满烦惊等虚实互见变证；115 条是"伤寒脉浮，医以火迫劫之，亡阳，必惊狂"，其病在表，医者不用麻、桂解表，反用火动取汗，汗出过多，心阳被亡，阳虚不能安养心神，则出现惊狂不安症状；121 条是"烧针令其汗，针处被寒，核起而赤者，必发奔豚，气从少腹上冲心"，乃因医者误用烧针取汗，针孔被风寒所袭，邪入针孔，不得疏散而发红肿，"诸痛疮疡，皆属于心"，强使汗出，心阳虚损，下焦之寒气，乘虚上逆，则气从少腹上冲心，而发奔豚；122 条是"火逆下之，因烧针烦躁"，因误用火疗，又复下，致心阳既虚又损，心神浮越神不守舍，而成烦躁；177 条是"伤寒，脉结代，心动悸"乃言凡伤寒过程中，出现结代脉，皆属心阳不振，鼓动无力，气虚血弱，因此阴阳俱虚，而现心动悸；355 条是"伤寒厥而心下悸"乃阴阳不相顺接，四肢厥冷，胸阳被遏，水饮内停，而心下悸。

综上所述，可以看出，医者或过汗，或误汗，或误下，或火法等，都可引起变证，而出现"冲""悸""烦""躁""狂"一类病症，其病因病理的演变结果，均导致了体内的阳气虚损，因此，可以说"阳虚"是奔豚病的主要病机，误治变证是《伤寒论》奔豚病的主要成因。

查《伤寒论》条文，无《金匮要略》奔豚"皆从惊恐得之"的论述，可见《伤寒论》中所论述的是外感病循经发病误治变证，而《金匮要略》所阐明的是内科杂病之因，伤寒论外感，金匮言杂病，二书所论泾渭分明，当合看又当分看，合看能掌握全面，分看知各有异同。对此奔豚病因，所述各有不同，然其病理机转则属体内阳虚而为一致，相同也。

从上述分析又可以看出，由于过汗、误汗、误下、火法等，辨不得当，治不如法，从而产生种种不同变证，而误治变证又多在太阳经发生。太阳行人身之背，"背为阳，阳中之阳心也"，所以，体内阳气虚损，联系到病位，具体到脏腑，即是心阳虚损，因心主营，肺主卫，营卫为太阳所统摄，外邪伤及太阳，营卫首先发病。若因误汗、过汗，可致营卫损伤，过汗耗液，心液外泄，心阳遂虚。此营伤心虚或液伤心虚为心阳虚成因之一，64条、65条、115条、121条、122条、177条的病因病理即属此类。太阳包括手太阳小肠，足太阳膀胱，与手少阴心，足少阴肾为表里。人为整体，脏腑相连，心与肾又为水火互济之脏，心属火，为阳中之阳，肾属水，为阴中之阴，心肾相交，阴阳升降正常，则维持正常生理活动；反之，如果心阳虚损，则肾水乘其空位，而寒水凌心，或肾水无心火之温，肾阳亦虚，则寒气上冲而伤心阳，肾阳虚而寒水蓄，心阳虚而寒气积，此心肾不交为心阳虚成因之二。67条、74条、110条、355条等即属此类。以上二者，为心阳虚病理变化之根本。

二、作用及原理

由于"冲""悸"的成因多是误治变证，根据书中有关条文的分析，又可知阳虚是奔豚病的病机，视其病变主要处所在心脏，因此，我们可以清楚地讲，心阳虚损是奔豚病的主要病因病理。据此，仲景在《伤寒论》中用桂枝一药，作为平冲制悸、温通心阳、化气行水的主要方药，来对"冲""悸"一类症状进行治疗。查以上10条中10个汤方都有桂枝作为主药或辅药而组方配伍，可知桂枝平冲制悸而治奔豚病的特殊功能了。

对于桂枝平冲制悸的作用及其原理，历代医家论述较少，推敲以上所述的10个汤方中的桂枝作用，可以看出桂枝平冲制悸的功能主要在它的性味和特殊的归经方面。《汤液本草》曰桂枝："入足太阳经"，依据六经归经，尚不十分清楚，但主入太阳，其意亦可自明。《雷公炮制药性解》曰"入肺经"，亦含趋太阳之意，《药品化义》曰："入肝、肾、膀胱三经"，《本草求真》曰："入肌表，兼入心肝"，汇总诸家认识，桂枝主入心、肝、肺、肾，其中又主要归属心、肺、膀胱，桂枝平冲制悸，正是其辛温之性和其主要的去途归经等综合作用的结果。由于奔豚病的主要病机矛盾是太阳经病心阳虚损，而心阳虚损的成因，一是营伤心虚，一是心肾不交，故桂枝的辛温之性，一是归太阳经营分肺卫之地，调营温卫，营卫谐和，则汗液不使耗伤过度，心阳不虚，其悸自平；二是归心脏和膀胱之腑，心肾有互济之因，膀胱和肾有表里之亲，故以桂枝的辛温之性，温通心阳，化气行水，心阳通，水气温，其上冲之气，自可安定。所以，121条的桂枝加桂汤，是重用桂枝为君，桂枝汤原方加桂后，桂枝量高悬于他药，即可通心阳，温肾阳，以治心阳虚下焦之寒气乘虚而动的"气从少腹上冲心"之证，故仲景在方后注曰："所以加桂者，以泄奔豚之气也"；又如67条的苓桂术甘汤，因其阳虚已成，水患为重，故重用茯苓为君淡渗利水，桂枝量小于茯苓量，而用以为臣，茯苓治标，桂枝治本，"病痰饮者当以温药和之，"桂枝通阳化气以治"心下逆满，气上冲胸"，臣药也不亚于君药的作用；再如177条的炙甘草汤，则是用桂枝宣阳化阴，益气生血，使化源得充，阴阳得平，脉复而心悸自安；其他如64条的桂枝甘草汤，65条的苓桂甘枣汤，110条的柴胡加龙骨牡蛎汤，115条的桂枝去芍药加蜀漆牡蛎龙骨救逆汤，122条的桂枝甘草龙骨牡蛎汤，皆用桂枝，或为君、或为臣，用以温通心阳，降逆下气，平冲制悸。总而言之，俱是针对奔豚病阳虚的病机，而取用桂枝辛温之性，专入心、肺、膀胱的通阳化气功能，配合他药，以治奔豚。因此又可以说，桂枝平冲制悸的原理主要是桂枝通阳化气的作用。

三、理论根据

关于奔豚的病机以及桂枝平冲制悸的理论根据。前辈有"奔豚是肾积，桂枝泄肾气"的解释，此说也对。但与仲景《伤寒论》中的含义不尽相符，从前面举例分析的10个条文来看，显而易见为过汗、误汗等误治变证而导致了心阳虚。由于心与肾有相互交济的关系，心阳虚势必要影响肾阳而出现肾积现象，因此，此种说法也有对的一面。但观原文，知仲景原意并非肾积是主要矛盾。仲景所论重点，乃是误治变证而导致的心阳虚，成为《伤寒论》奔豚成因主要病机矛盾。当然，《伤寒论》中也有论述肾积成为奔豚病的条文，但此类条文较少，所占篇幅较小，比重不大，况且《伤寒论》有关肾积的形成，也主要是在心阳虚的前提下发生的，二者为因果关系，不可混淆，所不同的只是在个别条文，某些情况下，肾积为主要矛盾罢了。再观《伤寒论》有关汤方中桂枝治奔豚病的作用，自能分辨清楚。桂枝是直接入心，间接入肾，因桂枝能入膀胱，膀胱与肾相表里，故间接入肾。心阳虚不能下温肾水，使太阳膀胱内自蓄水，"膀胱者，州都之宫，津液藏焉，气化则能出焉"，膀胱无心阳、肾阳之温化蒸腾，水饮消退下无出路，水积成患，泛滥成祸。自要冲上冲胸，故有心悸、烦躁、惊狂等症。桂枝辛甘温入心与膀胱，辛甘化合，温通心阳，心阳温通即能交通肾阳，因桂枝与肉桂二者同出一本，虽有桂枝气薄易上行，肉桂气厚易下行之异，但都有温营血、助气化、散寒凝的作用，故桂枝又可趋肾助阳，趋膀胱助气化。由于《伤寒论》奔豚病的主要病机矛盾是心阳虚，故桂枝能直入心脏，温阳化气，心阳当令，即可下温肾水，散寒消水，平冲制悸。如果在某些情况下，下焦肾水、膀胱之腑水积而呈现主要矛盾的话，则桂枝在利水渗湿药的作用下，入膀胱兼入肾，助阳散寒，温肾化气，气化则水积消利，冲悸无发作基础，自可溃退而平安。以上简单指出了桂枝的性味和主次不同的归经特点，分析了由此而产生的不同的平冲制悸的功能，辨识了《伤寒论》奔豚病心阳虚病机与"奔豚是肾积"说法的区别，论证了二者之间的关系及其主次矛盾的不同病机。可见，所谓"奔豚是肾积，桂枝泄肾气"的说法，并非指《伤寒论》全书而言，如是，则并未深究伤寒之旨，有失仲景桂枝平冲制悸的功能作用，在《伤寒论》中运用得较为普遍和明显，现在临床上奔豚病的产生及桂枝这种特殊作用的适应证也较为常见和广泛，像现代医学的肺源性心脏病、风湿性心脏病、高血压心脏病、冠心病、心绞痛、心律不齐、内耳眩晕、脑血管痉挛、急慢性心功能不全等病症，只要是属于心阳虚损型，而现心悸、烦躁，"冲""悸"等症状的，都可以用桂枝或为君，或为臣而组方配伍，灵活运用。

四、小结

1.《伤寒论》中的"冲""悸"等病症是"奔豚病"的主要特征，"奔豚"是一病名。

2. 奔豚病的病因病理是误治、失治导致的心阳虚损。心阳虚损的根本：一是营（液）伤心虚，另一是心肾不交。

3. 桂枝平冲制悸的原理是用桂枝的辛甘温性味和主入心、肺、膀胱的归经等综合作用,针对奔豚病心阳虚损的病机,通阳化气,平冲制悸。

4.前辈"奔豚是肾积,桂枝泄肾气"的说法,并非是《伤寒论》普遍定义,可能所指有限。

（文中所用《伤寒论》条文编号是依据明代赵开美复刻本为据）

《伤寒论》桂枝解肌发散功用浅说

《伤寒论》立法113，用药83，用得最多的除甘草之外当推桂枝，可知桂枝在《伤寒论》中的地位。桂枝配伍运用43次，又足见仲景对桂枝的运用有独到之处。其中桂枝解肌发散的功能在《伤寒论》中运用得较为广泛和突出。对此，试就原文的学习，谈一下肤浅的认识和体会，不妥之处，敬待指正。

桂枝一药，自东汉张仲景依据《内经》原理，在《伤寒论》中收载运用，并创立桂枝汤名方后，后世医家多认为桂枝是一味解肌发散的要药。解是解除、驱逐，发是催发，散是疏散，肌乃肌表与腠理，肌表属卫分之界，腠理属营分之域，风寒之邪，自外袭身，客于肌腠之间，即致营卫不和，卫不强则恶风寒，营不足则自汗出。《素问·至真要大论》云："风淫于内，治以辛凉，佐以苦，以甘缓之，以辛散之。""辛甘发散为阳。"桂枝味辛、微温，辛能散风，温能祛寒。所谓解肌发散，即是通过桂枝的辛温之性，以催发和疏散在表之风寒，解除和驱逐外来之邪气。风寒除，表邪去，则肌腠密，营卫和。

《伤寒论》是一部论述外感热病变化规律的辨证施治论著。外感之邪，多易首先犯表。六经之表为太阳。太阳有经腑之别，经证又分中风与伤寒。中风是表虚自汗证，伤寒乃表实无汗证。先贤有"无汗用麻黄，有汗用桂枝"之教。此训两意：一指太阳经而说，也即表虚用桂枝，表实用麻黄；二指整个伤寒六经而言，亦即毋论何经何证，凡有一分表证，即用一分表药，孰分虚实汗否，以此明辨区别而用。单"有汗用桂枝"之句，亦有二意：一曰：桂枝指桂枝汤，凡见有汗，脉浮缓，恶风发热证，即用桂枝汤解肌发散，调和营卫；二曰，桂枝指桂枝本身一味药。故桂枝解肌发散的功能，既用于太阳经，亦用于其他经。总之，不论何经何证，凡是具有中风表虚证的都可用桂枝，但桂枝仍多用于太阳经证。由于《伤寒论》主要是论述风寒之邪引起发病，风寒发病演变较多，所占篇幅也较多地是在太阳经，故桂枝解肌发散实主要为太阳经而设而用。

《伤寒论》桂枝汤是为太阳表虚证而组方的。观"太阳病，发热、汗出、恶风，脉缓者，名为中风"，和"太阳病，头痛，发热，汗出，恶风，桂枝汤主之"条文。可知桂枝汤所主之症是恶风、自汗、发热、脉浮缓四大症。本汤方功能是解肌发散，调和营卫。由于桂枝为君，所以桂枝一药的主要功能也是解肌发散。因此，可以说桂枝一药解肌发散的功能主要是针对太阳病具有中风四大症特点的表虚病证而运用。

我们知道，伤寒六经之病，既是独立的，又是相互联系的，既有"合病""并病"的情况，又有"两感病"的现象。故桂枝解肌发散，可用于太阳经，也可用于少阳、太阴、少阴、厥阴等经；可用于太阳表虚证及其兼证、变证，也可用于它经所兼有的太阳表虚证。桂枝汤是太阳中风证之代表方，桂枝一药是太阳中风证之主药，"凡中风、伤寒脉浮弱，汗自出而表不解者，皆得而主之。其它但见一二证即是，不必悉具。"如桂枝加葛根汤所主"太阳病，项背强几几，反汗出恶风"，是太阳表虚兼证，桂枝为君，葛根为臣，相互为用，解肌发汗，疏利经腧。其他如大青龙汤证、麻黄汤证、小青龙汤证、桂枝麻黄各半汤证、桂枝二麻黄一汤证等，俱是太阳病兼有表虚证，故汤方中均用桂枝解肌发散，驱逐表邪。还有桂枝去芍药汤，所治"太阳病，下之后，脉促胸满者"，是太阳表虚未解的变证，去芍药之酸收，以避胸中之满，主用桂枝，以解外实表虚。再如柴胡桂枝汤，是桂枝汤与小柴胡汤两方各半的剂量合而组成，桂枝与柴胡搭配相伍，以治少阳兼太阳中风证，又称"太少病"。书中还有桂枝加芍药汤，是因表证未解，阳邪已陷入太阴，故仍用桂枝以解肌表，倍芍药益脾调中，若表邪未解，而阳邪陷入阳明，则又以桂枝加大黄表里双解。即以桂枝解太阳之表，大黄清阳明之里。另外"少阴病，咽中痛"是因风寒郁闭少阴经脉，故用"半夏散及汤主之"。其中桂枝一药即为发散解风寒。

以上举例之汤方，或以桂枝为君，或以桂枝为臣，或桂枝与他药相互为用，增强疗效，或他药与桂枝相互辅佐，提高主药桂枝的功效。总之，皆取桂枝解肌发散的功能，除太阳表虚之邪，疗有汗恶风之证。临床上凡遇触犯外感风寒之邪的病证，均可按伤寒六经辨证施治。一旦认准确属表虚，或有其变证、兼证等，只要具有脉浮缓、恶风、自汗病症的，选用桂枝组方，都可使在表之邪得以遁除。现代医学的上呼吸道感染或伤风感冒，急性肾炎初起阶段，麻疹初期，急性鼻腔发炎或过敏性鼻炎等病症的治疗，凡属太阳中风证型，大都离不了桂枝药物的解肌发散的功能及其配伍运用。

关于桂枝解肌发散的作用，某些医家或医书解释为有"发汗"的功能。如张元素谓桂枝能"解表发汗"，《本草备要》谓"发汗解肌"，今时一些中医药书刊，也多注以"发汗解表"，如《中药临床手册》（上海中医学院方药教研组编）即是，等等。"发散"与"发汗"，乍一粗看，主治功能，大致相同，或许以为是假借之词。但仔细考虑，却有实质的区别。"发散"，乃是根据《内经》"风淫于内，以辛散之"的旨意，针对风寒之邪（风邪重，寒邪轻），以催发和疏散之，实寓有表虚证宜缓攻之意。发散则属于沸腾肌表，疏松腠理，开泄玄府，使其汗出，风寒之邪（寒邪重，风邪轻）随汗而解，实寓有表实证宜峻攻之意。《伤寒论》有汗用桂枝，无汗用麻黄，桂枝以治风邪偏重的表虚证，麻黄以治寒邪偏重的表实证。桂枝辛温解表，祛风寒，除外邪，是表虚表实证治相同之处。但病因有异，虚实有别，则治法也不尽同，是太阳经证互有联系，然也当有区别矣！

桂枝究属发散之品，抑或发汗之剂呢？书中早已讲得分明，《伤寒论》是东汉末年的一本理论与实践相结合的辨证论治方书。仲景用药的依据，多是依《胎胪药录》（从《伤寒论》序知）而用，当时的专门药物学书籍并非太多，可以认为仲景对药物的认识还主要在结合自己的临床实践过程中，加以检验、运用和总结、发挥的。所以书中 17 条云："桂枝本为解肌，若其人脉浮紧发热汗不出者，不可与之也。"言风寒之邪，发热无汗，不予桂枝。桂枝不能发汗之意，仲景讲得非常清楚，并又特别叮咛："常须识此，勿令误也。"其通世警言，昭然若揭。实践出真知，失败中有经验，再观《伤寒论》中桂枝误治变逆之证，也可见桂枝无发汗之意。如 21 条曰："太阳病，发汗，遂漏不止，其人恶风，小便难，四肢微急，难以屈伸者，桂枝附子汤主之。"本条言发汗太过，用桂枝附子汤矫正。观此方知："太阳病，发汗"，并未单用桂枝汤或大量用桂枝一药。如若不然，岂有用桂枝发汗后仍用桂枝去救逆吗？再如 64 条，"发汗过多，其叉手自冒心，心下悸，欲得按者，桂枝甘草汤主之。"亦是言发汗后用桂枝以通权达变。值得注意的是，此汤方中桂枝与甘草二味药，桂枝用量在四两，约合今之 12g，是桂枝解肌发散之常用量。若言桂枝是发汗药，岂有发汗过多，再用桂枝发汗的吗？65 条"发汗后"用苓桂甘枣汤，亦是据同样的道理。最明显鉴别桂枝孰散孰汗的关键，我们认为还在 14 条与 31 条两条原文。14 条言"太阳病，项背强几几，反汗出恶风者，桂枝葛根汤主之。"31 条言"太阳病，项背强几几，无汗，恶风，葛根汤主之。"同为太阳项强，一是无汗恶风，属表实而兼经气不利，故用葛根汤解表发汗，葛根、麻黄是为主药；一是汗出恶风，属表虚而兼经气不利，故用桂枝加葛根汤解肌发散，桂枝是为主药。前者无汗，后者有汗，无汗发汗解表，有汗发散解肌。相比之下，迥然有别，一刚一柔，一猛一缓，桂枝一药主要不是解表发汗，而是具有解肌发散的功能，由上述知，已明白无误。

另外，再观桂枝条下嘱其"服已须臾，啜热稀粥"得汗者，知其桂枝不能发汗而已。故王好古曾说："遇伤寒无汗者亦用桂枝，误之甚矣。桂枝汤下发汗字，当认作出字，汗自然发出，非若麻黄能开腠理发出其汗也。"麻黄能发汗，桂枝不可与之同日而语，使汗自然发出，已含缓攻发散之意。故汪切庵有云："仲景以发汗为重，解肌为轻，中风不可大汗，汗过则反动营血，虽有表邪，只可解肌。"发汗即是解表发汗，解肌即指解肌发散。至此，发散、发汗，概念有别，含义不同。虽一字之差，然泾渭分明。因此，我们认为"发汗"功能实非桂枝具备，最起码讲不甚贴切，而"解肌发散"倒是桂枝的本来面目了。

在肯定桂枝"解肌发散"功能的基础上，须附带指出。

1. 论中有53条"复发其汗"，54条"先其时发汗"等言发汗且仍用桂枝汤的条文，究其原文实质，乃是用桂枝与他药配伍相合，针对营卫不和的病证，用以调和营卫，与解肌发散的功能有不同之处，此应另当别论。

2. 论中还有56条的"伤寒不大便六七日，头痛有热者，与承气汤。其小便清者，知不在里，仍在表也，当须发汗……宜桂枝汤"一条，虽也言及"须发汗""宜桂枝汤"，然细读全文，44条还有"解外"，45条有"当须解外"，93条有"当救表"，371条有"攻其表"等句，并均注明"宜桂枝汤"，如此论示，似应理解为在太阳经应用解表药物辨证治疗。因桂枝汤为太阳经之代表方药，通篇认识，互文见义，知这些条均是告诫医者，临证当明辨病位之在表在里及其证治立法，应掌控先后缓急之意。56条也概莫例外，"须发汗"即指此意。上述两点，学者须前后互参，区别明确。

最后尚需说明的是，本文的目的乃就《伤寒论》中桂枝一药解肌发散的功能予以粗浅的理解和分析，而不论其他。因此，仅属管窥之见，是否有当，尚讫同道指教。

葶苈子通腑化痰作用在中风病急性期的应用概况

葶苈子是一味泻肺平喘、利水消肿之药，现代多用来主治痰涎壅滞、咳嗽喘促的气管炎、支气管炎、肺炎、渗出性胸膜炎、胸腔积液及肺心病、心力衰竭等病证。近几年来，我们在脑血管中风病的专科专病临床实践中，运用葶苈子为主配伍组方治疗中风病急性期病证，发挥了葶苈子通腑化痰的功能效用，积累了点滴经验和体会，现不揣浅陋，浅述如下。

一、功擅痰热湿

葶苈子味苦而能清热祛湿，味辛而能温通辛散，性大寒而具清热泄下之特长，性味结合运用，其清热利湿、疏散泄下之力量较甚。故《本草经疏》言其："辛能散，苦能泻，大寒沉阴能下行逐水。"《本草正义》谓："葶苈子苦降辛散而性寒凉，故能破滞开结，定逆止喘，利水消肿。"由此可知，使用葶苈子治疗的病证主要适用于热邪积结、湿邪凝聚、痰浊阻塞的病机证候，所以《本经》言其：主癥瘕积聚结气，饮食寒热，破坚逐邪，通利水道。我们概括认为，葶苈子的适应证是"热""痰""湿"三种邪气之实证。现代医学研究表明，葶苈子可降低颅内压，减轻脑水肿，还可降低血液黏稠度，改善微循环。为方便快捷地对脑卒中的诊治掌握其要领和时机，我们在临床上不论是对中经络、中脏腑，也不管是否缺血性、出血性，在中风病急性期（或恢复期，不含后遗症期），只要是有痰热湿实证病机的，均以葶苈子为主组方配伍辨证治疗。

二、紧扣主兼证

1. 通腑排便，釜底抽薪，救治危急。神昏痰热湿型脑卒中在早期神志昏蒙阶段，常伴有大便秘结症，此为腑实肠闭病理结果。脑为元神之府，脑主神明，若腑实燥结，邪扰清肠，闭塞清窍，则出现神昏。此时如抢救不力，或失治误治，延长神昏时间，则易使病死率高、致残率高。实践中我们观察到，运用葶苈子通腑排便，多排出臭秽褐浊，热毒燥实痰湿之邪被泻出，病人神志很快清醒，危重症情即可化险为夷。我们体验，使用葶苈子必以出现腹泻为度。若不能很快排下燥结粪便，则神昏症难解、不解或趋向恶化，预后不良。现代医学证明，使用通下法排出肠道积聚物，消除肠内毒性物质，既能减低腹压，又能有效增加腹腔内脏器的血液灌注量，促进体内新陈代谢，对急性大脑血液循环障碍而出现的组织缺血缺氧有明显的改善作用。

2. 通肠降逆，清泄热气，肃散肺部感染。痰热湿型脑卒中常因六淫偏盛，邪气鸱张，痰浊壅塞，导致发热、肺部闻及干湿性啰音及喘促痰鸣的并发症。运用葶苈子既能通腑排便，又能通降肺经痰热气燔，因肺与大肠相表里，肺主全身之肃降，其痰热气机得以降逆下泄，可使气机升降通畅，百脉朝向于肺，肺气得以肃降，有利于肺部感染的吸收和改善。如《开宝本草》言葶苈子："疗肺壅上气咳嗽，定喘促，除胸中痰饮。"现代临床报道证实，葶苈子有较强的降低肺水肿，促进炎症吸收和促进新陈代谢的作用。

3. 通调水道，疏凿溺窍，化解尿路感染。痰热湿型脑卒中急性期还常易并发尿路感染，此因湿热蕴结，痰浊内阻，蓄积膀胱，开阖失司，水道不利所致，故症现发热、小便不利及尿中大量脓球等。肺为水之上源，主通调水道，此症情使用葶苈子，能归入肺经宣肺利水，下输膀胱，疏通水道，利尿排浊，以消除缓解尿路感染。故《别录》曰其能："下膀胱水，伏留热气……身暴中风热痱痒，利小腹。"现代药理研究表明，葶苈子含有芥子碱，有强心苷作用，故能利尿。

三、伍用求法度

药有个性之长，方有合群之妙。我通过临床认为，用葶苈子治脑卒中，如完全依赖此一味药则大厦将倾，独木难支，当不能缺少协同辅佐之药。针对脑卒中痰热湿实证类型，我们临床上以葶苈子为主组方，常配伍三类主要药品。一类是协助化痰通络以熄风，如常加用僵蚕、天竺黄、白芥子等，对痰浊阻塞之病证，配伍应用以增加化痰散结之能量；一类是协助清热泻火以熄风，如常加用生石膏、黄连、栀子等，对热积、肠亢、火盛之病证，协同加强其泄热降火的作用；一类是协助祛湿以熄风，湿邪易与痰、热、水、瘀胶着固涩，互结为患，易致阻遏气机，蒙蔽心脑神明，故常配合葶苈子加用土茯苓、金龙胆草、金钱草等，促进其祛湿利水，以防湿邪壅盛、伤肠闭窍。上述三类药品，视其病机主次矛盾，常单一协同运用或互相结合运用，以充分发挥葶苈子通腑泄浊、蠲痰清热、利水祛湿的主导作用。

我们在临床上使用此药的常用剂量为12～20g，根据病势之轻重，决定用量之大中小。能口服则一定口服，不能口服者则鼻饲或插胃管。本药生用苦寒性味较重，易出现呕恶现象，故常用炒葶苈子，临床上尚未发现不良反应。本品泄便醒脑神，泄肺涤痰喘，泄水降浊阴，主要针对脑卒中痰热湿实证类型而选用组方，若非邪实之病证则不宜应用，否则孟浪从事，则易犯虚虚之戒。

四、临证实验录

按照1986年全国中医内科学会《中风病中医诊断、疗效评定标准》，近几年来我们以葶苈子为主组方配伍，治疗20例中风病急性期痰热湿实证类型患者，采用计分法，观察急性期1个月内的病证恢复状况，其中服用中药期间静滴清开灵针剂50毫升/日，2周做常规治疗。结果，治疗前最低0分，最高12分，平均8.64分；治疗后最低2分，最高19分，平均15.07分。经统计学处理（$P<0.01$），有显著性差异，证明葶苈子为主组方配伍，治疗脑卒中痰热湿实证类型证候患者作用明显，疗效确实。如李某，男，67岁，本县城西关人，1994年4月15日就诊，因生气突发脑卒中3天，左侧半身不遂，神志恍惚，舌强语謇，痰喘气促，头痛恶心，心烦不安，视物不清，小便发黄，大便秘结，苔白厚，脉弦数，血压：24.0kPa/13.3kPa，左侧肩关节仅能摆动，指关节屈指不能伸直，左下肢髋关节仅能摆动平移，趾关节略能动，CT检查诊为：脑梗死（右侧基底节区）。中医诊为：中风病急性期，痰热湿实证类型。中药处方：炒葶苈子15g，黄芩12g，金龙胆草12g，黄连12g，栀子12g，丹皮15g，天竺黄12g，钩藤30g，蝉蜕12g，川贝12g，天麻12g，菊花12g，菖蒲12g，僵蚕12g，玄参12g，珍珠母30g，石决明30g，甘草12g。服药3剂，泻下臭秽粪块和白色黏沫，神志转清，痰喘减轻，诸症有减，血压：21.3kPa/12.7kPa，腑气得通，痰热湿邪浊得以泄下，内风上扰清窍之势已降，仍续服上药，葶苈子逐渐递减为12g→10g→6g运用。施治1个月，神志清

晰，诸症续减，左侧肩关节能上举平肩，指关节能握拳伸指，下肢髋关节能抬高 45°，趾关节能屈伸但尚无力，言语成句，可自行站立行走，病势转为坦途，趋于恢复期，继而以天麻钩藤饮合化瘀通络药调治 3 月余，临床基本治愈。

五、简要结论语

葶苈子通腑泄浊性能和治法，涵盖了通利大便、通降肺气、通利小便 3 种作用和治法，有较强的实用性和科学性。目前国内众多医家实践证明，通腑泄浊法对抢救中风急性期的疗效是确切的。我们运用葶苈子通腑泄浊，收到了熄风宁神、平喘利尿、缓解症状的疗效，说明其独特功效和应用价值不可低估。对此我们将进一步深入研究，继承弘扬，以开发和创制葶苈子通腑泄浊功用的速效便捷中成药，提高和拓展通腑泄浊法的中医基础医学原理。

重用地龙治疗出血性脑卒中概况

我们对出血性中风病急性期的中腑证,以半身不遂、口舌歪斜、舌强语謇、偏身麻木、神志恍惚或迷蒙为主症,且能口服汤药的阳亢风动、痰热腑实证患者,常重用地龙组方配伍治疗。干地龙每剂常用30g,每日1剂,水煎服3次,并配伍相应的祛除风、热、痰、瘀等药物。实践证明,重用地龙治疗此病症,有以下几方面的作用。

1. 能化瘀治卒中。出血性中风的阳亢风动痰热腑实证,乃血之与气并走于上,而为之血溢发病,急性期最忌破血之品,以免使出血加重,但脑部溢离经脉之血又为瘀血,若过用止血之品,则易使离经之血凝聚固结而瘀滞脑内,继而加重病情,此非化瘀则出血之病理产物不能除,古今医家多有用地龙治疗中风半身不遂。我们的体会是地龙活血而不破血,化瘀而不生瘀,对出血性中风有化瘀活血通络的作用。

2. 能通腑治卒中。重用地龙有腹泻的不良反应,此不良反应对出血性中风急性期又是一种治疗作用,因出血性中风中腑证,多有大便秘结、神志恍惚、舌苔黄厚、口气臭秽等症状,而重用地龙组方,大便得以很快泻下,腑气得以畅通,则神志病情很快转危为安,此为通腑之法的运用和体现,此种用药方法,尤妙在抽薪而不伤正。

3. 能清热治卒中。地龙性寒,寒以清热,《本草经疏》言其"大寒,能祛热邪,除大热,故疗伤寒伏热狂谬",常用于肝阳上亢、肝火炽盛、热极生风等主症或兼症,故对出血性中风具有的火热之症能清热以除之。

4. 能化痰治卒中。地龙有平喘利水的作用,对哮喘咳嗽有较好的疗效,我们利用地龙化痰的功能,治疗出血性中风的喉中痰鸣、痰蒙脑窍非常有效,而且还能防治并发肺部感染。

5. 能息风治卒中。诸风掉眩,皆属于肝。地龙主入肝经,《日华子本草》云其能"治中风并癫痫",《滇南本草》谓其能"祛风",因其功擅平肝息风,故对肝风内动痰热腑实之出血性中风能平息之。

6. 能通络治卒中。出血性中风的病理实质是血离经脉，脑脉痹阻，经络不通，影响肢体、语言与神志等。地龙能搜剔透络，通经活络，治常药所不及之病，对出血性中风能促进侧支循环，增强脑血管的血流灌注量，重用地龙，行窜而不燥热，通络而不峻猛，不会引起脑血管渗血或再破裂，是一味温和性寒的通络之品。

7. 能利尿治卒中。出血性脑卒中多有脑水肿、颅内压增高的现象，地龙入脾与膀胱经，有利尿通淋之功。《本草纲目》谓其"性寒而下行，性寒故能解诸热疾，下行故能利小便"，对出血性中风有减轻脑水肿，降低颅内高压的作用，且还能防治并发的尿路感染。

8. 能降压治卒中。凡出血性中风多有高血压的病症，现代药理研究表明地龙有明显的降压作用，且降压快，疗效好，持续时间较长，效果确切。

实践经验综论

葶苈子治疗中风病的体会

葶苈子原是一味泻肺平喘、利水消肿之药，主治痰涎壅滞、咳嗽喘促的气管炎、肺炎、渗出性胸膜炎、胸腔积液及肺心病、心力衰竭等病症。近几年来我们运用葶苈子为主配伍组方治疗中风病，积累了点滴经验和体会。

葶苈子味苦而能清热祛湿，味辛而能温通辛散，性大寒而具清热泄下之功。我们临床上不论是对中经络或中脏腑，是否为缺血型或出血型，也不论是急性期、恢复期或后遗症期，只要是有痰热湿之实证，均可以葶苈子为主组方配伍辨证治疗。现代有关资料表明，葶苈子可降低颅内压，减轻脑水肿，还可降低血液黏稠度，改善微循环。

我们临床配伍葶苈子组方常用三类药。一类是化痰通络以熄风，如地龙、僵蚕、天竺黄、白芥子等；一类是清热泻火以熄风，如大黄、地龙、栀子等；一类是祛湿以熄风，湿邪易与痰、热、水、瘀胶着固涩，互结为患，易阻遏气机，蒙蔽心神，故常配合葶苈子加用土茯苓、黄连、金钱草等。

中风病急性期常并发肺部感染、尿路感染等病症。我们体会，早用葶苈子则确实能泻肺平喘和利尿消肿，得以泄热醒神，利水降浊阴，起到了釜底抽薪的作用。本药可使病人喉中痰鸣或痰涎壅盛症状很快减轻，神志亦很快转清。现代药理研究证实，葶苈子有较强的减轻肺水肿，促进炎症吸收和促进新陈代谢的作用。肺为水之上源，通调水道，下输膀胱，葶苈子入肺和膀胱两经，故可利尿排浊，减少并发尿路感染的机会。

中风病急性期此药一般用量为15～20g，病症较重者可用至30g。凡中风病痰热湿之实证用葶苈子，总以出现腹泻为度，以使痰、热、湿等实邪从二便分消而去。实践中体会到，当病情不减或加重时，一旦得泻，则临床表现随即缓解或改善。说明葶苈子的治疗作用及用量主要体现在腹泻之后，此亦为通腑泻热法治中风病的具体运用。恢复期及后遗症期此药当以轻量即可，我们常用6g。本药生用苦寒性味较重，易出现呕恶现象，故常用炒葶苈子，临床尚未发现不良反应。

重用苍耳子治疗鼻渊病

提要：重用苍耳子 30g 配伍组方，治疗鼻渊病 77 例，治愈 45 例，好转 32 例。全部病例较常用量起效快、疗效高，尚未发现明显毒副作用。

一、一般资料

男性 23 例，女性 54 例。最大年龄 60 岁，最小年龄 7 岁，10 岁以下 2 例，10～20 岁 29 例，21～30 岁 11 例，31～40 岁 17 例，41～60 岁 18 例。其中工人 9 例，农民 16 例，干部 13 例，学生 28 例，教师 7 例，医生 2 例，民警 2 例，以学生为相对多数。

患病时间：最短 7 天，最长 10 年，7～30 天者 25 例，1～5 个月者 10 例，半年至 1 年半者 20 例，2 年以上者 22 例。

二、方药

重苍平渊汤（自拟）：炒苍耳子 30g，藿香 15g，白芷 12g，辛夷 12g，荆芥 10g，炙麻黄 6g，桔梗 18g，丹皮 15g，生石膏 15g，连翘 20g，元参 20g，桑皮 20g，甘草 10g，以上为一剂量，每剂水煎三次，饭后服用。全部病例均单纯用此汤药，无一例配合西药，也未配用其他治法。

根据患者素体特性及兼挟症状，随证加用两味相应药物，以不改变或降低主方的功用。如兼发热、恶寒、热壅肺窍证，加金银花、黄芩；兼口苦、咽干、胆火上炎证，加胆草、栀子；兼气短、自汗、肺气虚弱证，加五味子、百合；兼口疮、便干，胃火炽盛证，加大黄、芒硝；兼失眠、头晕、心神不安证，加磁石、珠母；兼咳嗽、痰喘、肺气不降证，加杏仁、苏子；兼肾阴虚，加杞果、山萸；兼肾阳虚，加熟附片、淫羊藿。

三、诊断及疗效评定标准

根据中医鼻渊病的病理机制，主要以"鼻流浓涕、头痛、鼻塞、不闻香臭"四大症状为诊断标准，其中鼻流浓稠浊涕是辨证要点，其特征是涕色黄黏，常有不已，每擤不净。故从症舍脉舌，凡具备上述四大主症，即可为本组观察治疗的对象。

疗效评定标准：临床治愈：鼻流浓涕完全消失及其余症状减轻；好转：鼻流浓涕基本消失，其余症状明显减轻。

四、治疗结果

77例中，临床治愈45例，治愈率为58%；好转32例，好转率为42%，近期总有效率为100%，服药2剂者1例，4～6剂者59例，8～12剂者17例，此17例中大多是一年以上病程的患者，说明患病时间久，相对服药剂数要多一些。全部病例服药1剂后即觉有效，且未发现明显毒副作用。

五、典型病例

毕某，男，42岁，教师，1985年6月19日就诊。主诉：鼻流浓涕，鼻塞不利，头痛头昏，不闻香臭已半年余。迭经中西药医治，效果不佳，久不见瘥，甚感烦恼。患病后易患感冒，斯时诸症犹加，甚或夜间张口呼吸，睡眠不安，更增健忘，神疲身倦，常觉口苦咽干，时有咳嗽伴作。平素呼吸通畅，既往无特异病证。查脉弦，舌质淡红，苔白薄满布舌面，望之见擤有浓稠黄涕，按压眉棱骨及鼻柱两旁疼痛明显，闻之鼻音重着。患者自述体力活动后鼻窍通，活动少则易鼻塞，余无他症，诊断为鼻渊病。处方：重苍平渊汤减丹皮、连翘加黄芩12g、杏仁15g 两剂。

6月22日，药后鼻腔通利，头痛减轻，黄涕明显变稀减少，心中甚感快慰，要求续服上药，照上方两剂。6月27日，黄涕无，头痛消失，能闻香臭，宗上方仍两剂。7月2日，诸症尽除。为巩固疗效，再服两剂。1986年9月随访，迄今病未再发。

六、讨论与体会

1. 为探索本病中医辨证诊断的客观化、规范化、标准化，我们以《实用中医内科学》和《中医疾病的整理研究》两书为据，相互参照结合，制定"鼻流浓涕、头痛、鼻塞、不闻香臭"四大症为鼻渊病的诊断标准。其中鼻流浓涕必不可少。此四症标准，易望、易闻、易问，简便易行，容易掌握和运用，值得在基层推广使用。

2. 本病属肺，涉及胆、脾、肾（脑），症情往往寒热虚实夹杂，虽症情复杂，但其中有一共同病理反映，即邪壅清道，蒸液下流。自拟"重苍平渊汤"具有发散风寒，温化湿浊，蠲痰开窍，清肺祛热之功效，完全适用于风寒湿热稽留表里，盘踞清窍之繁复错杂证。

3. 本组病例重用苍耳子为 30g，力大功专，使急发病状迅速缓解，慢性沉疴得以根除。

4. 中医界传统认为苍耳子用量较大易生毒副作用。为了对患者负责，做到服药安全无意外，要求病人必须饭后服此汤药。笔者在此汤方临床观察使用前，曾在两年内患六次鼻渊病，为此曾自身做过六次饭前服药，六次饭后服药的比较试验，结果饭前服药时有轻度的恶心发呕或胃部不适感；而饭后服药，则毫无任何反应，故切身体验到饭后服此汤药，可减少对胃肠的刺激，避免不良反应。本组随访结果，无一例有明显不良反应，说明重用苍耳子组方，饭后服用，安全可靠。

关于历来服食苍耳子中毒的记载，可能与单用有关。本方虽重用苍耳子，但属配伍应用，可能抑制了其毒性。

局方神术散治验

神术散出自《太平惠民和剂局方》，故又称"局方神术散"，由苍术、川芎、白芷、羌活、藁本、细辛、炙甘草七味药物组成。具有解表祛风、除湿止痛的功用。

本方治疗慢性头痛效果较显著，现介绍如下。

一、痰浊头痛（神经性头痛）

李××，女，49岁，患无规律的头痛，缠绵两载，屡治罔效，西医诊为"血管神经性头痛"，服镇静剂可暂时缓解，但停药后仍复如故。近十余天犯病，日趋频繁，下午头痛较甚，自觉满头痛，且头重头晕，伴口苦，泛恶欲吐，咽喉不利，胃中不适，身困懒言，晨起腹泻。查患者面色萎黄，形体丰腴。既往无特异病史，平素白带较多，脉弦滑、舌质胖大有齿印、苔白稍厚腻。以局方神术散加味治疗：羌活、白芷、川芎、陈皮各15g，苍术、葛根、云苓各30g，半夏、地龙各18g，细辛6g，炙甘草10g，柴胡12g，每日一剂，煎服三次，服药五剂，自觉咽干，但头痛减轻、饮食有增。加用生山药30g，续服十二剂，头痛消失，诸恙悉除。

按：阳明、太阴受邪，涉及脾胃，中焦湿盛，聚湿成痰，痰浊上泛清窍，清阳被蒙，故头重、头晕。每日下午头痛，乃阳明、太阴二经邪气较盛的表现，此是该案主要病机特点，为辨证关键。脾为生痰之源，故呕恶喉黏；脾不健运，胃不受纳，故胸腹满闷，乏力便溏。证属痰饮湿浊，蕴阻脾胃，故以局方神术散加二陈汤加地龙等，蠲痰祛湿，健脾化饮，通络止痛。因药证相符，故证渐痊愈。

二、寒湿头痛（脑震荡后遗症）

王××，女，38岁。自述三年前跌仆撞伤致病头痛，住县医院诊为"脑震荡"，经过治疗，病情减缓，但过后常觉头部隐痛，自感冬春季和阴雨天易犯病。头晕沉闷，畏寒肢冷，身困纳差，胁肋疼痛，腰酸腿痛，记忆力减退，月经错后，白带较多，常易感冒，既往有腰痛病史已七年。查脉弦、舌质淡、苔白薄，面色微黄，声言低微。拟局方神术散加味，处方：白芷、苍术、川芎各18g，羌活、藁本、熟附片、僵蚕、生牡蛎各15g，细辛6g，柴胡、土鳖虫各12g，车前子、杜仲各15g，焦白术、云苓各30g，每日煎服两次。服药三剂，即觉精神舒畅，饮食有味，但头部仍感晕痛，宗原旨，守方半月余，头痛及诸症均减轻。1984年夏遇患者，言服药后病情逐渐好转而痊愈。

按：本例有外伤和腰痛病史，加之妇人素体白带多而湿盛，久则肾气更虚而致阳虚。阳虚则涉及脾、肾、肝三脏：脾阳不健，湿困不运，故而面黄气短、白带较多；肾阳虚衰，则命火式微，故四肢不温、腰膝酸困；肝阳气虚，则木不荣发，疏泄不畅，故头痛眩晕。冬春及阴雨天易犯病，是生气通天，天人相应，同气相召，外因与内因相互引发，阳虚之体与寒湿之气相通之故，所以，此案病因病理尤应重视。因属肝、脾、肾阳气虚衰、寒湿较盛，故重用和主用藁本、川芎、白芷、苍术、细辛、附片等，分别升发肝阳、健补脾阳、温煦肾阳，和诸药有机配合，调达阴阳，畅通气机，头痛头晕，奏效确然。

三、风湿头痛（偏头痛）

张××，女，47岁。主诉头痛已四年，遇西风易发作，时而发于左侧、时而发于右侧，平素头内隐痛并伴有昏胀感，伴口淡，吐清涎，苔白薄满布舌面，脉弦缓。处方：白芷、羌活、地龙、苍术各18g，藁本、炙甘草、白蒺藜、蔓荆子各15g，川芎12g，天麻12g，桂枝、细辛各10g，白芍、炒山药各30g。连服六剂，头痛减缓，余恙亦平，再诊时嘱其照上方减量服用，每日上午服药一次，连服半月遂愈。

按：患者头痛病程较长，有恶风及遇风加重的特点，结合其余兼证，说明属风湿之邪痹阻清窍，故用局方神术散，重用羌活、白芷、苍术、地龙等，祛风除湿，蠲痹止痛。又因属慢性疾患，风药叠用，易生燥热，故于急诊之后减量减次续服，意在急发期顿挫病势，缓解期图本缓治。

经方合用治疗发作性睡病

笔者用麻黄附子细辛汤与苓桂术甘汤合方运用,治疗发作性睡病,效果满意,现总结典型病例,介绍其治疗经验。

患者信某某,男,24岁,农民,1984年4月9日初诊。自述1983年秋患"高烧"持续一周不退,遂于医院检查,诊为"乙脑",治疗月余,痊愈出院。回家后渐发现常有阵发性困睡现象,每当睡意来临时,头昏瞌睡,呵欠连作,全身困绵,必挨床入睡,每次入睡约10~20分钟即醒,醒后仍呵欠连作,睡意十足。初未介意为病,未予治疗。逐渐发展到劳动中也时有睡意,忍受无果,常席地而睡。是病反复发作,屡经胸透、心电图、脑血流图等检查,未见异常。当地医院诊为神经官能症,地区某院诊为发作性睡病,经治效果不著。既往身体健康,自发病来纳差气短,口淡无味,干渴少饮,头昏头重,腰膝疲软,记忆力减退。诊见神志清楚,面色黧黑,形体较瘦,舌质淡,边有齿痕,脉弦缓。

辨证初以肝脾不和,痰湿内阻,方选逍遥散合温胆汤化裁。服药五剂,病情如故。《血证论》谓:"倦怠嗜卧者,乃脾经有湿也。"《杂病源流犀烛·不寐多寐源流》篇曰:"多寐,心脾病也。"虑其病症,恐属脾肾阳虚、寒湿内蕴之证,改用苓桂术甘汤合麻黄附子细辛汤加减,云苓30g,桂枝12g,焦白术30g,炙甘草15g,细辛5g,麻黄6g,熟附片15g,生地15g,柴胡12g,每日一剂,煎服,日三次,三剂。

4月20日再诊:药后嗜睡明显减轻,呵欠次数减少,自觉气增,余症有所好转。仍宗原旨,继服上方三剂。

4月24日来诊:阵发性嗜睡与呵欠逐渐减轻,近两日未见发作,干渴少饮、头昏头重等症状基本消失,记忆力有所增加,嘱其服用金匮肾气丸以善其后。1985年随访,嗜睡症迄今未发。

按:发作性睡病较为少见,中医属"嗜卧""多寐"等症。本例是因脾虚湿盛，寒湿蕴结复困脾阳，伤及肾脏。故首选苓桂术甘合麻附细辛汤，以健脾利湿，温肾祛寒，桂辛通阳开窍，麻附温肾散寒，另加柴胡升发阳气。合方加味，紧扣病机。再以肾气丸温补肾阳，补益肾精，而病告痊愈。

桂椒散外敷治疗肝硬化腹水

我们在临床实践中运用"桂椒散"敷神阙、曲泉穴的外治之法，治疗肝硬化腹水收到一定的疗效，现将经治的12例病例初步小结如下。

一般资料：12例均在门诊和家庭病房治疗，结果，显效9例，均在1～3天后有明显的腹部咕噜、尿量增多、腹胀减轻、腹围减少1.1～2cm；有效3例，用药后1～3天自觉尿量较前增多，腹围减少0.5～1cm。

方药组成：肉桂末6g，辣椒粉6g，醋适量。

治疗方法：用醋将上药末混合调匀，分拍成3块小饼，分别敷在神阙穴和双侧曲泉穴上，外以胶布或伤湿膏粘贴，固定于皮肤上。24小时除去，连续外敷3次，每日1次。常规测量腹围，与用此治法前所测腹围进行比较。

病例举要：张某某，女，54岁，教师。主诉：腹胀水肿已3年余。诊为：肝硬化腹水合并脾功能亢进。服用中西药，疗效欠著。形体消瘦，胸脘痞闷，食少纳呆，头颈部可见散在蜘蛛痣，腹胀如鼓，胸及腹部青筋暴露，移动性浊音（+++），肝区按之鞕满，肝脾未能满意触及，双下肢指凹性水肿明显，舌质淡红，苔白薄满布舌面，脉沉，第一天测腹围为99cm，共外敷3次，腹水症状消减，双下肢水肿亦退，一周后测腹围为98cm。嘱停服利尿药，照前述方法敷药外治，3个月后复查，诸症平稳，自我感觉良好，测腹围仍为97cm。

讨论体会：肝硬化腹水病症，多为肝气郁滞、脾失健运、肾气虚衰、经脉阻遏、痰水凝结所致，常现气滞、血瘀、水裹、痰聚之症，有虚实相兼、病机繁复之特点，故治之不易，较为棘手。常用的治疗方法，有的难以收效，有的容易诱发并发症。我们利用中医脏腑相联、气血相通之经络原理，取神阙、曲泉穴，外敷药以治内病，以通经和络，燮理阴阳，调整气血之紊乱，且可避免峻猛药物对胃肠肝脏加重负担和副作用的影响。

所选方药桂椒散中，肉桂辛热，专入肾、脾、膀胱，能补元阳、暖脾胃、除积冷、通血脉。《本草汇言》曰其："凡元虚不足而亡阳厥逆，或心腹腰痛而呕吐泄泻，或心肾久虚而痼冷怯寒，或奔豚寒疝而攻冲欲死，或胃寒蛔虫而心膈满胀，或气血冷凝而经脉阻遏，假此味厚甘辛大热，下行走里之物，壮命门之阳，植心肾之气，宣导百药，无所畏避，使阳长则阴自消，而前诸症自退矣。"辣椒辛热，温中散积，《纲目拾遗》曰："辣椒性热而散，亦能祛水湿……良有胸膈积水，变为冷痰，得辛以散之，故如汤沃雪耳"。醋，酸苦性温，入肝、胃经，有散瘀化癥之功，《本草汇言》曰其能使"血行气通痰下，而神自清矣，凡诸药宜入肝者，须以醋拌炒制，应病如神……用米醋入剂，专取其敛正气，散一切恶水血痰之妙用"。三药共奏温补脾肾，行气导滞，通脉散瘀，利水消肿之功。

神阙穴在脐窝处，为任脉要穴，有健运脾阳，和胃理肠，温阳救逆，开窍复苏的作用，能通行五脏六腑和十二经脉。曲泉穴位于膝部内侧膝横纹头之凹陷处，为足厥阴肝经穴，能舒筋活络，清湿热、利下焦。用桂椒散外敷此两穴位，刺激经络，温肾通脾，舒肝理气，活血化积，蠲痰利水，故能消除三焦瘀聚之水，疗治肝硬化臌胀之病。

本法对此病症，有一定的利尿消肿作用，方法简便易行，值得在基层推广运用。若能稳妥地配合扶正祛邪方药，内外合治，则其效果更好。

中药大黄治疗复发性口疮 39 例

本文总结应用单味大黄 30g，共治疗复发性口疮 39 例，其中治愈 8 例，显效 19 例，有效 12 例。全部病例服药一天后，口腔溃疡面灼痛感明显消失或减轻，临床观察未发现毒性反应．现将临床观察结果报告如下。

一、一般资料

1981～1986 年，笔者在门诊治疗 39 例口疮病人，男 27 人，女 12 人。最大年龄 63 岁，最小年龄 22 岁；干部 15 人，教师 12 人，医生 4 人，工人 6 人，军人 2 人。口腔溃疡数：1 个 8 例，2 个 20 例，3 个 7 例，4 个 4 例。口腔溃疡面：1～2 mm^2 10 例，3～4 mm^2 18 例，5～6 mm^2 11 例。

病史以 1～7 年为多见，其中，1 年 9 例，2～3 年 19 例，4～7 年 11 例。每次病发时间：1～2 周 7 例，2～4 周 26 例，4 周以上 6 例。

二、治疗方法

均用单味生大黄 30g，加水 250ml，武火煎沸至 200ml 药液，一次饭后温服，每日两次，只服两日。腹泻则不再服药，也可间断服用，以轻微腹泻为度。

三、疗效分析

临床治愈 8 例：经治后一年内未再发作，溃疡数 1～2 个，溃疡面小于 2mm^2 以下，疼痛很轻，并很快愈合；显效 19 例：经治后半年内未再发作，诸症减轻；有效 12 例：经治后三个月内未再发作，诸症减轻。

全部病例服药一次后，出现程度不同的腹内疼痛，伴下坠欲便，或大便次数多，25例服药一天后溃疡面灼痛明显消失，14例明显减轻。发现药后腹泻与口疮灼痛的减轻有直接的关系，即早泻痛早解。

四、病例介绍

张某，女，24岁，1984年11月16日初诊。主诉：口舌生疮，反复发作已三年，近两天因郁怒生气致痼疾复萌。口疮痛甚，张口困难，影响进食，伴心烦意乱，大便发干。证见：舌尖及右下口唇内缘黏膜处有3个溃疡点，大如黄豆，小如绿豆；周围泛红晕，舌质红，苔薄黄，脉滑数。拟心脾瘀热、血脉痹阻证治。服大黄30g水煎剂1次，腹部阵痛欲坠，速解大便，泻下臭秽粪团及稀便，当日第二次服药后，大便溏泻，腹痛能忍。次日口疮灼痛明显减轻，又坚持服药二剂，口疮疼痛消失。第四天检查疮疡基本愈合。随访二年未见复发。

五、体会

1.通过多年来的实践，我们对复发性口疮的治疗重点抓住疼痛、部位和复发的特征进行辨证施治。"不通则痛""痛则不通"，凡有痛证，必有瘀证，则为血脉瘀滞之征象；"诸痛疡疮，皆属于心"，亦可热火积毒所致；舌乃心之苗，心为舌之本，脾脉挟舌体，散舌下，开窍于口，是病属心脾两经并病；病久不愈，势必入里入络，痼结根深，邪恋难解，久病致瘀。依据上述四种特性可知，病发心脾两脏，火热蕴毒，瘀热互患，血脉痹阻，邪气滞留，为痼疾难愈之根。

隋代巢元方《诸病源候论·口舌疮候》曾说："手少阴，心之经也，心气通于舌；足太阴，脾之经也，脾气通于口。腑脏热盛，热乘心脾，气冲口与舌，故令口舌生疮也。"《外台秘要·口疮方》载有："心脾中热，常患口疮"。根据历代医家学术观点，多年来我们以"心脾瘀热，血脉痹阻"立论，收到满意疗效。

2.大黄的功效：泻热毒，行瘀血，破积滞。在《医学衷中参西录》中云："大黄之力虽猛，然有病则病当之，恒有多用不妨者……治疗毒之毒热甚盛者，亦可以用至两许，盖用药以胜病为准，不如此则不能胜病，不得不放胆多用也。"又曰大黄"善解疮疡热毒，以治疔毒，尤为特效之药。……"口疮，即为疮疡疔毒类病证。他山之石，可以攻玉，口疮亦属疮疡疔毒的难症痼疾，故用大黄重量超常，清泻心脾瘀热，破解血脉痹阻之症，完全能独辟蹊径，出奇制胜。

重用地龙治疗泌尿系统结石

多年来，我们运用中医药治疗泌尿系统结石，在一般常用排石方药的基础上，加用并大剂量重用地龙一药，见效快，效果好。现举验案一例介绍如下。

田某，男，54岁，1978年4月4日初诊。患者左侧肾区疼痛两年，曾在县医院摄X线片，报告为"左肾区有三个0.6cm×0.7cm密度增高之圆形阴影"，诊为肾结石。时常发作性腰痛，服西药治疗罔效。曾连续服八正散、排石汤化裁等方药31剂，效仍不显。近来腰痛发作频繁，西医建议手术根治，患者恐惧手术疗法，故来就诊。

患者腰痛多呈间歇性钝痛，活动后加剧，痛时多向左侧下腹部放射。自述两年中曾有4次下午突发肾绞痛，痛势剧烈，犹如刀割，辗转难忍，呻吟自汗，10分钟左右即复如常。经确诊为结石病后，病人也很留意，但至今未见排出结石。劳累后或绞痛后，多见小便泛红，曾尿检多次，多是蛋白（+），镜检红细胞满视野。观舌质紫黯，舌苔黄厚腻，左脉弦滑，右脉沉弱。证属下焦湿热，血瘀内阻，治以清热利湿，化瘀通络。处方：地龙30g，金钱草30g，海金沙30g，滑石12g，牛膝12g，鸡内金12g，大黄6g，白豆蔻9g，车前子12g，石苇12g，琥珀9g（另包研，分两次冲服）。每日一剂，水煎，分三次服。

4月18日，用药13剂后，于晨起忽感尿道堵塞，欲尿不得，少腹憋胀痒痛，俄顷，犹如闸门启开，小便一涌而出，尿出黄豆大结石3粒，落盆有声，遂顿感全身轻快，如释重负，腰痛消失。复于4月20日X片报告"左肾区及输尿管区无异常发现，未见结石类阴影。"改服六味地黄丸善后治疗。迄今6年来，未发现腰痛和膀胱症状，尿检多次亦正常。

地龙，《本经》谓"蚯蚓"，《本草纲目》说："性寒而下行。性寒故能解诸热疾，下行故能利小便、治足疾而通经络。"现代药理研究，地龙有解热、镇静、抗惊厥的作用，对平滑肌有收缩和舒张的双向调节作用。我们通过实践认为，地龙性寒下利，似对泌尿系统结石引起的粘连、周围炎等感染有抗菌、消炎、解热、利尿的作用；其通络的性能，似又能增强泌尿系统平滑肌的蠕动，对输尿管有扩张的作用，故重用地龙能解除泌尿系统的狭窄，而达到排石止痛的效果。

重用黑甘草治疗支气管扩张咯血

支气管扩张咯血，属于中医学咳嗽与咳血并病的范畴。多因肺阴素虚，感受风热燥邪；或肝火犯肺，肺失清肃；或阴虚火旺，损伤肺络；或肺脾气虚，气不通血等，以致咳嗽、咯血。故在治疗方面有清热润肺、清肝宁络、滋阴降火、清肺止血、益气摄血等主要治疗方药。我们治疗支气管扩张咯血，每在上述的治疗基础上，重用黑甘草组方配伍，对各型支气管扩张咯血均有显效。现举验案一例，以供同道参考。

曲某，女，20岁，1983年10月3日诊。

主诉：咳嗽、咯血两月。两月前因劳累受凉，感冒发作，诱引宿疾，致咳嗽频繁，因工作较忙未连续服药，渐见咳嗽、咯血。曾经X线透视仅见肺纹理粗重紊乱。又服西药，效果欠佳。10月10日，病人服麻杏甘石汤、泻白散、止咳散合方加黑地榆、黑栀子、仙鹤草、焦生地等，用药6剂，无效。复又用西药治疗月余，仍不显效。于12月1日在河南医学院行支气管造影，报告为"左肺下叶尖支气管扩张"，建议转中医治疗。发病来每日咯血4～6次，每次30ml左右，血色鲜红，自觉气短乏力，头晕心烦，纳呆眼差。病人5年前罹患气管炎，后每年发作，尤其在受寒劳累后易犯，既往不曾咯血。

检查：体温37.8℃，眼面轻度浮肿，左侧肺底部可闻及散在细湿啰音。血红蛋白9.5g，白细胞$1.1 \times 10^9/L$，中性粒细胞65%，淋巴细胞30%，嗜酸粒细胞5%，脉细数，舌质红，苔少。

辨证：患者久患咳嗽，缠绵发作，耗伤肺气，肺之清肃下降失常，故咳嗽、喘作、气短并眼面虚浮；反复咳嗽，肺蕴热邪，则损伤肺之血络，且肺气虚亦不能摄其血，故致咯血；面色㿠白、乏力、纳差，均为气虚之故；青年女子久病不愈，易情志不畅，故气滞化热而有头晕、心烦等症；脉细为虚，数为热，舌红苔少也为虚热之象。综观本例，主要病机当属肺虚气逆、血热妄行。故治以清热益气，降逆凉血。遂给予自拟方——咳喘血静汤：黑甘草30g，白芨 15g，黑黄芩 15g，黑大黄 15g，五味子 15g，黑地榆 20g，黑姜炭 10g，桑皮 30g，半夏 15g，桔梗 20g，地龙 30g，杏仁 15g，车前子 20g，五倍子 12g，黄芪 15g。每日一剂，煎服 3 次。

12 月 12 日，病人服上药 9 剂，咯血及低热、微肿均消失，咳嗽亦轻，自觉诸症明显减缓，唯晨起稍有咳喘，照上方去地榆，加磁石 30g，6 剂。

12 月 22 日，病人药后仍未咯血，仅有微咳，断为临床治愈。改为中成药橘红丸、利肺片、穿心莲片合用，善后巩固。于 1986 年 8 月随访，迄今遇寒稍有咳嗽，咯血未再复发。

甘草归心、肺、胃经。《别录》谓其能："温中下气，烦满短气，伤肺咳嗽，止渴、通经脉、利血气、解百药毒。"《汤液本草》谓其能"治肺痿之脓血"。因甘草能益气止咳，通脉缓急，故本病例肺气虚弱，气不裹血，重用甘草能补益肺气，摄气统血。故甘草既能益气，又能止血，此正适于肺虚出血之病症。现代药理研究，甘草有抗炎及抗变态反应的作用，其原理与抑制毛细血管通透性和抗组胺有关。另外，所含甘草次酸有中枢神经镇咳的作用，对支气管痉挛有保护作用。古今对甘草的性能虽认识有异，然其效用则一致相同。故我们认为，重用黑甘草治疗支气管扩张咯血，止咳止血，通经脉，利血气，其疗效是确切的。

导气除燥汤治疗急性前列腺炎 30 例小结

自 1978 年 5 月至 1988 年 5 月，我们用李东垣《脾胃论》中导气除燥汤治疗急性前列腺炎 30 例，取得了比较满意的效果，现报告如下。

一般资料：30 例均为住院病人，年龄最大者 59 岁，最小者 22 岁。全部病例的选择均以人民卫生出版社 1980 年第 1 版《外科学（下册）》为诊断标准。发病原因属于疲劳过度者 9 例，性生活不当者 7 例，酗酒者 8 例，长时间骑车者 4 例，原因不明者 2 例。病程 2～4 天者 26 例，5～13 天者 4 例。全部病例均有发热，最低体温 37.8℃（腋下），最高体温 39.5℃。症见恶心呕吐者 29 例，尿频尿急者 28 例，尿痛者 26 例，排尿困难者 6 例，腰骶部及会阴处疼痛者 28 例，肉眼血尿者 9 例。直肠指诊前列腺肿大 Ⅱ° 者 20 例、M° 者 7 例、N° 者 3 例，包膜均饱满有压痛。血检 WB 细胞在 15000 以上者 5 例，11000～15000 者 22 例。尿检均见成堆脓细胞。

治疗方法：口服导气除燥汤，药用酒黄柏 20g，滑石 18g，知母 15g，云苓 18g，泽泻 18g。每日 1 剂，煎服 3 次，空腹服用。15 天为一个疗程。

疗效标准：(自拟)：痊愈：症状消失，连续 3 次化验尿常规及血常规正常，直肠指诊前列腺大小正常，无压痛；好转：症状消失，尿常规检查脓细胞 <10 个/HP，直肠指诊前列腺大小正常，仅有轻度压痛；无效：症状无明显好转，尿常规检查脓细胞个 >10 个/HP，直肠指诊前列腺肿大无改变，有压痛。

治疗结果：通过一个疗程治疗，痊愈 23 例（3 个月后随访仅 1 例因劳累病情复发，好转 6 例，无效 1 例），总有效率为 96.7%。

体会：运用导气除燥汤是治疗急性前列腺炎取得较好疗效的关键，笔者认为主要是采用每日 1 剂，煎服 3 次，空腹服用的煎服法，东垣原方主要用于"治饮食劳倦而小便闭通，乃血涩致气不通而窍涩"的病症。因瘀毒结于肾与膀胱，为便利药性直达下焦应空腹服用，故原书方后注明"空心"服，另为了进一步拦截病势，提高疗效，原书又提出"如急，不拒时候"的频服方法，利于药效持续，快速祛邪。因此，我们继用了本方原始应用的特定的煎服法，改变日服两次的惯例，规定为每日一剂煎服、空腹服、多次服的煎服法，以充分发挥效用，显示和突出急病急治的特点。

浅谈肝病乏力的辨证施治

乏力，是肝病常见症状之一。由于肝为"罢极之本"，肝脏本身的病变常影响"罢极"的功能，且肝易乘脾伐肾，脾又主四肢肌肉，肾为作强之官，脾肾被肝所制，则使脾运无力，肾不作强，故可使肌体耐受疲劳的能力降低，而表现乏力的症状。实践中认识到，肝病的任何阶段几乎都可出现乏力症状，只是在轻重程度和表现特点上有所不同。因此认识乏力的表现特点，掌握其病理实质，结合整体，全面辨证，才能有效地消除症状，促进康复。

本人在临床中体会到，肝病乏力常由气滞与气虚，血虚与血瘀，肾水不足与肝肾阴虚，肝胆湿热与脾胃湿热这四对病因病机矛盾所致，并且又都是相互对立、相互矛盾、相互合并而为患。对此浅谈一下点滴经验。

一、气滞与气虚

表现特点：常见于迁延性肝炎患者，有气虚则见周身倦怠、肢体软弱、不耐劳动、动则气喘、心悸、精神不振，兼见自汗，易受寒外感，多舌淡脉细弱，伴气郁，则有倦怠乏力、肢体酸胀或关节窜痛不适，卧床休息乏力反加重，散步或稍运动反轻快舒畅。气郁乏力的这一特点与气虚乏力迥然不同，是辨证关键。

病理机制：气虚乏力多因肝气乘脾，肝木克土，使脾气虚弱。脾胃虚则运化失职，不能很好地吸收和输送营养物质到全身。内不能养脏腑，外不能荣四末，即出现气虚乏力诸症。气郁乃是肝气郁结，性失条达，肝主疏泄，乃藏血之脏。气机郁闭，血流不畅，则易致乏力。卧床休息，气血运转迟缓，故症状加重，而活动后肢体舒达，气血流畅，所以乏力反倒减轻。

治则方药：气虚宜补之，木郁宜达之。即补气疏肝结合而用。方用柴胡疏肝散合香砂六君子汤，重用香附、柴胡、党参、焦白术；气虚重则加黄芪；气郁重加延胡索、川楝子、白蒺藜，此四味药理气且无热弊。

二、血虚与血瘀

表现特点：气虚乏力病程较长者常见，常有头晕、视物昏花等症，尤多见四肢软弱、麻木筋惕，脉多细而无力，舌质多淡；有血瘀则见面色黧黑，红丝赤缕，舌有瘀斑，舌下脉络充盈粗大，弯曲色紫，肢体乏力时觉隐痛。此多见于慢性肝炎活动期、迁延型肝炎及早期肝硬化者。

病理机制：肝血虚少则血海不能充盈，不能正常调节血量以供机体所需，使血液不足以濡养筋脉，故乏力。而血瘀则是血脉瘀滞、经络不通、气血不能正常流畅所致。

治则方药：血虚者补之，血瘀者行之，即补血与活血相互功用。方用四物汤和血府逐瘀汤，重用当归、熟地、赤芍；血虚证重加阿胶；血瘀证乏力较重加丹参、益母草、土鳖虫、穿山甲等。

三、肾水不足与肝肾阴虚

表现特点：肾水不足的乏力，以下肢为重，有转筋拘挛，腰膝酸软，兼有头晕耳鸣、夜间发渴、五心烦热等。肝阴亏虚则有二目干涩、肝区隐痛、四肢酸软、肝阴亏虚的病症，多见于慢性肝炎活动期、急慢性肝炎恢复期。

病理机制：肾水不足主要是由单纯肾阴不足所引起的病症，故除乏力证突出外，肾阴不足的兼证较为明显。肝肾阴虚是肝本体患病，一为肝阴不足，筋脉失荣，使胁痛乏力；二是肾阴亏虚，水不涵木，肝木失养，故肝病乏力。总之，因肝肾同源，精血双虚，使肾水不足与肝肾阴虚常相伴发病。

治则方药：滋补肝血，填精益肾，即肝肾双补，方用一贯煎合六味地黄丸加味，重用熟地、沙参、枸杞子、山茱萸；肾水不足证重加桑寄生、肉苁蓉；肝阴亏虚证重加白芍、当归、五味子。

四、肝胆湿热与脾胃湿热

表现特点：肝、胆、脾、胃同病，共有湿热的病因病理，故四脏并病的湿热乏力多见于急性黄疸型肝炎或慢性肝炎活动期，共同表现是肢体困倦乏力、沉重酸楚、头重头昏、肌肤色黄、胸脘痞闷，纳呆食少。肝胆湿热多兼目黄、身黄、小便黄赤，脾胃湿热多兼大便秽黏、恶心呕吐等。

病理机制：湿热乏力其病机比较复杂。一方面，由于肝病气郁或情志失畅，影响肝之疏泄，同时气郁则湿聚，或结于肝胆，或蕴于脾胃；另一方面，由于饮食不节、嗜酒过度、湿热内生，或外感时邪，传入于里，内外湿合，有滞中焦，阻遏经脉，妨碍脏腑的升降转枢，影响气血津液的荣运，出现肝胆多兼脾胃湿热并病的乏力。

治则方药：清利肝胆，运化脾胃，即肝胆、脾胃湿热共治。方用龙胆泻肝汤合茵陈蒿汤加味，重用大黄、金龙胆草、车前子、泽泻、茵陈；肝胆湿热证重加郁金、益母草；脾胃湿热证重加白豆蔻、厚朴。

以上点滴体会，旨在说明肝病乏力多由上述四对病机相互交织，结伴患病，临证当全面辨证，综合治理。

"木防己汤"治疗胸胁痛临床经验

活血祛瘀法是现代中医药界颇为重视的一个研究课题,它之所以越来越广泛地应用于各科临床,不仅在于祖国医学的气血相关学说是人体生命活动以及病理变化的重要物质和动力,而且在各种临床实践中,用于治疗一些常见病、多发病和疑难杂症,确实收到了可喜的效果,并对祖国医学理论的完善、发展和创造新医药学理论,起到了积极的推动作用。

行气活血法属于活血祛瘀法的范畴,是其中的一个重要组成部分。笔者运用行气活血法自拟"木防己汤"治疗20例胸胁痛患者,收到了较为满意的效果,意欲窥行气活血一文而知活血祛瘀之全豹,现做如下小结。

一、临床情况

1.临床资料:本组病例选择,以患者主诉胸痛或胸胁俱痛为主要依据,结合临床脉证与兼证,按中医症状加部位而定名的"胸胁痛"病治疗,全部为门诊病例。

本组20例中,男15例,女5例,年龄最大者69岁,最小者20岁;20～40岁11例,40岁以上9例;病程短则2～8天,13例,长则半年至4年,4例,介于二者之间10天至一个月的3例;其中工人5例,农民8例,营业员2例,炊事员、民警、干部、演员、家妇各1例;单独胸痛者8例,单独胁痛者3例,胸胁俱痛者9例。

2.病因例数:本组20例中诱发胸胁痛的因素多为劳累过度或七情所伤,或有外伤病史;其中劳累发病13例,七情致病3例,外伤导致4例。

3.疗效标准:(1)痊愈:疼痛消失,胸胁舒畅,诸症悉除。

(2)好转:疼痛诸症基本消除,仍有轻度不适。

(3)有效:疼痛之势稍觉减缓,诸症变化不大。

4. 治疗效果：本组治愈 13 例，好转 4 例，有效 3 例，全部有效。本组病例少则服药 1～2 剂；多则服药 6～7 剂即见效应；唯病程最长在 1 年至 4 年的 4 例病员中，仅见好转或有效。全部病例未配合服其他中药或西药，均经过随访。

5. 方药运用：自拟"木防己汤"的基本药物是木防己 9～15g，延胡索 9～12g，香附 9～15g，当归 9～15g，赤芍 6～9g，陈皮 9～12g，木香 6～9g，生地黄 9～15g，天花粉 9～15g，甘草 6～9g，全瓜蒌 30g 为引，水煎服，每日一剂，日服两次。

本方功能为行气活血，止痛散结。凡因气滞导致血瘀或血瘀引起气滞而发生的胸痛、胁痛、心痛、胸胁闷痛，或胀痛、或刺痛、或隐痛、或胸痛彻背，痞满噫气，嗳气不舒，乳房胀痛，窜痛等病症，均可运用此方。

基本药物与用量，应视病情缓急，酌情加减。若血瘀较重，疼痛不移，应加川芎、丹参；咳唾隐痛或游走性窜痛，加枳壳、柴胡；阴虚火旺挟血瘀，加丹皮，重用生地。全部病例服用本方过程中，未发现任何毒副反应。

二、典型病例

[例 1] 梁某，男，48 岁，城郊农机厂工人，1978 年 12 月 26 日就诊。半月前因劳累过度加上家务生气，引起左胸胁部上下前后窜痛、闷气、不敢使劲咳嗽，吸气时有刺痛感，在一家医院用西药及外贴膏药，无甚疗效。

检查：脉弦紧，舌质边尖红，苔薄白，胸痞不舒，嗳气频发。自述稍一生气就烦躁易怒，疼痛增剧。疼痛发作时常用手捶胸击背，半月来饮食减少，睡眠不安，常觉头晕头痛。证属肝失条达，气滞血瘀。气行血行，气滞血凝，是故游走性窜痛、刺痛，气滞郁久易化火，肝阳暴胀易上亢。综观脉证，肝火刑肺之变迫在眉睫，阳化风动之势近在咫尺，当需把握全局，谋虑始终，用法遣药，举止失当，在此关键，稍一疏忽，将变症峰起，急当利气散结，行气活血，从而釜底抽薪，截断病势，消除其隐患，制止其未变。给予木防己汤如下：木防己 15g，生地黄 15g，延胡索 12g，当归 12g，香附 12g，川芎 9g，木香 9g，陈皮 12g，半夏 9g，赤芍 9g，牡丹皮 9g，天花粉 15g，全瓜蒌 30g 作引，三剂。

12 月 29 日再诊：服上药后感觉较好，胁肋处窜痛、胀痛已消失，咳不引痛，仅固定在左胸上部有刺痛感，脉舌如前。照上方去陈皮、半夏，仍三剂。

1979年1月10日三诊，服上药后仍觉较好，诸症减轻，已上班工作；但稍劳累即觉胸胁处有隐痛感，给予七制香附丸以善其后。后随访隐痛消，至今安然无恙。

[例2] 杨某，男，59岁，营业员，1978年12月30日就诊。患者三天前跌倒挫伤，引起胸胁疼痛，曾外用镇江膏药，口服云南白药、跌打丸均不显效。现疼痛仍较重，不能坚持上班，故来就诊。查脉弦紧有力，舌质暗红，舌下络脉弯曲、充胀、色紫暗，苔白薄滑，呼吸气粗，咳唾引痛，胸脘梗满窜痛，纳差泛酸，身困无力，胸前仍贴着大膏药；既往有慢性肝炎和胃十二指肠溃疡病。证属外伤瘀血，络阻气滞。给予木防己汤原方两剂并加牡丹皮，化瘀散痛，加柴胡理气解郁，加煅牡蛎平肝制酸，共奏利气活血、祛瘀止痛之功效。

1979年1月4日又诊，服药后疼痛迅及减轻，诸症改善，脉舌同前比较松和，表示气血通和，病势已退，邪无前进之力，收效既佳，仍宗原旨，照上方四剂。后随访，患者服六剂药后，未服其他药物，自觉胸胁部轻松空廓，胃疼亦去，泛酸亦无。

三、体会

1.胸胁痛是中医的病名，临床上亦有单独称胸痛或胁痛的。对于西医来说，仅是临床上的常见病症。胸痛和胁痛可以单独出现，也可以同时存在，包括祖国医学文献中记载的"包络之痛""厥心痛""胸痹""胁痛""心胃痛""真心痛"等病症，相当于现代医学的"肋间神经痛""胸外伤性疼痛"，肝胆系统疾病的某些部分症状以及冠心病、心绞痛等病。本组20例，均是以胸胁痛为主要症状的病例，中医辨证属于气滞血瘀类型。

前贤鼻祖运用活血化瘀法治疗胸胁痛，已经开拓了无限宽阔的道路，现代医学临床也反复验证，运用活血化瘀法确能治疗发生在胸胁部位的一些疾病和疼痛等症，如某些心血管病变以及肝、肺、食道、气管、纵膈等病变，或功能性、或器质性、或外伤性、或神经性、炎性引起的病症及疼痛。实践证明，有时中医药的疗效较西医药好，因此，继续探讨活血化瘀的原理，摸索治疗规律及其有效的方药，实属必要。

2. 祖国医学认为胸胁病与心、肺、肝三脏有主要关系，虽然胸中为心肺所居，两胁属肝经所主，两者相关联的脏腑不同，其症亦有差异，但中医独特的气血相关学说、整体观念和特殊的经络联属传导，把胸、胁、心、肺、肝紧密地联系在一起。心主血，肺主气，肝藏血；气为血之帅，血为气之母，气滞则血瘀，气行则血行，胸胁固护三脏，三脏纳藏于内，并荣养胸胁。"阴在内，阳之守也；阳在外，阴之使也。"三脏之间，三脏与胸胁之间相互影响，相互为用。因此，胸痛与胁痛的发病机理多是相同的，其证候分型也多是一致的。故笔者将胸痛、胁痛合并在一起，作为一个病来辨证施治。因为其生理大多是气血为用，故"气滞血瘀"的病理又较多见，所以治疗胸胁痛病症，必须寻找利气止痛、散通导滞、活血化瘀方药。基于这种审因论治的认识和活血化瘀理论学说，笔者自拟"木防己汤"，作为治疗气滞血瘀类型胸胁痛的基本方。

3. 木防己一药，本为利水消肿、祛风止痛之品，何以在此汤中作为一味主药呢？用于治疗气滞血瘀胸胁痛岂不是不符合中医的理法吗？对此味药，笔者是这样考虑运用的：第一，此味渗湿之品与汤方中利气活血之品及其他药品均无相畏、相反、相恶、相杀之忌讳。依据是多种中医文献中少见甚至没有禁忌记载。因此认为，木防己对其他药物行使各自的功能，无甚妨碍；第二，防己味辛，入肺经，辛能散能行，在大批利气活血止痛的药物中，同样能发挥和协助辛散宣通止痛的作用。第三，也是最重要的一点，笔者参考了现代药理研究，表明木防己有消炎、抗过敏、解热止痛、扩张血管的作用，对各种神经痛，尤其是胁间神经痛，肺结核患者的胸痛，各种肌肉痛，肩凝，闪挫等，具有特殊的功效，因此在组方时，考虑到中西医各自对胸胁痛的认识，考虑到西医要用现代药理性能去治疗，中医要运用中医的理法方药去治疗。故笔者采取辨病与辨证相结合的办法，使中西医同时兼顾，即选择木防己所具有的双重作用，一方面去治疗西医认为的疼痛症状，而且不影响此药参与中医药配伍组方；另一方面用木防己组合其他中药治疗中医认为的气滞血瘀胸胁痛。所以，取木防己与延胡索、香附配伍，作为本方利气化瘀止痛的主药，以进行中西医结合在施治配方中的尝试。

4. 在木防己汤中，延胡索苦、辛，微温，苦能导郁而通经，辛能行散而宣滞，既能入肝经走血分，又能入脾肺走气分，行血中气滞，通气中血滞，为活血利气要药；且现代药理研究表明，延胡索有明显的镇痛镇静作用，中医认为对此证候丝丝入扣。从西医观点认识也甚为合拍，实有适材适选一举两得之妙用。香附疏肝解郁，调气止痛，与延胡索、木防己相互合作，共同加强利气活血止痛功效而组成为本方主药群。陈皮、木香、当归、赤芍行气导滞，活血散瘀，气帅血以行，血赖气以统，共协助主药而建辅助之功。木防己汤用生地黄、天花粉，清热凉血，养阴生津，固护心肺之阴，恐防上述辛温之品动血伤阴，故用以反佐，抑制其毒性和燥烈，此为仿"一贯煎"中川楝子一药所用之意，彼是用燥药防阴药呆滞，此是反其道而用之；甘草、瓜蒌作为"臣使"之药，一以调和诸药；一以引导各药直达胸胁病巢，宽胸散结，止痛除弊。

对本组20例气滞血瘀型胸胁痛患者的治疗观察，证明本方针对性强，主次分明，组方严谨，疗效迅速，且无不良反应；也说明本方的活血利气、散瘀止痛功能可谓确实也。

5.结合临床实践，从本组病例中也可看出胸胁痛病症多发生于青壮年，男多于女，且多为体力劳动者，病程短者见效较速，病程较长者可能系血瘀阻滞、久痛入络之故，非一二剂药所能痊愈。病程较长的半年至4年的4例中，均有胸闷、胸痛症状和胸痛彻背的特点，怀疑早期或隐性冠心病，因条件所限，未以有价值的心电图作确诊依据，服木防己汤后，其中两例显效，两例有效，提示有治疗气滞血瘀型冠心病的可能，但病例较少，观察不够，尚待进一步创造条件，深入实践，摸索探讨。

6.笔者在将近年余的时间里，治疗了60余例胸胁痛患者，除治疗中断和情况不明者外，有详细资料能作为统计分析对象的有20例。按中医辨证分型，属气滞（导致）血瘀型8例，血瘀（导致）气滞型12例，临证时常以木防己汤为主，结合患者主客观情况，具体对待，灵活运用。应注意若属气滞较重或血瘀较重，均要加重、增添利气药或化瘀药，也就是说要分辨主次，权衡轻重。

笔者在运用本方治疗胸胁痛的实践中体会到，木防己、延胡索、香附、当归、赤芍为必用之品，其他可随证加减，引经药全瓜蒌不但具有特殊的归经功效，在《金匮要略》胸痹篇诸方中是为君主之药。因此，在本汤方中用于治疗胸胁痛又有不可忽视的重要作用，也为必用之品。另外，方中其余药品用量除瓜蒌为引经药以外，均不应超过木防己的用量，以突出和不影响木防己在辨病与辨证配方中的功效。治疗本病的实践，的确证实了现代药理对木防己的认识：即木防己用于各种神经痛疗效可靠。总之，木防己汤治疗气滞血瘀型胸胁痛取得如此满意的效果，关键在于药量的变化，正如清代王清任说："药味要紧，分量更要紧"。日本人渡边熙也曾说："汉药之秘不可告人者，即在药量。"

7. 木防己汤利气活血，治疗气滞血瘀型胸胁痛，其所以疗效显著，是与正确的辨证施治分不开的。因此，可以认为，尽管活血祛瘀法在临床上广泛运用，但也不是囊括万类的，它并不能代替中医治疗八法中的其他诸法，也是有一定的适应证和局限性的。如同任何一种治则用法的确立，必须对男、女、老、幼的不同；高、低、胖、瘦的差别，以及七情波动、环境影响等病因病机，进行一番认真考虑、详细审察，不辨识这些，就是丢掉了辨证施治的精神，丢掉了中医独特的精华，活血祛瘀之法也就成了无本之木、无源之水，即使用再好的药物，配伍再好的汤方，也只能是无的放矢，一无是处。所以，我们认为，中医辨证施治为活血祛瘀法开辟了前途光明的远景，活血祛瘀法的广泛运用，又为发掘和提高祖国医学的伟大宝库，显示了卓有成效的途径。

黄疸肝炎急性期的两种合并型证治

根据辨病与辨证相结合在临床上的运用，黄疸肝炎急性期的中医辨证分型，多为热重、湿重和湿热并重三个类型[1]，也有分为热重于湿、湿重于热和热毒炽盛三个类型的[2]，虽然这种分型定名迄今尚未统一，但一般均大同小异。笔者在对该病进行辨证施治的过程中，发现在急性期尚有湿热合并阴虚型和湿热合并血瘀型两种类型，对此，谈一下肤浅的认识和体会，并与同道商榷。

一、病机

急性黄疸肝炎的主要病机是脾被湿困，运化失职，胃失和降，热蕴中焦，导致肝胆郁滞，疏泄失常，或肝、胆、脾、胃相互影响，引起胆汁不循常道而发病。很明显，即"湿热"是导致急性黄疸肝炎的主要病机，也是黄疸肝炎的病理产物。但如果把急性黄疸肝炎仅仅看作是"湿热"所致，未免过于片面和偏颇。因为任何一个病症的起始，都是由多方面的因素所导致，何况"人与天地相参也，与日月相应也"，自然界六淫侵袭，内伤七情触动萌发，以及酒食不节，劳伤过度，均可使"五疫之至，皆相染易"，而"邪气所凑，其气必虚"，因此，正是中焦消化转输的特点，发生"湿热"作怪，产生"黄疸"，也是肝、胆、脾、胃异于其他脏腑的显著的不同功能，使"黄疸"的产生，不仅仅是"湿热"所致，而同时又产生、合并其他病因病理，伴发其他兼证。

所谓伴发，意即同时发作，相伴发生。兼证，指本有此证又有不同性质的另一彼证，或称此证兼挟他证。由于事物矛盾的复杂性，临床上某种病症伴发另外兼证的现象极为普遍，笔者取《伤寒论》中"合病""并病"之意，将伴发兼证的病理情况，同临床辨证分型与证候表现区别开来。

伴发兼证，笔者认为指证候、症状而言，而"合病""并病"则应指纵横交错的病理机制产生的临床分型。临床分型与症状、证候是互相联系、不可分割的。症状，是一个个的具体表现，而一个个的症状表现，组合在一起便为证候，证候是临床分型的依据和基础，临床分型是证候的属性和集中代表，虽然伴发兼证或证候与临床分型之间是密切相联的，但严格来讲，还是有区别的，不应混淆。因此，笔者认为，《伤寒论》中"合病""并病"的临床分型概念，当运用在中西医辨病与辨证相结合的中医辨证分型方面。

《伤寒论》中的"合病""并病"含义是什么呢？所谓"合病"，是两经或三经的症状同时出现，"并病"是一经之证未罢，另一经之证又起，但是不能单独用一经（或一证候）来归纳的复杂证候，其"两经""三经""一经""另一经"的含义，均是指性质不同的证候。

黄疸肝炎急性期的病机主要是湿热较盛，但实践中观察体会到急性期也并非单纯"湿热"为患，常同时伴有肝阴不足和血瘀络阻两种类型及其症状。根据其病理演变，运用《伤寒论》中的"合病""并病"概念来分型，笔者分为湿热合并阴虚型和湿热合并血瘀型。除湿热与阴虚或湿热与血瘀两种不同属性的证候同时出现而含有"合病"之意外，其中也包括湿热未罢，阴虚症起，或湿热未罢，血瘀症起的"并病"之意。故笔者将"合病""并病"在这两个不同性质证候的分型运用中，统称为"合病"。

一般认为，黄疸肝炎急性期有湿重于热、热重于湿或热毒炽盛（或湿热并重）三种类型，笔者认为应添加两种合并类型，即黄疸肝炎急性期共有五种类型，或称五种分型。人体内部五脏六腑、经络气血的生理病理变化是极其复杂的，它们之间互相关联，互相影响，因此对于任何一种分型都不能孤立地看待，实践中的辨证论治，并不像教科书上写得那样泾渭分明，教科书上所见到的多是典型的、单纯的病症（或分型），易认、易辨，而真正实际见到的则非典型，较复杂。但是有针对性地抓主要矛盾，寻找异同，分别主次，明确类型，使辨证施治有所遵循，在临床上是有实际意义的。实践是检验真理的唯一标准，实践中可以认识真理，发现真理，又可使理论知识得到验证、提高和发展。笔者在临证中，除重视对该病的一般三个分型辨证外，又注意到了两个合并类型的客观存在和临床实践价值，所以，笔者认为应将此两个合并类型连同一般所推崇的三个分型，作为黄疸肝炎急性期的五种分型来辨证施治。

二、分型证治

湿热合并阴虚型和湿热合并血瘀型，临床一般公认在黄疸肝炎迁延期和慢性期较多常见，这是因久病体虚，湿热留恋，暗耗肝阴，或肝脾不合，久则气滞血瘀之故[3]。其实，此两种合并类型，在临床一般认为的四个月以内的黄疸肝炎急性期，也不复少见，这是由其复杂而特殊的病因病理所致。

1. 若黄疸由于外感时邪发病，则易邪盛正虚，寒邪郁久，易于化火，火属阳邪，其性急迫，均易燔灼阴液；或素体内热，热极也可伤阴，或如《伤寒论》所说："伤寒，瘀热在里，身必发黄"[4]或"太阳病，身黄，脉沉结，少腹硬……小便自利，其人如狂者，血证谛也"[5]。

2. 若黄疸之病由情志所伤，肝气郁结，暴躁易怒，肝阳上亢，化热化火，伤及肝阴；或木失条达，肝胆疏泄失常，气机阻滞，气不行血难行，经脉痹塞，血络瘀阻。

3. 再者，若黄疸病起于酒食不节，则易伤脾胃，中州失运，湿热交阻，隧道不能，脉中之血为湿热所遏滞，而为血瘀。

4. 另外，治之不当，或误治失治，一见黄疸，仅认湿热，不详加辨证，一派利水渗湿之剂，利多伤阴，津液耗竭；或大量燥湿之品，苦寒败胃，脾阳被困，气不统血，则血瘀遏阻。

以上因素或其他诸因素，皆可损及肝、胆、脾、胃，特别是对肝脏危害最大。肝具特殊功能，与胆为表里，禀风木而内寄相火，下连肾阴，为已癸同源，是其本，上接君火，成子母相应，是其标，故肝脏体阴而用阳，诸邪导致肝阴受损，湿热旺盛，则标本俱伤，湿热、阴虚共同为之发病，故出现湿热合并阴虚证候及分型；肝为藏血之脏，诸邪导致血瘀，则湿热与血瘀固结不解，而现湿热合并血瘀证候及分型。此两种类型的病因病理机转在黄疸肝炎急性期有一定的特殊性和多变性，临证时必须全面考虑，详察细审，精确辨证。

两个合并类型的常见证治如下。

1. 湿热合并阴虚型：本型除具有一般湿热黄疸的身目发黄，色明如橘，小便黄如浓茶，恶心欲呕，胸脘痞闷，倦怠乏力等症状，尚有头目眩晕，身热不爽，胁肋隐痛，腰膝软，心烦懊，或黄疸消退较慢，舌质嫩红或鲜红，苔黄厚干或白厚粉，脉濡数或细数，或弦细等。

对于本型，笔者常用自拟的"茵陈地黄连翘汤"治疗，药物组成是：茵陈、生地黄、连翘、生山楂、当归、杞果、延胡索、大黄、薏苡仁、泽泻、车前子、白术。

2. 湿热合并血瘀型：其证主要见黄疸持续加深，黄疸指数和转氨酶较高或难降，肝区疼痛较重，自觉胁下有痞块，或时觉刺痛，嗳气不爽，面色深黄或微黄发青，身痛困乏，不思饮食，舌质多见有瘀点或瘀斑，或舌质黯红，或舌系下脉络充盈，色紫黯，脉多弦紧有力或弦涩。

对于本型，笔者常用自拟的"茵陈姜黄汤"为基本方药加减治疗，"茵陈姜黄汤"的基本药物是：茵陈、姜黄、延胡索、大黄、甘草。

对此两合并型所用的汤药，皆可视具体情况，随证化裁，灵活变通，绝不可按图索骥，胶柱鼓瑟。

附：湿热合并阴虚型病例介绍。

某男，45岁，八一机械厂工人，患急性黄疸型肝炎已月余，经多处治疗，诸症稍有好转。现身目微黄，腹部亢胀，纳差，咽干口渴，心烦心跳，头部微觉眩晕，肝区缠绵作痛，肝功能（谷丙转氨酶）在病初检查为200单位，最近又查一次，毫无变化。观其所用处方，多利水渗湿之剂，且利水之药每每在30g以上，又无辅佐滋阴护肝药。脉弦数无力，舌质鲜红，苔白，证属肝胆失疏，脾蕴湿热，泄利过度，肝阴亏耗，给予茵陈地黄连翘汤加减如下：茵陈30g，泽泻12g，白术12g，云芩9g，杞果15g，生地黄15g，五味15g，当归12g，白芍9g，连翘15g，姜黄9g，珠母15g，红枣10枚引，三剂。

二诊时自述服上药后即感觉神清气爽，不发渴，心烦跳轻，睡眠较好；唯仍觉胁下隐痛，脉弦，舌质仍鲜红，辨证即准，仍宗原意，又给三剂。

三诊时，肝区时有微痛，能食，且较患病前吃得多，要求继续服中药。后调治两月，自觉同其他急性黄疸肝炎患者恢复较快。

附：湿热合并血瘀型典型病例介绍。

某男，34岁，县皮革厂工人，外感风寒后发现身目黄，尿黄。在他处确诊为急性黄疸肝炎型肝病，服用西药、针剂的同时，服几处中医药方均不显效。1978年8月4日，病人前来就诊，身目微黄，面色稍黑，眼眶周围微发青，唇黯红，口淡无味，饮食较少，疲惫无力，腹胀胁痛，疼痛发作时较重，肝胁下2cm处压痛明显，黄疸指数30单位，谷丙转氨酶200单位，舌质红，舌边尖有散在瘀点，苔黄厚腻，舌系下脉络充盈，色紫黯，右脉缓，左脉弦而有力。

细辨脉证，属湿热较重，且与瘀血聚结，非单纯清热利湿所能奏效。故用茵陈姜黄汤合三仁汤加减治疗：姜黄9g，延胡索12g，大黄6g，茵陈30g，杏仁12g，白蔻9g，薏苡仁15g，川朴9g，半夏9g，苍术9g，滑石15g，泽泻15g，三剂。

8月7日来诉：服药后全身轻松舒服许多，仍不能食，既见效应，仍守原方，再往转机，照上方加生山楂30g，三剂。

8月16日，患者自述服8月7日方后感觉仍然较好，因未见医者，自照原方又服三剂，今日查脉弦而有力，舌苔黄厚已变薄，舌系下脉络微松弛，颜色略变，面色黑黄，不太明显，较前精神许多，饮食倍增，小便稍黄，肝区时有亢胀、疼痛，黄疸指数已降为12单位，谷丙转氨酶160单位。湿热之邪已衰，当柔肝活瘀，滋补肝阴，祛除湿热，收缩肝胫，仍茵陈姜黄汤化裁：姜黄9g，延胡索9g，丹参15g，莪术9g，茵陈30g，生地黄15g，杞果15g，连翘15g，通草12g，车前子15g，三剂。

两个月中间，运用茵陈姜黄汤加减变通，黄疸肝炎急性期已获好转。

三、体会

1.在黄疸肝炎急性期的辨证施治过程中，笔者体会到必须明确辨证分型的实际意义。黄疸肝炎毕竟是以"湿热"为主要病机，并产生以"身目发黄"为特征的湿热证候，湿热其邪虚，其证多，其证突出，往往掩盖其他病因。若仅认湿热证候而忽略其他兼证，或以抓湿热谓抓主要矛盾而治标，忽视此病矛盾和本质的变化是不够妥贴的，收效也是不太理想的。当然，在某些阶段，某些情况下，集中绝对优势，治标以祛邪，是完全必要的。但是，任何事物都是矛盾的普遍性和特殊性、共性和个性的统一；普遍性存在于特殊性之中，特殊性包含着普遍性，二者在一定的条件下是可以互相转化的。因此，我们要客观地把握问题的实质，全面地认识事物，就必须具体情况具体分析、具体对待。由于肝、胆、脾、胃有异于其他脏腑的疏泄、运化功能，特别是复杂的肝功能（中医）所产生的伴发湿热的一些兼挟证候，尤其突出的是合并像肝阴不足、肝血瘀阻这种病机类型，是不应轻视和疏忽的。其阴虚或血瘀，使肝阴愈损、湿热益盛，或肝脉瘀滞，湿热与血瘀胶滞固结，常使黄疸急性期不易好转，黄疸诸症改善较慢，或黄疸指数谷丙转氨酶等客观指标难以下降、恢复，或病程较长，易转慢性。因其肝阴虚损或血瘀阻络，均发生在阴分、血分营血之地，故似可以认为相当于现代医学认为的肝炎病毒在血液中发生病毒血证，造成全身感染，自身免疫功能下降；或胆小管扩张、增生，以及胆栓形成；或造成肝脏实质的破坏，如肝细胞变性、坏死，肝脏肿大或缩小等；或像临床上常见的黄疸持续加重，面色萎黄、黧黄，病趋恶化进入肝昏迷，暴发肝坏死等等。因此，对此两合并类型必须高度重视，权衡轻重，认真辨证。一旦仅治"湿热"而诸症改善不大，就亟应在合并肝阴虚损或肝血瘀阻的两个分型病机上，调整战略方针。

2. 笔者实践中初步体会到，此两种合并类型，论治有矛盾，用药有困难，合并阴虚是本虚标实，攻邪易犯虚虚之戒，补虚易致实实之误。具体来说，就是清利湿热则易伤阴耗液，补虚滋阴则易助湿生热，正如《湿病条辨》所云："发表攻里，两不可施，误认伤寒，必转坏证，徒清热则湿不退，徒祛湿则热越炽。"[6] 临床虽湿热合并阴虚，但仅需标本同治，攻补兼施，辨识主次。或清利渗湿为主，滋阴清热为辅；或滋阴清热为主，清利渗湿为辅，总之，二者必须同时兼顾，不可独执一端。

同样，对湿热合并血瘀型，单用清利湿热药则血瘀难除，仅用活血祛瘀药则辛温燥热，易加重湿热。因此，两者也必须协同为用。由于肝为阴血之体，故祛瘀方药的选择，应注意只须凉血散血，不须耗血动血。

另外，注意合并阴虚的辨证用药，可望能加强扶正而祛邪，因湿热化火，或利水伤阴，阴虚火旺，易使病情急骤恶变，导致热入营血，出现高热燥渴、斑疹、衄血、神昏谵语的热毒炽盛急黄症，施治以滋阴清热，凉血解毒，对于截断病势，控制病情发展，在临床上有十分积极的意义。

3. 笔者在治疗此两种合并类型的实践中，对以下几味药物的运用，有点滴体会。

姜黄：姜黄在黄疸肝炎急性期，利肝逐黄效果较好，也可运用于整个肝病过程。此药主入肝、脾二经，味苦，性辛温，因其辛能散瘀行气，温能破血通瘀，故湿热合并血瘀型是为首选之药，与茵陈、延胡索、大黄、甘草共五味药，笔者组合自拟命名为"茵陈姜黄汤"，作为对湿热合并血瘀证候的基础汤方，用于黄疸久不消退或持续加重，或黄疸指数谷丙转氨酶以及尿胆素原、胆红素等较高者。临床常能促其下降、消退且恢复至正常的功能。现代药理实验，也表明姜黄含有姜黄素，能促进胆汁分泌和排泄。

大黄：大黄在黄疸肝炎急性期起中流砥柱的作用。

（1）退黄——仲景茵陈蒿汤有栀子一药，清热泻火退黄，实践中体会到不用栀子，只要大黄能恰当地配伍应用，同样能清心退黄。因此，不论是湿重于热、热重于湿或热毒炽盛，以及此两种合并类型，在急性期均可选用，以引热下行，泻热退黄，荡涤胃肠积滞，畅通热结便秘，使湿热消退下有出路。

（2）祛瘀——大黄入血分，走心包与肝经，有破血行瘀之功，湿热合并血瘀型选用之，实有一举多得之妙用。《金匮要略》中出名的大黄牡丹汤、下瘀血汤，均是以大黄为主组合的活血祛瘀方剂。在茵陈姜黄汤中用一味大黄，既清利湿热，又与姜黄、延胡索祛瘀退黄，且制佐姜黄、延胡索活血而免过燥过温。

（3）健胃止泻——黄疸急性期有热结便秘的，也有肠胃湿热便溏腹泻的，大黄每次用量1.5～3g，每见腹泻、亢胀、饮食较少、口臭、舌苔黄厚或白厚等症减轻，迁延期、慢性期也可应用。便秘或腹泻均可用大黄，虽病机不同，然配伍有异，用量也有大、小区别。便秘多生用，腹泻多炒用，祛瘀退黄多酒炙用。

（4）防止肝昏迷——大黄消热解毒，凉血泻火，在适当的配伍运用中，既不会苦寒败胃，又不会泻痢伤正，能压抑、抵消产生火热之邪的基础，防微杜渐，清除隐患，故可防止热毒炽盛的急性黄症发生。如属于热结便秘，实热壅滞引起的高热神昏证，则大黄尤为必选之药。

总之，由上所知，大黄在黄疸肝炎急性期，尤其是在治疗此两种合并类型中，身负重任，多艺多能，能攻善战，堪为"将军"。

延胡索：活血化瘀，理气止痛是延胡索的主要功能，且能祛瘀以生新，故常用于治疗湿热合并血瘀型的肝区疼痛。黄疸加重或黄疸指数等客观指标较高者，临床观察与姜黄配伍，效果明显。延胡索经适当配伍，又可在肝病始末都能运用，且其辛温之性在茵陈姜黄汤中又可抑制大黄的过于苦寒。

生山楂：山楂味酸、甘，入脾、胃、肝经，湿热合并阴虚型有纳谷不香、腹部胀满症状的，可用生山楂消食健脾补阴，起双重作用。《金匮要略》云："夫肝之病，补用酸……酸入肝。"[7]因肝脏本质为阴血之体，山楂既能健胃，又能益肝也。而湿热合并血瘀型有饮食较少，肝脾肿大，舌有瘀斑等症者，也可用山楂消积和胃，化瘀除痞。因生山楂有散瘀行滞的功能，与姜黄等配伍，疗效也较好。

生地：生地滋阴清热，养血护肝，湿热合并阴虚型每常用之。就是在单纯湿热型中，笔者也常少量用之。蒲辅周老中医的经验是"下而勿损，消而勿伐"，下利太过，渗湿有余，则阴液受损，阴虚则热更盛。生地凉血补阴，可防渗利太过，虚热入营。肝脏有病变，任何攻伐都可使用，但要时时固护其本，念念不忘阴液。肝血之脏，"存得一分津液，就有一分生机。"故生地不论在黄疸肝炎急性期或慢性期的任何一种分型中，都可视病情轻重不同和药物配伍等情况，份量不等的运用。

连翘：连翘苦、微寒。《伤寒论》麻黄连翘赤小豆汤是用连翘根，因其性与连翘相似，以治邪气在表，瘀热在里，身必发黄之症。张锡纯谓"连翘善理肝气，既能舒肝气之郁，又能平肝气之盛……为理肝气之要药"[8]。而现代药理实验认为，连翘能"使其肝脏变性和坏死明显减轻，肝细胞内蓄积的肝糖元，以及核糖核酸含量大部恢复或接近正常，血清谷丙转氨酶活力显著下降，证明连翘具有护肝损伤的作用。古今医家之说，似可认为连翘对肝功能（包括中医和西医）有一定的作用"[9]。故笔者常选用此药治疗黄疸病初起的疲倦、不适、恶寒、发热等表寒里热症状。对该病急性期的两个合并类型，也多用连翘的清热解毒功能以治中医之证，取其抗肝损伤的作用以治西医之痛，这大概是中西医在药物上的结合运用。

茵陈、泽泻、白术、车前子：此四味药均有行脾、胃、肝、胆，利水、渗湿、泻热、健脾之功能，由于急性黄疸型肝炎终是湿热发病，所以，在该病急性期及此两个合并类型中，多取用之。清利湿热虽必不可少，但要防利水伤阴之弊，故在利水之品中常配以养阴保津之药。配伍后此四味药的用量一般都较大，仲景的猪苓汤中配用阿胶，也是深谙《内经》之旨。临床中曾发现用大黄而不适当的配伍，都程度不同地有便溏现象。因大黄性本降泻，善走大肠，为制佐大黄泻利之弊，笔者常取此四味药紧密配合，开三焦水道之路，行小肠，走膀胱，以利水分支河。实践证明，这样配伍应用，一方面充分发挥了大黄除湿退黄、泻热祛瘀的功能；另一方面又避免了一些不应有的副作用，更重要的是湿热之邪从州都之官下有去路，从而使黄疸消退较速，大小便彼长此消，此为利小便而实大便之意，也是"治湿不利小便，非其治也"的深层含义。

黄疸肝炎急性期湿热合并阴虚型与湿热合并血瘀型两种，在临床上并不罕见。笔者窥管之见，认为对此在临证时应多加注意，并有所重视。限于笔者学疏识浅，体会不多，对此证治经验乏乏无几。恳切希望同道贤明提出批评指正，并在实践中进一步认识和验证。另外，本文前面所谈，涉及一个中医临床辨证分型定名和统一分型问题，此非本文主要目的，待在另文专撰。本文所谈初步点滴体会，是在认识除"湿热"为黄疸肝炎急性期的主要病因病理外，还应注意其合并其他病邪的存在以及导致复杂病机转变的情况，以使对该病辨证能探本索源，施治能得心应手。

参考资料

[1] 上海第一医学院.实用内科学.北京：人民卫生出版社，1973.

[2] 成无己.注解伤寒论.北京：人民卫生出版社，1978.

[3] 吴鞠通.温病条例.北京：人民卫生出版社，1973.

[4] 中国中医研究院.金匮要略语译.北京：人民卫生出版社，1959.

[5] 张锡纯.医学衷中参西录.石家庄：河北人民出版社，1957.

[6] 上海中医学院方药研究组.中药临床手册.上海：上海人民出版社，1977.

脑血管病中医治验 10 法

随着经济社会的不断发展，人类所认识的疾病谱也在不断地改变，自 20 世纪 80 年代以来，从卫生部每年发布的调研总结报告来看，过去的以传染病为中心的疾病谱正在向疑难病、文明病转移。临床实践中面临的是常见、难治、逐年增多的脑血管病，像脑血栓，脑栓塞短暂性脑缺血，脑出血，蛛网膜下腔出血，中晚期高血压病，脑血管痉挛，面神经麻痹，脑供血不足，脑动脉硬化，脑血管狭窄，脑萎缩，痴呆症等，这些疾病包括在中医眩晕、头痛、中风、偏瘫、语言不利、昏迷、厥脱、癫痫、惊恐等病症中。40 多年来，本人不断探索总结中医治疗脑血管病的经验，初步积累了有一定实用意义的独到的 10 种诊疗方法，现交流如下。

一、寻因求位法

中医诊病非常重视病人发病的诱因，因为邪气所凑，其气必虚，内因是病情发生变化的根本，外因是病情发生变化的依据。根据外感六淫、七情过度的一些具体病症诱发因素，再根据中医脏腑经络的辨证方法，结合四诊，分析寻找疾病发生的病因病位，这是中医立法的前提，也是治疗的关键。所以，凡一些脑血管病久治不效或效果不著的情况下，我常仔细、认真地询求患者初发的致病情况或诱发因素，然后联系相关脏腑，针对性较强地开辟新的治疗途径。如脑血管性眩晕，若因整夜操劳，可重益心；若因郁怒，可重疏肝；若因劳累，可重补肾；若因嗜腻烟酒，可重化痰。脑出血病多是在动极的情况下发病，若因气极伤肝，可重泄肝降气；若因操心过极，可重清心开窍；若因体能过极，可重清脾通腑。

二、大方复治法

本法是广集寒热温凉气血攻补之药于一方的治法。古代方书，多有此法。如著名的安宫牛黄丸、鳖甲煎丸、薯蓣丸、小儿回春丹、苏合香丸、清瘟败毒散等，药味很多，都属于大方复治法的范畴，即包括两三个以上方子、由较多药物组合的治疗方法。我过去处方，只知道丝丝入扣之理，而忌讳多多益善之法。曾记得治过几个中风偏瘫后遗症较重的病人，在运用各种方法治疗无效的情况下，我用熄风、泻火、化痰、补气、化瘀、通阳、通脑开窍诸法，选取20种药物处方，病人很快病情好转，效果之好，出乎意料，我自己也深知药味之庞杂，治法之凌乱，然而对此病的较好疗效，促使我在临床有了更多的观察和探索。用此方法治疗中风病的经验总结发表在《中国中医急症杂志》2003年第1期、《中医杂志》第3期，其中大部分引用了我的学术见解和观点。对脑动脉硬化症的治疗，我常运用通窍活血汤合黄连解毒汤合清空汤治疗，因为脑动脉硬化的主要病机为脑脉痹阻，选取通窍活血治则为不二法门，脑动脉硬化的另一病机是风痰盘踞巅顶，故非祛风化痰而难以消散。另据现代药理研究证实，黄连解毒汤对老年痴呆有特殊的治疗作用，故上述组方运用效果较好。我认为汇集多个方剂为一方互相并用，多方配伍，能治疗病机繁多冗杂的脑血管病，值得今后进一步深入研究。

三、大剂重量法

某些脑血管病，虽然迭用方药，但或拮抗耐药，或根深蒂固，结果杯水车薪，轻描淡写，无异于重蹈覆辙，隔靴搔痒，而大剂量用药，作用强烈，味厚性猛，功专性强，完全可起沉病，治顽症，治"常药所不及"的脑血管病。如防治中晚期高血压病，我常重用丹皮，取其凉血化瘀、通络散结之意，以治肝血瘀热、血脉痹阻之症，其临床经验论文发表在《北京中医学院学报》1990年第2期上。对痰瘀热阻型高血压病，凡见肝肺痰瘀热阻，重用生石膏配伍荆芥，辛凉逐邪，清散风热、血热；凡见肝心痰瘀热阻，重用连翘配伍僵蚕，解热散结、化瘀除风；凡见肝脾痰瘀热阻，重用金钱草配伍槟榔，利水通淋，解毒消肿、化痰散瘀；凡见肝肾痰瘀热阻，重用牛膝配伍自然铜，补益消瘀，祛湿化痰：凡见肝脏单独痰瘀热阻，重用白蒺藜配伍龙胆草，清肝泻火，平息肝阳，上述治法经验论文发表在《亚洲医药》1997年第7期。其他经验性总结论文，如重用地龙治疗出血性脑卒中，发表在《中医杂志》1997年第5期，重用葶苈子通腑化痰治疗中风病急性期，发表在《中医杂志》2000年第2期。

四、巧用外治法

在对脑血管病运用内服法的同时，我常配合运用中药的外治疗法，开阔思路，独辟蹊径，取得意想不到的疗效。中医外治法是中医药学中一种很有实践价值的独特的技术疗法，它方便有效，无创伤，无毒副作用，适应病症较广泛，近年来受到了广大中医药工作者的重视，有关其多层次、多方面的研究应用，已进入了一个崭新的发展时期。我积极学习研究中药外治法的机理和方法，在对中风后遗失语症单纯内服治疗无较大突破的基础上，选择应用中医的经络学说和外治疗法，独出心裁地创制了"中风回春膏"穴位贴敷，取得了非常明显的疗效。我的做法和经验是：用活血化瘀、化痰通络的中药膏药贴敷"人迎穴"，使药物经皮透入颈总动脉及颈内动脉，直达大脑中动脉，促进脑动脉的血液循环，扩张脑血管，起到疏通经络、调利气血、通达脑脉、治疗失语的作用。该项治法经验在1989年国际传统医药大会上进行了交流，受到了有关专家教授的好评。其经验论文在《中医杂志》1991年第8期上公开发表。

五、外方内用法

不论内治外治、内科外科，其治疗方法均是调整气血而使之阴阳平衡，故内外学科的治疗原理是一致的。古今中外，高明的外科专家无不熟谙内科之理，而内科医家也当穷尽外方内用之法。对此，我常善用中医外科方面常用的方药，来治疗一些内科脑血管病症。如用治疮疡肿毒的仙方活命饮加减，清热解毒，活血止痛，治疗蛛网膜下腔出血、脑血管痉挛、各种血管性头痛等。用治流注、贴骨疽的阳和汤配伍，散寒通滞，温阳补血，治疗脑血管狭窄、脑萎缩及各种阳虚寒凝的头晕厥脱等病症。对外科常用来治疗肠痈的大黄牡丹汤，我认为肠痈病热毒内聚就是热邪积聚，血结肠中就是血脉瘀滞，脓肿腹疼就是痰浊阻塞，此三种病机相兼并存，与中风先兆症的病机颇多一致，故用该方加味移植治疗中风先兆症，收到了截断病势、防止阻亢风动、防止闭窍致瘫的效果。该种治法经验在1991年国际中医药学术大会上进行了交流，受到了中外医、教、研与会专家教授的赞扬。其经验论文在《中医杂志》2004年专刊上予以发表。

六、痰瘀同治法

一些脑血管病的病理病机多属血脉瘀滞，痰浊凝聚，痰瘀相合，互结为患，由此阻塞脑窍，痹阻经络，病邪深伏久羁，治疗较为棘手，故凡脑血管病的急性期、恢复期、后遗期均难救治。我常以"痰瘀互患"的病机立论，以"痰瘀同治"的治则立法，在常用通用活血化瘀方药的基础上，加用清热化痰、温物化痰、利水化痰、通利蠲痰、通络祛痰等化痰药，收效很好。另外，对高黏血症，高胆固醇症、高血脂症、高血糖症或兼有哮喘、肺心病、冠心病、前列腺增生等病症的脑血管病，我也常以"痰瘀同治"处方，相兼并用，主次有序，有机配伍，疗效满意。

七、培补根本法

某些脑血管病之所以缠绵难愈，很大的因素是由于正不胜邪，而培补根本法就是扶助正气，培补脾肾。因为脾为后天之本，肾为先天之本，水谷之精微赖脾气以运化，脏腑之功能靠肾气的鼓舞，古代医家遇到宿疾难治之病症，就常常重视调补脾肾。明代名医薛立斋、赵养葵、张景岳均擅用本法见称于世。我对脑血管病的虚象时期或晚期阶段，常根据脾的后天之本与肾的先天之根的原理，侧重调补脾肾，培补根本，力求治病求本，以守为攻。如对脑供血不足、脑萎缩的病症，临证常见脾气虚、肾气虚或脾肾双虚等相兼并病的征象，对此我视其主次矛盾，予以补脾、补肾或脾肾双补的治疗原则立法，疗效很好。对于发病3年以上的缺血性或出血性中风后遗偏瘫及失语症，我在处方中常重用黄芪、熟附片两味药配伍应用，意在补益脾肾，扶助正气，以利祛邪，疗效明显。

八、医患相得法

本法既是治疗脑血管病的一种重要方法,又是目前临床所应注意的一个问题。这就要求医生对病人怀有高度的责任感,不向患者流露出难治的言行,从而使病人对医生产生信任感和战胜疾病的信心。中西医的心理学都认识到心理因素对治愈疾病有重大意义。一方面,我们医生要像孙思邈在《大医精诚》中所讲的,对病人必须发大慈恻隐之心,不分贵贱贫富,怨亲愚智,皆如至亲之想,见彼苦恼,若己有之,无问昼夜寒暑,饥渴疲劳,皆要一心赴救。医生的表现能使病人得到安慰。另一方面,医生要治病人的"心病",即像《灵枢师传》上所说,要"语之以其善,导之以其所便,开之以其所苦",我们要以体贴入微的关怀,针对性的语言疏导,想办法解除病人的疑虑、顾忌、执着、愤怒、恐惧等思想,多做解惑释疑的工作,使病人心神安宁,激发其抗病的正气和能力,发挥其自身对疾病的调控作用。我认为本法就是把医生和病人的精神协调一致,创造治疗脑血管病的最佳医患心理和条件,然后使药物起到应有的作用。

九、早晚异服法

我根据中医学阴阳学说在昼夜之间的消长盛衰变化规律,采取早晚分别服用不同方药的办法,来治疗某些脑血管病的阴阳气血紊乱症。如治疗脑供血不足的眩晕,有的夜间容易发作或加重,我认为是肾气不足,就用补肾的方药夜间服用,以熟地黄、五味子等补肾益气,健脑安神;而在上午则服健脾之药,以苍术、升麻等,借助白天体内阳气的蒸腾而升发鼓荡以升清助阳,如此早晚异服,清阳白天升,肾阳夜沉降,阴阳平衡,气血调和。对某些中风病顽固性失眠症,我采取早上服活血祛痰、益气助阳之方药,晚上服用补益滋阴、镇静安神之药,收效很好。

十、成药入煎法

这是我对某些脑血管病,采用中成药入煎剂,同饮片草药一起煎汤服用的一种特殊治法。因脑血管病病机多较复杂，为了全面照顾、对症用药，同时又要抓主要矛盾，不致处方过于繁杂，就用丸剂成药入于汤药来缓冲这个矛盾。丸者缓也，作用缓和而持久；汤者荡也，有快速涤荡之意。用丸药开始起步，调补脑血管病中的虚损病机，再用汤药来治疗脑血管病中的急发邪实症状，对立统一，巧妙配伍，效果明显。如我对阴虚阳亢、下虚上实的急进性高血压病，对中风先兆症或中风急性期病症，常选用镇肝熄风汤、羚羊钩藤汤、天麻钩藤饮诸方化裁，加用知柏地黄丸共同煎煮，既用汤药治疗急发邪实的危急症状，又用成药填补根本，兼顾长远，燮理阴阳，司属平衡。

上述10种治法临证时当相互配合为用，或与西医药疗法结合而用，抑或鼻饲、插胃管，应视其具体情况选择应用，重要的在于病症一致，方药相应，进行认真细致规范的辨证施治，这才是中医学的技巧、奥妙和威力所在，如此方能取得显著成效。

从络病论治失眠症的临床经验

失眠症属于一种最常见多发的睡眠障碍，以经常不能获得正常睡眠为特征，表现为每周出现3次以上，并持续2周以上的入睡困难、睡而易醒、醒后不能再睡、晨醒过早、时睡时醒或整夜不能入睡。本病多见于现代医学的神经衰弱、抑郁症、精神分裂症、焦虑症、脑外伤综合征、药物反应及某些躯体疾病、脑器质性病变等，直接影响到日常的生活和工作能力。西医临床上治疗失眠，普遍使用的是苯二氮䓬类药物，此类药物作用明显，应用广泛。但长期服用易致耐药性和成瘾性，可出现白天嗜睡、头昏乏力、思维迟钝、健忘、共济失调等症状，对慢性阻塞性肺病、青光眼、肝肾功能损害、重症肌无力患者，妊娠及哺乳期妇女都有不同程度的影响。

失眠症属于中医的"不寐"范畴。中医认为，情志失调是失眠的主要发病原因，病位涉及心、肝、脾、肾等脏腑，病机多由痰湿、气郁、热毒、瘀血、阴亏、气虚等病理因素单独或互结为患。本人30多年来临床运用中医药辨证治疗，实践证明疗效较好。近10年来，我们对病情复杂，病程较长的失眠病症，应用络病理论治疗，发现疗效格外明显，对此简介如下。

1. 失眠病症与脑部络脉有密切的联系。脑主神明，神明被扰，易出现失眠，即失眠属于脑部病变，这是因为脑与经脉和络脉的联系十分广泛和密切。如直通于脑的经脉有督脉、足太阳膀胱经。从目系入脑的经脉有足太阳膀胱经、足阳明胃经、手少阴心经、足厥阴肝经；经别则有足少阳胆经、足阳明胃经、手少阴心经。从目周入脑的经络有阴跷脉、阳跷脉、任脉、足太阳经、足阳明胃经、足少阳胆经、手少阳三焦经、手太阳经。在脑部，经脉之支脉旁出者为络脉，这就是脑络脉，脑络脉纵横交错，密如蛛网，遍及全脑，营养环流脑窍，与脑部经脉脑髓共同形成了脑主神明生命、脑统血脉运动、脑主思维感能、脑为纯阳清窍等功能。正如《医学衷中参西录》所云"人之神明有体用，神明之体藏于脑"，脑络脉一旦受害，则致脑主神明失职，出现失眠症，故改变脑之络脉病变，就能治疗失眠病症，换言之，治疗失眠症离不开对脑络脉的调理。

2. 脑络脉患病的特征是久病入络瘀阻脑窍。脑络脉既是脑与络脉及其脏腑组织、气血津液的运行通道，也是邪气内生、相互转变、生发致病的基础。故脑络脉病变涉及中医学久病入络的致病因素和学术观点。清代叶天士认为："初病在经在气，久则伤血入络""大凡经主气，络主血，久则血瘀"。清代王清任云："久病入络入血。"中医学认为，无论外邪侵袭，七情内伤，劳逸失度等，病变既久，均可由经脉入络脉，由气分入血分，而形成络脉病，即呈现"久瘀血滞"的特征。脑络脉的久瘀血滞，痹阻脑络，脑窍不通，气血运行敷布失常，乃至脑髓失充，元神失养，影响脑主神明的功能，就会出现失眠病症。

3. 以络病理论治疗失眠病症的方法。我们临床上发现，有相当一部分的失眠病症用络病理论治疗收效显著，说明久瘀血滞、痹阻脑络是失眠病症的重要病理机制之一，这类失眠病症大多病势缠绵，病程较长，瘀血阻滞脑络，多呈顽难痼结、胶凝难解、反复难愈之态势。《素问·调经论》曰："病在血，调之络"，久病邪深，入血入络，只有解除脑络脉的瘀血痹阻，才能达到治疗的目的。故我们在治疗上遵循了"络以通为用"的原则，运用虫类药组方，充分发挥其搜剔通络、破坚攻积的功效，起到促运神机、净化清窍的作用。我们的基础方药是：地龙、土元、水蛭、僵蚕、蝉蜕、半夏、栀子、丹皮、磁石、夜交藤、甘草等，此方以虫类药为主，取名"脑络安神汤"。方中应用多种虫类药，深入脑髓，透达络脉，治常药所不及之病。现代实验研究证实，虫类药可明显降低血液黏稠度，减少血小板聚集，提高红细胞变形能力，降低纤维蛋白原的水平，从而改善微循环，增加脑血流量，改善脑供血，营养脑组织，为恢复神经细胞的功能提供了动力和条件。多种虫类药同用，可起到相加和增强的作用。同时，方中地龙兼能清热利尿，僵蚕又能解毒散结，土元功专破血逐瘀，蝉蜕兼能凉散风热，水蛭导滞破瘀力猛，另外半夏燥湿化痰，栀子清心除烦，丹皮凉血化瘀，磁石镇心安神，夜交藤通络安神，甘草调和诸药，对久瘀血滞、痹阻脑络脉的失眠病症，共奏通透脑络、清散瘀滞、宁心安神之功。应用时我们对兼有痰湿阻滞证，常加云苓、南星；兼有火毒蕴滞证，常加黄连、黄芩；兼有血热瘀滞证，常加赤芍、紫草；兼有气机郁滞证，常加香附、柴胡；兼有心神不安证，常加珍珠母、龙骨；兼有气虚证，常加黄芪、党参；兼有血虚证，常加熟地黄、当归；兼有阴虚证，常加生地黄、玄参；兼有阳虚证，常加桂枝、薤白；兼有阳亢证，常加菊花、天麻。实践中，在辨证施治的基础上，视其具体病情和兼挟症状，观其脉证，知犯何逆，随证治之。一般春夏季日服 3 次，秋冬季日服 2 次，根据季节气候阴阳的长短，水煎服用，酌情增减服药次数和用量。

失眠作为临床上日渐增多的病症，正受到越来越多的医家所重视。现代医学认为失眠按其病因可分为 4 类，即身体原因、生理原因、精神原因、药物原因。不论何种病因，按照中医学的诊治原则和要求，都可以从络病辨证和八纲辨证来认识失眠症久瘀血滞、痹阻脑络的病因病机。清代吴鞠通说："医家不识络病因由，与络病治法，非见血投凉，即见血补阴，无怪乎愈治愈穷也。"我们认为，从络病论治失眠的观点和治法，对于深入开展失眠症的络病理论研究和临床研究，进一步提高失眠病症的理论认识水平和临床防治疗效，都具有重要的实践应用价值和意义。

4. 验案举例：闫××，女，56 岁，本地幼儿园退休职工。2001 年 10 月 5 日就诊。主诉：失眠 8 个月。自述发病起初为家务操劳和生气，又兼连续 1 周夜间卧室楼上住户频发响动，随之经常失眠，夜晚不易入睡，半夜醒后又难以入眠，每至午夜 3 时就再也睡不着觉，异常痛苦。曾经市、县 1 家三甲医院、3 家二甲医院多次就诊，先后做 24 小时动态心电图，经颅多普勒、脑电地形图、心脏彩超、脑 CT 检查，以及肝、胆、脾、肾、子宫附件等 B 超检查，均无异常发现。多次做血脂、血糖、大小便、肝功能、肾功能、心肌酶谱及血流变检验，也均无特殊报告。多家医院中医，或按气乱症，或按气郁症，或按心火症，或按痰湿症等治疗，服用 100 多剂中药汤剂，配合服用天王补心丹、柏子养心丸、舒心颗粒、脑心舒口服液、安神补脑液等中成药，效果不著。先后服用舒乐安定、地西泮、唑吡坦、佐匹克隆等，初用有效，续用欠佳，停药则失眠依旧。平素伴口干发渴但不欲饮，夜间心悸烦躁尤为明显，整日头闷头晕，头面部阵发性烘热，胸脘闷胀，下肢时有颤抖现象，舌质暗红，脉沉弦，苔薄白，血压 120/70mmHg。诊断为顽固性失眠症，辨证为"久瘀血滞，脑络痹阻"，处方：僵蚕 12g，地龙 12g，土元 6g，水蛭 10g，蝉蜕 6g，丹皮 15g，栀子 12g，磁石 30g，夜交藤 30g，半夏 15g，珍珠母 30g，柴胡 12g，香附 20g，赤芍 15g，生地黄 15g，生甘草 12g，水煎服，日一剂。初服 3 剂后，晚上能睡 4 个小时，服 9 剂后，晚上能睡 5 个小时，随后逐渐减停苯二氮卓类药物，服药 15 剂，夜晚能睡 5～6 个小时，坚持服药 21 剂，睡眠恢复正常，伴有症状消失,随访至今,失眠症未再复发。

参考文献

[1]中华人民共和国卫生部.中药新药临床研究指导原则(第一辑).1993:186.

[2]国家中医药管理局.中医病证诊断疗效标准.南京:南京大学出版社,1994:19.

[3]中华医学会精神科分会.中国精神障碍分类与诊断标准.3版.济南:山东科学技术出版社,2001:118.

难治性高血压的中医临床证治经验

《金匮要略》大黄牡丹汤具清泻热毒、逐瘀破结、化痰散浊之功，近代临床常用其治疗肠痈及阑尾炎。我们在长期的医疗实践中，认为仲景书中原论肠痈之热毒内聚即是热积，血结肠中则为血瘀，脓肿腹痛实乃痰浊，此热积血瘀、痰浊相兼的病理基础，与难治性高血压的多元病因病机颇多一致。难治性高血压属于"应用非药物治疗和包括利尿剂在内至少3种药物足量、合理、联合治疗仍不能将血压控制在目标"的高血压（人民卫生出版社出版的陆再英、钟南山主编的第7版《内科学·原发性高血压》）。临床发现，此类病人多嗜好烟酒、肥甘厚味，活动较少，体格强壮，男性较多，病程较长，降压效果不理想，病情较顽固。在中医诊断上多表现为脉舌诊为实证突出，其病位涉及较多脏腑，其病理特点是痰瘀互结，热毒侵蚀，五脏受累，邪气偏盛。由于此类高血压病机繁复，故我们认为具有治疗血瘀热积、痰浊相兼作用的大黄牡丹汤完全可移植治疗此种多元因素并存的难治性高血压。因此，我们结合临床运用经方的体会和经验，用"加味大黄牡丹汤"治疗痰瘀热阻型难治性高血压。在应用相应西药降压药的基础上，适时配合服用或间断服用中药，常收到收缩压或（合）舒张压明显下降，降压西药的数量减至服用2种药或1种药即可维持的疗效。具体处方是：丹皮30g，桃仁12g，大黄3g，瓜蒌仁30g，芒硝3g，赤芍15g，地龙15g，黄芩15g，其方药证治力求扬仲景辨证之精髓，古为今用，推陈出新，以提高疗效为主旨。随着对此病辨证施治的深入发展和对此方药的广泛运用，我们常根据患者个体特征及具体病情，联系脏腑辨证，归类加味用药，初步形成了独特的治疗思路和点滴的用药经验，对此简介如下。

一、心脏病症明显者，重用散结功效速

如果在临床上兼有烦躁易怒、失眠多梦、口舌生疮、手足心热、小便黄

赤、神情活跃并多言多语、脉数、舌质红或舌边尖有瘀点、瘀斑等，治疗用"加味大黄牡丹汤"加连翘、白僵蚕。连翘常用40g，白僵蚕常用15g。连翘味苦性寒，主入心、肝经，清热解毒、散结消肿为其长，重量应用连翘，能消散阳气结聚之热，泄化脉络凝滞之瘀，临床降压疗效很明显，且无副作用。白僵蚕独具化痰散结、除风止痉之功，对心肝火旺的头晕头痛效果很好。

二、肺脏病症明显者，配用辛凉以驱逐

临床上如果兼有气逆胸闷、善太息、胸胁胀满、咽干、喉痛、咳嗽、痰多、大便干、脉弦、舌质红、苔白等，治宜"加味大黄牡丹汤"加生石膏、荆芥。生石膏常用30g，荆芥常用15g。生石膏味辛入肺，性寒而专主清泄肺热，更因其质重能以重镇清金抑木。荆芥归经于肺肝，能散风热，清头目，利咽喉，治项强，疗目中黑花，特别是荆芥入足厥阴经气分，其功长于祛风邪，散瘀血，为治风病、血病之要药。荆芥入血分，能调治血脉热病，正是治疗难治性痰瘀热阻型高血压的根据和奥秘所在，耐人寻味，值得重视。我们临床体会到，荆芥疏肝宣肺，除风止血，功效独特，不可以其微贱易得而忽视之。

三、脾脏病症明显者，增用疏利病蠲除

如果临床上兼有头重或头发麻发木、脘闷胁痛、腹部胀满、厌食嗳气、眼睑或皮肤四肢水肿、脉弦或滑、舌质红、舌有瘀斑、苔白厚或黄腻等，治用"加味大黄牡丹汤"加槟榔、金钱草。槟榔常用6～12g，金钱草常用40g。因本病的基本特征是痰浊、血瘀、热积共为一体，相互交织为患，槟榔对这3种病机病证皆能治疗，故配伍此药增强其祛邪作用。实践证实，用此药后，多见患者腹部咕噜，或胸胁胀满消失，或大便溏泻而舒服，最重要的是血压明显下降。金钱草利水通淋，消散肿毒，有化痰化瘀之功效。本证型病位主要在脾经，脾恶湿，脾不健运易生痰浊，故在使用既定方药的同时，加用此两味药，重在痰瘀同治，诚为作用于本证的丝丝入扣之品。

四、肝脏病症明显者，伍用清息为之助

临床上如兼有头晕胀痛、急躁易怒、面红目赤、视物不明或雀盲、眼干涩、耳鸣耳聋、头面烘热、口苦胁痛、指（趾）麻木、溲黄便秘、脉弦、舌质红、苔白薄或薄黄等，取用"加味大黄牡丹汤"加龙胆草、白蒺藜。龙胆草常用 15～18g，白蒺藜常用 30g。龙胆草清肝胆湿热，尤擅清泻肝火，对此高血压病症，是为适材适选。痰瘀互结过久，易致肝热内生，阳亢风动，白蒺藜平息肝阳，镇肝风，清肝热，现代药理研究证实其有降血压的作用，故用此药降压，效果十分明显，可防治中风偏瘫前病变。白蒺藜还有独特的疏肝解郁作用，肝病多郁，肝脏痰瘀热阻，既影响肝木的疏泄和条达，反过来又易加重痰瘀热阻病变，相互影响，互为因果，用此药疏肝解郁，平肝熄风，无异于釜底抽薪，直捣黄龙，既治疗痰热瘀阻病症，又拦截病势进展，防止生风逆转，非它药作用于此可比。

五、肾脏病症明显者，加用镇降病邪伏

临床上如兼有耳鸣、肢体麻木、筋惕肉瞤、腰膝酸软、五心烦热、视力模糊、舌质红、苔薄白、脉弦或脉沉等，治以"加味大黄牡丹汤"加磁石、牛膝。磁石和牛膝均常用 30g。磁石平肝潜阳，镇心安神，性寒而能清热，走肝肾而有摄纳之功，且本品质重，能重镇平肝，诸功能相互结合，治疗肝肾痰瘀热阻之高血压病，不啻药证吻合，疗效确切。另外，牛膝也专一归经肝肾，性善下行，配用此药，一则取其"引热下泄"之能，善引肝肾郁热、积热、虚热上逆之邪热以下行；二则取其"导瘀下行"之功，善引肝肾失调所产生的瘀阻症状而下消。现代药理研究证实，牛膝有降压、利尿作用。实践证明，牛膝的降热降血功能，以及在此基础上起到的降血压作用，效果非常确实。

阳和汤加味治疗重症肌无力

在长期的中医临床实践中,我们注重运用中药对急危重疑难病的治疗和研究,历史证明,中医药治疗急危重疑难病是中医临床的优势和特色,因为中医药可以长服久服,可以灵活加减药味药量,而且无明显毒副作用,能够治疗一般药物所不能治好的病症。中医扶阳疗法是中医学的一个著名治疗原则和技术方法,应用扶阳药物治疗急危重疑难病见效快、疗效好。我们在对各种类型的重症肌无力的治疗中,应用扶阳温阳补阳助阳疗法,收到显著的效果。典型病例的治疗经验如下。

侯某,男,56岁,1980年10月26日就诊。

患者于1980年4月14日在北京医学院第一附属医院胸外科做"胸腺瘤"切除术,术前术后均无异常病态。6月10日突发双眼上眼睑下垂,复视,颈项转动不灵,四肢困乏无力之症。以落枕、脑栓塞治疗,不效。于23日到县医院做疲劳试验和新斯的明试验,确诊为重症肌无力(全身型),给予能量合剂。服用新斯的明等药,效果尚可,但停药症状即复现。患者既往已有慢性咳喘史十五年,近半月来,精神萎靡,面容憔悴,双睑下垂,颈项不能自由转动,言语不利,咀嚼无力,吞咽困难,咳喘痰涎,清稀量多,腰膝酸软,形寒肢冷,四肢无力,步行迟缓,小便清长,大便稍溏,舌质淡红,苔薄白滑润,脉象沉弱无力。

证属脾肾阳虚,寒湿痰凝阻滞经络,筋脉失养所致,治以温阳散寒,祛湿化痰,取阳和汤加味。处方:白芥子6g,细辛3g,干姜6g,熟地黄15g,鹿角胶12g(另包烊冲),炙麻黄9g,地龙12g,焦白术30g,熟附片18g,黄芪30g,半夏15g,云苓18g,旋覆花10g(包煎),肉桂6g,五味子15g。水煎服,日服三次,饭后服,至11月16日,上方共服15剂,自觉全身活动力有所增加,手足转温。仍宗原旨,递减新斯的明,停用能量合剂,加大中药剂量,其中熟附片用至30g,黄芪用至60g,日一剂,服二次。12月6日停服新斯的明,坚持天天服中药，共服 130 剂，症状显著改善，精神转佳，面色红润，眼睑下垂消失，目不复视，颈项恢复正常，咳嗽减轻，胃纳正常，腰酸减轻，全身及四肢活动几近常态。改服蜂王浆和中成药龟龄集，以资巩固。1981 年 12 月 3 日随访观察，病已完全治愈。令其做快速闭眼和咀嚼动作各 100 次，均无疲劳感觉，四肢活动灵活，看书写字无异常，已能上班工作。

按：本例属"虚劳"病症，病因病机当责于肾脾，"脾病者，身重……肉痿，足部收"，脾肾主肌肉，主四肢，眼睑为肉轮，属脾，脾气虚弱则精血化生不足，不能濡润四肢，营养百骸，故肌肉痿软无力，眼睑下垂；肾主骨生髓，主元阳，肾虚阳气不布四末，则腰膝畏冷，四肢怠惰；咽为脾肾经脉所布，脾肾气虚，故声低息微，咀嚼困难，气血衰微，上气不足，则精神疲惫，头倾项软，语言乏力；脾虚生痰，肾虚无以纳气，是故长期咳喘痰涎壅盛。气血虚喘，痰湿凝滞，非温补脾肾、扶阳通络、祛寒化痰，则难解痼疾。故用温补壮阳、散寒通滞的阳和汤加味治疗。方中干姜、附片温肾壮阳，黄芪、焦术健脾补气，麻黄、细辛祛湿散寒且治宿咳，熟地黄、白芥子驱逐皮里膜外之痰滞，五味子、半夏化痰止喘，鹿角胶、补骨脂、肉桂回阳温肾，全方标本兼顾，补泻并用，故奏大转阳气、消散阴霾之功。另外，附片与黄芪大量运用，对这种高危笃病症有挽起沉疴之效，应予重视。

治疗冠心病心绞痛经验

冠心病心绞痛，一般多属中医"胸痹"范畴，"胸痹"即胸中气机痞塞不通。我们在临床中将其病机分作痰浊阻塞、寒邪凝聚、气滞血瘀、气阴两虚四种类型。据其病机，确定治则。有通阳化痰（治痰浊阻塞）、活血化瘀（治气滞血瘀）、芳香温通（治寒邪凝滞）和扶正补虚（治心之气阴两虚）四种治疗大法。

一、通阳化痰疗胸痹

冠心病心绞痛患者，除有心前区阵发性疼痛外，常伴有胸闷、胸部压榨或阻塞感，且有头晕、呕恶、舌体胖大、舌质淡、苔白滑或白腻症状。这些现象均提示有"痰湿"。痰浊阻塞心窍，胸阳不振，故胸闷痛是为主症，兼有头晕、呕恶、舌体胖、质淡苔白等症。"病痰饮者，当以温药和之。"治疗就应通阳化痰，方用苓桂术甘汤、枳实薤白桂枝汤加味。

桂枝一药在冠心病心绞痛的治疗中通阳化痰作用较为显著，因其味辛性温能入心经，故早在《伤寒论》中就有配白芍温通卫阳，伍甘草通补心阳，协龙骨、牡蛎潜镇摄纳、收敛浮越之阳的运用。所以仲景治疗"胸痹"的方药，多用桂枝，现在用于治冠心病心绞痛也较普遍。桂枝辛温通阳、温化痰饮，临床常作首选药物。用药轻重视患者体质及病势而定，一般用15g左右，有时用至30g，还常配合羌活宣阳祛寒，通经活络，以治冠心病心绞痛引起的左肩臂酸、困、麻、痛等症，配大量云苓通阳化气。既属有"痰"，当加祛痰之品。全瓜蒌为主选药物，常用量在30g以上，因其有宽胸散结、祛痰化浊功能，既能宽中化痰，又能甘寒清热，可防通阳药物的过温过燥，还能引它药归心肺，以通胸膈化痹塞，实有一举三得之功。

病例：王某某，女，54岁，干部。1981年11月20日就诊，患冠心病胸闷胸痛二年余。近因用脑过度，每日心绞痛发作2～3次，每次持续4分钟左右。心电图提示：冠状动脉供血不足，心肌劳损。患者肥胖，眼睑及下肢浮肿，心痛彻背，胸闷头晕，气短身重，舌质淡，苔白薄，脉弦。诊为温邪壅遏，胸阳痹阻。方用茯苓30g，嫩桂枝18g，焦白术30g，鲜薤白15g，川羌活12g，姜半夏15g，醋郁金12g，全瓜蒌30g，益母草15g，炒枳壳12g，干地龙15g，淫阳藿12g。服药三剂，心痛减少，浮肿消失。坚持服药月余，心绞痛一直未作，已恢复工作。

二、活血化瘀治心痛

症见心前区阵痛，痛有定处，痛势或轻或重，病程较长，脉象或涩、或弦、或紧，舌质紫暗或有紫斑等，此为血脉瘀阻，痰瘀胶结，气滞血瘀所致。活血化瘀为其正确治则，方选血府逐瘀汤、冠心二号方等，常加郁金与延胡索。郁金辛、苦、寒，主入心经，有清心凉血、祛瘀止痛、行气解郁的功能。对冠心病心绞痛伴有气滞血瘀，火旺血燥的病机，症见胸闷痞痛、神志不清、嗳气不舒、身欲欠伸等为必用之药，不可替代，用量可达18g左右。且郁金还有芳香开窍作用，对温邪痰浊蒙蔽心窍者尤佳。延胡索活血、利气、止痛，对冠心病心绞痛气滞血瘀者，应予选用，也可另包吞服，但应研为细末，吞服量每次1.5g或3g，效果较好．

病例：马某某，男，40岁，农民。1981年9月2日诊。患冠心病三年。因生气心绞痛屡发，心胸刺痛，两胁胀痛，烦闷不安，脉弦紧，舌质淡红，舌边尖有三处绿豆大小紫斑。证为血瘀胸痹，气滞不舒。处方：赤芍药15g，当归尾15g，血丹参30g，抚川芎12g，毛红花6g，怀生地18g，炒枳壳12g，软柴胡12g，桃仁泥10g，醋香附15g，醋郁金18g，制乳香10g，延胡索3g（另包研面分两次冲服）。服药三剂后，疼痛缓解，续服六剂，诸症消失，以复方丹参片善其后。

三、芳香温通化寒凝

在临床上，可见部分病人胸痛较剧，上肢或四肢厥冷，惧寒怕凉，或疼痛由寒冷诱发，此属寒邪凝聚，内闭心窍，气血不活，脉流不畅，既有"寒邪"，又多挟"湿浊"。因此选用气味芳香、性多辛温的药物，以通阳祛寒散邪。常用方药是暖肝煎、苏合香丸（多作汤用）。

方中可加用或重用荜茇。荜茇味辛性热，为治疗胸腹疼痛良药，运用于治疗上焦"胸痹"病证的寒邪凝聚型冠心病心绞痛，效果较好，一般用量规定在1.5～5g，用至10g，也未发现毒副作用。

另外，细辛芳香温通，因其辛温，既能外散风寒，又能内祛痼寒，常与郁金等配伍，止疼痛，开心窍，通经络，散厥逆，功效较佳，其用量多在6～10g，临床未发现不良反应。

病例：邵某某，男，48岁，干部，患支气管炎已八年，冠心病四年。平素受寒，两种病先后交替，或同时发作，病时心痛较甚，四肢厥冷，气短心悸，腰膝酸困，畏恶风寒，咳吐黏痰。1982年3月12日来诊，查脉弦缓，舌质淡，苔厚。诊断：寒湿凝聚，脉阻胸痹。处方：北细辛9g，川荜茇5g，茅苍术12g，醋郁金12g，姜半夏15g，泽兰叶10g，益母草15g，川芎12g，青木香10g，薤白12g，嫩桂枝10g，全瓜蒌30g。服药一剂，疼痛即止。服药九剂，诸症尽除，续给冠心苏合丸以巩固疗效。

四、扶正补虚益心阴

冠心病心绞痛的病机，究其实质，乃是本虚标实，虚实相兼。患病者多属中、老年，常伴有或并发心阴虚，符合中医所谓"年四十而阴气自半""人逾四十气虚于中"之说。心主血脉，心阴虚常见有头昏、心烦、失眠、多梦、健忘、心悸等症；心气虚常见有身困无力、疲乏懒言、动则气喘或汗出等症，或兼有精神萎靡、畏寒肢冷、腰酸浮肿等阳虚症状。因此，应确切地辨证施治，合理地兼治虚证，即标本兼治，攻补并用，则是根本治法。方选生脉散、炙甘草汤、桂枝加黄芪汤等。

在治疗阴虚证类型时，麦冬当为首选药，用量多在30～60g。因其味甘、微苦寒，走心经能清心降火，虽不能直接祛邪，但却能养心补虚。故对治疗心阴虚者，与芳香温通、活血化瘀、通阳化痰等药配伍，能防止其燥烈之性。

气虚性冠心病患者，多为肥胖体质。"胖人多气虚。"所以应重用黄芪，其用量应在30g以上，方收效速捷。

病例：薛某某，男，59岁，1981年来诊，患冠心病多年。多次做心电图检查，发现 ST 段明显抬高，劳累后常发心绞痛，曾服活血化瘀、理气止痛之剂，罔效。患者精神倦怠，心悸自汗，口渴欲饮，心痛隐隐，气短懒言，眠差梦多，舌质红少苔，脉细数。证属气阴不足，营气虚亏之胸痹。方拟：绵黄芪 30g，麦冬肉 60g，五味子 15g. 怀生地 15g，全当归 15g，炙远志 12g，桑寄生 15g，生龙骨 30g. 生牡蛎 30g，杭白芍 30g，川楝子 12g，赤芍药 15g，全瓜蒌 30g。服药 21 剂，自觉胸舒，心痛未作，诸症悉减。复查心电图，示 ST 段接近基线水平。

上述几类治则及方药，在临床具体应用时，常相互配合，兼收并蓄，组成一个辨证与辨病相结合的治疗复方，多可增强疗效，缩短病程。

冠状动脉粥样硬化性心脏病的证治经验

冠状动脉粥样硬化性心脏病（简称冠心病），是指冠状动脉因发生粥样硬化而产生了管腔狭窄或闭塞导致心肌缺血、缺氧而引起的心脏病。冠心病临床表现以心绞痛、心肌梗死、心律不齐、心力衰竭、心脏扩大等为主，心电图可有心肌缺血型或相应的改变。

冠心病在我国古代医学文献中虽无此病名，但有很多类似的记载。如《素问·藏气法时论》中有："心病者，胸中痛，胁支满，胁下痛，膺背肩胛间痛，两臂内痛。"说明古人对典型的心绞痛部位和不典型的部位已有所认识。《灵枢·厥病》则有"痛如以锥针刺其心，心痛甚者，脾心痛也"及"真心痛，手足青至节，心痛甚，日发夕死，夕发旦死"。此类似于心肌梗死，并指出了心源性休克的征象及预后的严重性。《金匮要略·胸痹心痛短气病》有"胸痹之病喘息、咳唾，胸背痛，短气……"以及"胸痹不得卧，心痛彻背"等记载，已认识到冠状动脉功能不全与呼吸困难的关系，描述了相当于心力衰竭的症状。

本病属于祖国医学的胸痹、胸痛、真心痛、厥心痛的范畴。

一、病因病理

（一）现代医学的认识

1. 病因

形成动脉粥样硬化的原因尚不完全明了，但总的来说，体内脂质代谢调节紊乱和血管壁正常机能结构的破坏是发生动脉粥样硬化的主要原因。由于动脉内膜和粥样斑块内脂质的组成与血浆脂质的分类相似，故认为动脉硬化是脂质向动脉内膜浸润所造成的。脂质代谢紊乱引起的高脂血症与形成粥样硬化有密切关系，血清中的磷脂能使胆固醇保持在溶解状态。在胆固醇增高、磷脂降低的情况下，胆固醇易于形成沉淀，故胆固醇与磷脂的比值与动脉粥样硬化的形成亦有关系。

正常情况下，动脉壁的新陈代谢依靠管腔中的血浆成分以组织液的扩散形成，由管腔通过管壁向外膜淋巴管不断流动，动脉壁由此取得营养及氧的供给，并将代谢产物清除。在这一过程中，血液的脂蛋白进入动脉壁，经管壁的酶系统的作用分解后，一部分被管壁细胞摄取及消耗，其余的通过管壁经外膜淋巴管运走。如果血液内脂质增多，进入管壁中的脂质得以渗入及沉积于动脉壁中而不能被除去，最后发展为粥样斑块。引起动脉壁正常结构和机能破坏的原因可能有多种，例如老年人的动脉内膜易发生纤维组织增生变厚和变性，高血压病人血管内膜也易发生变性，因而动脉粥样硬化发病率较高。

动脉粥样硬化最易发生于主动脉、脑基底动脉、肾动脉。冠状动脉粥样硬化形成后，冠状动脉壁的硬化斑常呈环形或偏心性增厚，引起管腔狭窄且凹凸不平，导致血流减慢即容易继发血栓形成；有硬化的冠状动脉更易受激惹而发生血管痉挛。基于以上特点，故可引起一时性或持续性的心肌缺血、缺氧，轻者发生心绞痛，重者发生冠状动脉闭塞，导致心肌缺血，形成心肌梗死。

2. 病理生理

（1）心绞痛：在冠状动脉供血较差的基础上，任何可增加心肌需要量的情况均可引起心绞痛，如心率的增快、收缩压的升高以及左室舒张末期压升高等。心绞痛发作时，表现为左室收缩力与收缩速度的降低，喷射对速度的减慢，左室收缩压的下降以及心搏出量与心排血量的降低，但左室舒张末期血容量有所增加。左室造影术也显示发作时左室壁收缩的不协调或部分室壁收缩减弱、不收缩或反常膨突。卧位型心绞痛的发生可能与心脏交感神经兴奋或冠状动脉灌注减少或静脉回流增加引起心室腔直径的增大（早期左室衰竭）有关。

（2）大多数病例是由于高度冠状动脉狭窄（75%）或阻塞，加上该部分心肌血灌注量在较短时间（约20～30分钟）有了明显的降低。多数病例可能是由冠状动脉痉挛时间较长或内膜发生血栓形成而发生心肌梗死。急性心肌梗死的血液动力学改变基本上与心肌缺血相同，不过程度上较为明显，持续时间也较长，包括心搏量、心排血量、动脉压和左室喷射速度的降低，多半左室收缩未期压、左室舒张末期压的升高，与喷射最高峰和喷射速度后降低及喷射前期的延长有关。舒张末期压的升高，是由于左室收缩功能减退及左室壁柔顺性降低两个因素所产生，急性心肌梗死后，缺血的心肌收缩力明显减弱或心肌收缩不协调或部分心肌不参与收缩，引起收缩时部分心室壁向外膨突，从而产生左室收缩功能"浪费"现象。如左室不收缩部分超过20%～30%，则功能性心室膨胀病形成。较为正常部分心肌必须代偿地增加收缩强度；或心动过缓时，心肌即不能代偿，因而出现急性心力衰竭或心源性休克，或二者同时并存。左室代偿性扩张或其乳头肌功能不全，均可产生二尖瓣关闭不全，加重心力衰竭。

（二）祖国医学的认识

认为本病的发生与年老体衰、肾气不足，膏粱厚味、损伤脾胃，七情内伤，气滞血瘀，寒邪侵袭，积滞胸位等因素有关。

1. 年老体衰，肾气不足，年老肾衰，久病肾亏。肾阳虚则不能鼓舞其他内脏之阳。例如，脾胃因缺乏肾阳之温煦而运化无能，以致营血虚少，脉血不起，血液流行不畅，以致心失所养；肾阴虚则不能滋养其他内脏之阳，阴虚则火旺，热灼津液为痰热，上犯于心而发病。

2. 膏粱厚味，损伤脾胃。过食膏粱肥甘厚味，损伤脾胃，助湿生热，热耗津液，导致心脾气化失调，亦可以运化失常，转化为痰浊，气血往来受阻，致使气结血凝而发生胸痛，如《儒门事亲》说："夫膏粱之人……酒食所伤，胸闷痞膈，酢心。"

3. 七情内伤，气滞血瘀。情志郁结，可导致气机不畅。气为血帅，气滞则血瘀，以致心脉痹阻。如《古今医鉴·心痛》说："心脾痛者，或因身受寒邪……，或因恼怒气滞……，种种不同。"

4. 寒邪侵袭，积滞胸位。《素问·举痛论》说："经脉流行不止，环周不休。寒气入经而稽迟，泣而不行，客于脉外则血少，客于脉中则气不通，故卒然而痛。"寒凝则气不通，血不行，不通则痛；寒邪，客于胸阳之位则必痛，因此，在本病的发病过程中，心、脾、肾是病之本，气滞、血瘀、阴寒是病之标。

二、诊断与鉴别

（一）冠心病的诊断标准

1974年冠心病、高血压病普查预防座谈会修订之《冠心病诊断参考标准》摘要如下：

1. 冠心病

（1）有典型心绞痛发作或心肌梗死而无重度主动脉瓣狭窄，关闭不全，主动脉炎；也无冠状动脉栓塞或心肌疾病等证据。

（2）休息时心电图有明显心肌缺血型表现，或心电图双倍二极梯运动测验阳性，无其他原因（各种心脏病、自主神经功能失调、显著贫血、甲状腺功能亢进、阻塞性肺气肿等）可查，如无有关临床症状者，可诊断为隐性冠心病。

（3）40岁以上病人有心脏扩大、心肌衰竭、乳头肌功能失调或严重心律失常，不能用高血压、心肌疾病或其他原因解释者。

2. 可疑冠心病

休息时或运动后心电图可疑，无其他原因可以解释，并有下列三项中的两项者：①40岁以上；②血脂增高；③可疑心绞痛。

（二）心绞痛与心肌梗死的鉴别

心绞痛的临床特点是疼痛为压榨性或窒息性，劳动、兴奋、寒冷、饮食为诱发因素，发作时间短，一般在10分钟以内，发作频繁，应用硝酸甘油疗效显著。无休克、气喘或极少见肺水肿，血压无显著改变，无心肌坏死表现，心电图无改变或短暂性片段缺血型改变。

急性心肌梗死的临床特点是胸痛更剧烈，或呈进行性加剧，常无诱发因素，发作时间长，数小时或数天，应用硝酸甘油治疗不能缓解；常伴有休克、心力衰竭、血压下降，有发热、白细胞增多、血沉增快、血清转氨酶升高等心肌坏死表现。可有心包摩擦音，心电图有特殊改变，出现宽深的 θ 波，ST 段上升，T 波倒置。

三、治疗

辨证施治：冠心病分虚实两类，但临床上常虚实互见，表现为本虚标实。标实为主者，如气滞、血瘀、痰湿、痹阻等，当以治标为急；本虚为主者，如气阴两虚，肾阳虚弱，阳虚欲脱等，当以培本为先。治疗应权衡虚实、缓急而灵活应用。

（一）实证

1. 胸阳痹阻

【主证】心痛，每次受寒后引发，气短、胸中闷塞，重者心痛彻背，背痛彻心，舌苔腻，脉弦滑。

【治法】通阳宣痹。

【方药】瓜蒌薤白桂枝汤加味。

瓜蒌 15g，薤白 5g，半夏 10g，橘皮 5g，枳壳 5g，茯苓 15g，桂枝 3g，厚朴 5g。

应用于阴寒凝滞、胸阳不振，故用温通之法。若胸痹不得卧，心痛彻背者，重用半夏。

2. 心脉瘀阻

【主证】心胸刺痛，两胁胀痛，短气，心烦不安，舌质有瘀点或有紫斑，脉弦或涩。

【治法】活血化瘀，疏肝理气。

【方药】丹皮饮合桃红四物汤加减。

丹参 15g，檀香 3g，砂仁 3g，青皮 5g，乌药 5g，当归 10g，川芎 5g，赤芍 10g，桃仁 10g，红花 5g。临床上血瘀与气滞并存的类型较为常见，但各有偏重。气滞为主可兼有血瘀。因气为血帅，气滞则血瘀，应加重理气药，如川楝子、延胡索、佛手、香附、枳壳等。血瘀为主，可兼气滞，因血瘀则气不行，则应重用活血祛瘀药，如蒲黄、五灵脂、三七、血竭、没药、乳香等。

3. 痰浊内阻

【主证】胸闷或胸痛，形体肥胖，身重乏力，苔厚腻或垢浊，脉滑而实。

【治法】芳香化浊，理脾化痰。

【方药】宽胸丸或苏合香丸吞服。然后应用温胆汤加减。

半夏 10g，陈皮 5g，枳壳 5g，厚朴 5g，茯苓 10g，竹茹 5g，甘草 5g，白术 10g。

脾虚痰盛者可用十味温胆汤。若有痰热者可加用黄连等。痰浊内阻，气闭胸阳，可适当加用芳香化浊开窍药，如苏合香、荜茇、檀香、青木香、沉香等。

（二）虚证

1. 气阴两虚

【主证】心痛，短气，心悸，自汗，口干少津，舌质红，少苔，脉弦细无力或结代。

【治法】益气养阳。

【方药】生脉散加减。

党参10g，麦冬10g，五味子3g，生地15g，炙甘草10g，桂枝6g，白芍10g。

本方也可加沉香、郁金以行气止痛治标；阴虚肝阳偏亢，头晕耳鸣，心烦易怒者，可加钩藤、桑叶、丹皮、山栀；心神不安，烦躁、惊悸、失眠者，可加茯神、枣仁、远志、合欢皮、桑叶等。

2. 肾阳虚弱

【主证】心痛，短气，心悸，形寒肢冷，腰膝酸疼，舌淡苔白，脉沉无力或结代。

【治法】温补肾阳。

【方药】金匮肾气丸加减。

肉桂6g，附子10g，生地黄10g，山萸肉10g，山药10g，丹皮10g，茯苓10g，杜仲10g。若惊悸、失眠者，加龙骨、牡蛎、枣仁、远志等；若阳痿早泄者，用仙茅、仙灵脾等；若脾阳不足，胸阳不振者，可加用党参、白术、干姜、甘草。

3. 阳虚欲脱

【主证】心痛，短气，大汗出，四肢冷，面色苍白，甚至昏厥，舌淡苔白，脉沉细欲绝或结代。

【治法】回阳固脱，补虚扶正。

【方药】参附汤加减。

人参30g，附子30g，干姜15g，黄芪30g。

若心阳虚脱，可加桂枝；脾阳虚脱加肉桂；肾阳虚脱加细辛；冷汗淋漓加煅龙骨、煅牡蛎、山萸肉。不能服药则用鼻饲胃管把药打进去。

中医心痛病的诊断、辨证要点及治疗经验

一、鉴别诊断

本证须与下列病症相鉴别。

1. 胃脘痛：多因长期饮食失节，饥饱劳倦，情志郁结，或外感寒邪，或素体阳虚，脾胃虚寒所致。但因疼痛的发生多在食后或饥饿之时，部位主要在胃脘部，多有胃脘或闷或胀或呕吐吞酸，或不食，或便难，或泻痢，或面浮黄、四肢倦怠等，与胃经本病掺杂而见。而心痛则少有此类症状，多兼见胸闷、气短、心悸等。

2. 胁痛：胁痛部位主要在两胁部，且少有引后背者，其疼痛特点或刺痛不移，或胀痛不休，或隐痛悠悠，鲜有短暂即逝者；其疼痛诱因常有情绪激动，而源于劳累者多属气血亏损，病久体弱者常兼见胁满不舒，善太息善嗳气，纳呆腹胀，或口干、咽干、目赤等肝胆经症状及肝郁气结之症状，这些则是心痛少见的伴随症状。

3. 胸痛：凡肋骨之上的疼痛称为胸痛，可由心肺两脏的病变所引起。胸痛之因于肺者，其疼痛特点多呈持续不解，常与咳嗽或呼吸有关，而且多有咳唾、发热或吐痰等。心痛的范围较局限，且短气、心悸多与心痛同时出现，心痛缓解，短气、心悸等亦随之而减。

4. 结胸：见《伤寒论·辨太阳病脉症并治》"病有结胸，有藏结，其症状如何，按之痛，寸脉浮，名曰结胸"。指邪气结于胸中，胸胁部有触痛，颈项强硬，大便秘结或从心窝到少腹硬满而痛。发病原因多由太阳病攻下太早，以致表热内陷，与胸中原有水饮互结而成。胸胁有触痛者为"水结胸"；心窝部至少腹硬痛拒按，便秘，午后微热者为"实热结胸"。结胸虽有痛，但其特点为触痛，或痛拒按与心痛不同，且伴随症亦与心痛相异。

5.胸痞：见《杂病源流犀烛·胸膈脊背乳病源流》"至于胸痞与结胸有别……大约胸满不痛者为痞"。指胸中满闷而不痛。多由湿浊上壅，痰凝气滞，胸脾不展所致，心痛亦有胸闷，但因胸痞无痛，故易于鉴别。

【辨证论治】

心痛一证多突然发生，忽作忽止，迁延反复。日久之后，正气益虚，加之失治或治疗不当，或不善调摄，每致病情加重，甚至受某种因素刺激而卒然发生真心痛，严重者可危及生命。治疗应根据患者的不同表现，把握病情，分别进行处理，以求症情缓解，杜其发展。

二、辨证

（一）辨心痛性质

心痛有闷痛、刺痛、绞痛、灼痛之别，临床中须结合伴随症状，辨明心痛的属性。

闷痛：是临床最常见的一种心痛。闷生而痛轻，无是处，兼见胁胀痛，善太息者属气滞者多；若兼见多唾痰涎，阴天易作，苔腻者，属痰浊为患，心胸隐痛而闷，由动引发，伴气短心慌者，多属心气不足之证。

灼痛：总由火热所致。若伴有烦躁、气粗，舌红苔黄，脉数，而虚象不明显者，由火邪犯心所致；痰火者，多胸闷而灼痛阵作，痰稠、苔黄腻，灼痛也可见于心阴不足、虚火内炽的患者，多伴有心悸、眩晕、升火、舌红少津等阴虚内热之证。

刺痛：《素问·脉要精微论》云："脉者，血之府也……涩则心痛。"由血脉瘀涩所起的心痛，多为刺痛，固定不移，或伴舌紫暗，瘀斑。但是，由于引起血瘀心脉的原因很多，病因不同，心痛的性质也常有不同，故血瘀之心痛又不限于刺痛。

绞痛：疼痛如绞，遇寒则发，得冷则剧，多伴畏寒肢冷，为寒凝心脉所致，若兼有阳虚见证，则为阴虚，乃阴寒内盛。另外，这种剧烈的心痛也常因劳累过度、七情喜怒、过食饮酒等因素而诱发，所以临床见心胸绞痛，又不可为"寒"所囿。

（二）辨心痛轻重顺逆

一般情况下，心痛病情轻重的判别，大致可根据以下几点：①心痛发作次数：发作频繁者重，偶尔发作者轻。②每次心痛发作的持续时间：瞬息即逝者轻；持续时间长者重。若心痛持续数小时或数天不止者更重。③心痛发作部位固定与否：疼痛部位固定，病情较深、较重，不固定者，病情较浅、较轻。④心痛证候的虚实：证候属实者较轻，证候虚象明显者较重。⑤病程长短：一般说来，初发者较轻，病程迁延日久者较重。总之，判断心痛一证病情的轻重，应把心痛的局部表现与全身状况结合起来进行综合分析，才能得出正确的结论。

如果心痛一旦发展成为"真心痛"，属于重症，临床须辨其顺逆，以便及时掌握病情发展变化的趋势，采取有效的救治措施。有以下情况出现时，须警惕是真心痛：心胸疼痛持续不止，达数小时乃至数天，有的疼痛剧烈，可引及肩背、左臂、咽喉、脘腹等处，可伴有气短、喘息、心悸、慌乱，手足欠温或冷，自汗出，精神萎靡，或有恶心呕吐、烦躁，脉细或沉细，或有结代，追溯既往，大多有心痛间歇发作的病史。同时，常有过度疲劳，情志刺激、饱食、寒温不调以及先患其他疾病，如外感热病，失血，肝胆胃肠疾病等诱发因素。

辨真心痛的顺逆，关键在防厥、防脱，重点应注意以下几个方面。

1. 无论阳虚或阴虚的真心痛都可有厥脱之变，但阳虚者比阴虚者更容易发生厥脱的变化。

2. 神萎和烦躁是真心痛常见的精神表现。如果精神萎靡逐渐发展，或烦躁不安渐见加重，应引起充分注意。如出现神志模糊不清，则病已危重。

3. 真心痛患者大多有气短见症，要注意观察其变化。若气短之症有逐渐加重趋势，应提高警惕，如见喘之症，则病情严重。

4. 动辄汗出或自汗也是真心痛的常见症。如汗出较多，须防止其发生厥脱之变。

5. 剧烈的疼痛可以致厥，于真心痛尤其如此。所以，若见心胸疼痛较剧烈而持续不缓解者，应谨防其变。

6. 手足温度有逐渐下降趋势者，应充分重视。若四肢递冷过时而青紫者，表明病已垂危。正如方隅《医林绳墨》中说："或真心痛者，手足青不至节，或冷未至厥，此病未深，犹有可救……。"

对于心痛的治疗，全国各地名老中医积累了不少的宝贵经验。归纳他们的治疗经验，主要在于如何运用好通、补两法。

冉雪峰老中医治疗心痛，主张先通后补，常用利膈通络消癥散结法（全瓜蒌、京半夏、枳实、黄连、制乳香、制没药、当归须、石菖蒲、川郁金、琥珀末、制鳖甲），后期好转时加丹参、当归益血，并重其标本，分阶段论治。

蒲辅周老中医治疗心痛重在活血顺气，反对破血攻气。推崇两和汤（人参、丹参、没药、琥珀粉、石菖蒲、鸡血藤、远志、血竭或藏红花、香附、茯苓），通补兼施。

岳美中老中医治疗心痛病主张以阳药及通药廓清阴邪，不可掺杂阴柔滋腻之品，因证选方。如枳实薤白桂枝汤，变通血沉逐瘀汤（当归、川芎、桂心、瓜蒌、薤白、桔梗、枳壳、红花、桃仁、怀牛膝、柴胡），苏合香丸等，并强调辨证论治，曾以清暑益气汤控制一名每逢夏季心痛即加重之病人。

赵锡武老中医治疗心痛以补为通，以通为补，通补兼施，补而不助其阻塞，通而不损其正气。治疗多用通阳、心胃同治，扶阳抑阴、补气益血、活血利水为法，瓜蒌薤白半夏汤为主方随证加减；有血瘀浮肿者，加当归芍药散；阳虚浮肿时加真武汤及活血剂（当归、桃仁、红花、藕节）。

郭士魁老中医治疗心痛主张用通法以活血、通瘀、行气、豁痰，体壮者早用，体弱者减量用，当补虚者，分别温阳或滋阴。务求温而不燥，滋而不腻，通而不伤其正气，正复而瘀浊除。常用补阳还五汤、失笑散、丹参饮、活血通瘀膏、人参汤、炙甘草汤、瓜蒌薤白半夏汤等合方化裁，并根据病情运用"逐者正治，从者反之"的治疗原则。

任应秋教授治疗心痛以益气扶阳，养血活营，宣痹降饮，通窍守神十六字概括其治疗大法。具体运用：心气不足证用黄芪五物汤加味；阳虚阴厥用乌头赤石脂丸加减；心悸脉数者用酸枣汤加减；阴虚阳亢者以知柏地黄丸化裁；痰饮阻塞证以瓜蒌薤白半夏汤、苓桂术甘汤、二陈汤合方。总之，关键在以扶阳通营为先务。

张伯臾教授认为，急性心肌梗死应包括在"胸痹""真心痛"两个病症之中，在辨证上主张抓住"阴""阳""痰""瘀"四字及"心脏虚弱""心脉痹阻""胸阳不展"等基本病机。在治疗方面主要有三条经验。一是处理好通和补的关系，认为通法是治疗本病的基本法则，但据病情的标本虚实、轻重缓急，掌握好以通为主、抑或以补为主，还是通补兼论，强调"祛湿通脉不伤正，扶与补虚不碍邪"。二是要注意防脱防厥，并提出从神、气息、汗、疼痛四末及肢体的温度、舌苔、脉象等方面的细微变化，及时采取措施，以为防脱防厥用药宜用于厥脱之先。三是要注意及时通便，但必须根据阴结、阳结的不同，采取不同的通便方法，认为正确运用通便方法，解除便秘，是有利于正气恢复和缓解病情的。

邓铁涛教授治疗心痛重视补肾祛痰。具体运用：心阳虚者用温胆汤加党参；心脉虚者以生脉散为主方化裁；阴阳两虚以温胆汤合生脉散加减；痰瘀闭阻以瘀为主者，失笑散加冰片；以痰为主者，温胆汤加倍用量。

李斯炽教授治疗心痛的原则是：以扶正为主，强调整体治疗。组方原则：补阴顾阳，补阴护阳，补中兼通，通而无耗。

脑卒中的防治经验

脑卒中俗称"中风",是指一种急性非外伤性脑血管血供障碍引起的局灶性神经损害。临床特点为起病急、意识障碍、言语失利和肢体偏瘫。脑卒中又称"脑血管意外"。在老年人中,与心肌梗死、癌症并列为三大致死原因,因而引起普遍的重视。

脑卒中可分为出血性和缺血性两大类。出血性脑卒中包括脑出血和蛛网膜下腔出血,缺血性脑卒中包括脑血栓形成和脑栓塞。脑血栓形成最多见,占脑卒中的50%,其余分别为脑出血28%,蛛网膜下腔出血15%,脑栓塞7%。

祖国医学对脑卒中的认识较早,在《素问》中有"薄厥""偏枯"的论述;《金匮要略·中风历节病》中提出了中风的临床分型;《医经溯源集·中风篇》中明确指出中风是由于本身的病变引起,而非外来之风。患者年龄大都在40岁以上,情绪激动常为发病诱因。"中风者,非外来风邪,乃本气病也,凡人年逾四旬,气衰之际,或因忧喜愤怒,伤其气者,当有此类疾;壮岁之时无有也;若肥盛则间有之,亦是形盛气衰而如此。"历代对中风的临床症状做了比较细致的描述,也指出了中风后果之严重,如《医门法律·中风门》说:"中风一证,致关生死安危,病之大而且重,莫有过于此者。"

关于脑卒中的前驱症状和预防,在祖国医学中也有记载。《证治汇补·中风》说:"平人手指麻木,不时晕眩,乃中风先兆,须预防之,宜慎起居,节饮食,远房帏,调情志。"这些预防知识现代医学也极为重视,也是主要的预防方法。

本病属于祖国医学中的中风、卒中、瘖痱等范畴。祖国医学的认识,以为脑卒中的病因是风、火、痰,病理是血菀于上或瘀血阻滞经络。

1. 肝风内动:常发生于肝阳偏亢的患者,或平素肾阴不足,不能养肝,以致肝阳上亢、肝风内动而发病。如《临证指南·中风》说:"内风,乃身中阳气之变动,肝为风脏,因精血衰耗,水不涵木,木少滋荣,故肝阳偏亢,内风时起。"

2. 心火暴盛：常有诱发因素，如情绪激动、过喜、怒极等，在临床很常见。《刘河间医学六书·风论》说："肾水真阴衰虚，心火邪热暴盛，而僵卧或卒中久不语。"由于将息失宜，而心火暴盛。"多因喜、怒、思、悲、恐之五志有所过极而卒中者。"

3. 痰湿生热：常发生于痰湿素盛、形体肥胖的患者，是由于日啖食油腻之品，聚湿生痰，痰郁生热，痰热上扰，蒙蔽清窍而致卒中。

风、火、痰三者虽是脑卒中的主要原因，但可以互相影响，同时为患。如五志过极可使心火暴盛，也可使肝阳暴涨；肝风内动也可挟热上逆；痰火内扰，肝风内生，风火相煽，以致神智卒中。《素问·生气通天论》说："大怒，则形气绝。"而血菀于上是本病的主要病理变化。菀者瘀也，血菀于上即血瘀于脑部。在《医林改错·半身不遂论叙》说："凡遇是症，必细心研究，审气血之荣枯，辨经络之通滞。"在《医学衷中参西录》中亦指出"气血虚者，其经络多瘀滞……以化其瘀滞，则偏枯、痿废者自易愈也。"均指出了瘀血阻滞脉络在发病过程中之重要性。在临床上，应用《医林改错》中的补阳还五汤治疗中风，获得了较好的效果。

【辨证施治】

中风属于本虚标实之证。在本为肝肾不足，气血衰少；在标为风火相煽，痰湿壅盛，气血郁阻。但因病位有浅深，病情有轻重，标本虚实也有先后缓急之差异，所以，临床上将中风分为中经络与中脏腑两大类。中经络者，病位较浅，病情较轻，一般无神志改变，仅表现为口眼㖞斜、语言不利、半身不遂；中脏腑者，病位较深，病情较重，主要表现为神志不清、㖞僻不遂，并且常有先兆及后遗症出现。

一、中经络

（一）络脉空虚，风邪入中

【主症】手足麻木，肌肤不仁，或突然口眼㖞斜、语言不利、口角流涎，甚至半身不遂，或兼见恶寒发热、肢体拘急、关节酸痛，舌苔薄白、脉象浮弦或弦细等症。

【分析】由于正气不足，络脉空虚，卫外不固，风邪乘虚而入中经络，气血瘀阻，运行不畅，筋脉失于营养，苔薄白，脉浮弦，为标邪入正之证。

【治法】祛风通络，养血和营。

【方药】大秦艽汤加减。方中秦艽、羌活、防风、白芷等药解表祛风；地黄、当归、川芎、白芍养血和营。并加入白附子、全蝎祛风痰、通经络。如无内热者，可去黄芩、生石膏等清热药物。如有风热表证者，可去羌活、防风、当归等药，加桑叶、薄荷、菊花以疏风清热。如仅见口眼㖞斜而无半身不遂等症者，可用牵正散加荆芥、防风、白芷以散风祛邪；加红花以活血化瘀。

（二）肝阳上亢，风阳上扰

【主症】平素头晕头痛，耳鸣目眩，腰酸腿软，突然发生口眼㖞斜，舌强语謇，半身不遂，舌质红或苔黄，脉弦细而数或弦滑。

【分析】由于肝阳上亢，风阳内动，气逆血菀，故见头晕头痛，耳鸣目眩等症；舌红苔黄，脉象弦滑或弦细而数，为阴虚阳亢。

【治法】育阴潜阳，镇肝熄风。

【方药】镇肝熄风汤加减。方中白芍、玄参、天冬滋养阴液，柔肝熄风；龙骨、牡蛎、龟板、代赭石镇肝潜阳，降逆平冲；重用牛膝引血下行，并可加入天麻、钩藤、菊花以增强平肝熄风之力。痰热较重者，加胆星、竹沥、川贝母以清化痰热；心中烦热者，加栀子、黄芩以清热除烦；头痛较重者，加石决明、夏枯草以熄风清阳；失眠多梦者，加珍珠母、龙齿、夜交藤、茯神以镇静安神。

二、中脏腑

中脏腑乃危急之症，其主要表现是突然昏仆，不省人事。但中脏腑又有闭证与脱证之分。闭证以邪实内闭为主，其证属实，治疗急，宜祛邪；脱证以阳气欲脱为主，其证属虚，治疗急，宜扶正。

（一）闭证

闭证的主要症状是突然昏仆，不省人事，牙关紧闭，有阳闭、阴闭两种。

1. 阳闭

【主症】除具备闭证的主要症状外，兼见面色潮红，呼吸气粗，口臭身热，躁动不安，大便干燥，唇舌红，苔黄腻，脉弦滑而数。

【分析】由于肝阳暴胀，阳升风动，气血上逆，挟痰挟火，上蔽清窍，故突然昏倒，不省人事。因痰热郁阻，风火内闭，则见面赤、身热、口臭、口禁、便闭等症。唇舌红、苔黄腻，脉弦滑而数均属内风痰火之证。

【治法】辛凉开窍，清肝熄风。

【方药】首先灌服（或鼻饲）至宝丹，以辛凉开窍；并用羚羊角汤加减，清肝熄风，育阴潜阳。方中以羚羊角、菊花、夏枯草清肝熄风；白芍、龟板、石决明滋阴潜阳；生地、丹皮凉血清热，另可加牛膝、益母草引血下行；如有抽搐者，加全蝎、蜈蚣、僵蚕等以熄风解痉；痰多者，加胆星、天竺黄、竹沥以豁痰；若痰多且昏睡者可用竹沥、生姜汁鼻饲以涤痰开窍；便秘、口臭、腹胀者加大黄、枳实、芒硝通腑泄热。

2. 阴闭

【主症】除具备闭证的主要症状外，兼见面白唇暗，痰涎壅盛，静而不烦，四肢欠温，舌苔白腻，脉沉滑缓。

【分析】由于风挟湿痰，上壅清窍，故痰涎壅盛，静而不烦。痰浊阻滞阳气，阳气不得温煦，故面白唇暗，四肢欠温，舌苔白腻，脉沉滑缓，乃痰气闭阻之症。

【治法】辛温开窍，豁痰熄风。

【方药】急用苏合香丸灌服（或鼻饲），以辛温开窍；并用涤痰汤加减。方中半夏、茯苓、橘红、竹茹祛湿化痰；菖蒲、胆星豁痰开窍；枳实降气和中，另加天麻、钩藤、僵蚕平肝熄风。

（二）脱证

【主症】突然昏仆，不省人事，目合口开，鼻鼾息微，手撒肢冷，汗多不止，二便自遗，肢体软瘫，舌痿，脉微欲绝。

【分析】由于元气衰微已达极点，阴阳有离决之势，故见目合、口开、鼻鼾、手撒、遗尿等危险症候。正气虚弱，阳气将脱，故呼吸低微，汗多不止，四肢厥冷，二便自遗，口痿，脉微欲绝。

【治法】益气回阳，扶正固脱。

【方药】参附汤加味。方中人参大补元气；附子回阳救逆。如汗多不止，可加龙骨、牡蛎、山萸肉、五味子之类以敛汗固脱。

阳回之后，如患者症见面赤足冷，虚烦不安，脉极弱或浮大无根，乃真阴亏损，虚阳浮越之象，可用地黄饮子以峻补真阴，且温肾扶阳。方中熟地黄、麦冬、石斛、巴戟天、肉苁蓉、山萸肉、五味子补肾益精，滋阴敛汗；菖蒲、远志豁痰开窍；少量附子、肉桂温养真元、摄纳浮阳。

三、后遗症

中风一病，常遗有半身不遂、语言不利、口眼㖞斜等后遗症。对后遗症必须抓紧时间积极治疗，除在辨证论治的原则下，随证加减药物外，常须结合活血、化瘀、通络之品进行治疗。此外，并可配合针灸或按摩等疗法，以提高疗效。

（一）半身不遂

1. 气虚血滞，脉络瘀阻：本型主要由于气虚不能运血，气不能行，血不能荣，气血瘀滞，血脉痹阻而引起肢体偏废。其症可见偏枯不用，软弱无力，面色萎黄，或见肢体麻木、舌淡紫或有瘀斑，苔白，脉细涩或虚弱。治宜益气、活血、通络之法。方用补阳还五汤加减，方中黄芪益气；当归尾、赤芍、川芎、桃仁、红花活血；地龙通络；兼语言不利者，加菖蒲、远志以祛痰利窍；兼口眼㖞斜者，加白附子、全蝎、天南星、僵蚕、葛根、白芷等以祛风化痰；兼肢体麻木者，加天南星、半夏、陈皮、茯苓以理气燥湿而祛风痰；若大便秘结者，加火麻仁、杏仁、郁李仁等以润肠通便；如小便失禁者，加益智仁、桑螵蛸以温肾缩尿；如上肢偏废者，可加桑枝、桂枝等以通络；下肢瘫无力者，加牛膝、续断、桑寄生、杜仲以壮筋骨，强腰膝；如偏瘫，虽加重活血药而效不显著，可加水蛭、虻虫等虫类活血药，以增强破瘀通络之作用。

2. 肝阳上亢，脉络瘀阻：肝阳上亢，火升风动，气血并逆于上，络破血溢，静脉阻塞，发生偏瘫。其症常见半身不遂、患侧僵拘挛，兼见头疼头晕，面赤耳鸣，舌红苔黄，脉弦硬有力。治以平肝潜阳，熄风通络。方用镇肝熄风汤或天麻钩藤饮加减治疗。

（二）语言不利

风痰阻络：因风痰上阻，经络失和所致。证见舌强语謇，肢体麻木，脉象弦滑等症。治宜祛风除痰，宣窍通络。方用解语丹加减。方中天麻、全蝎、胆南星、天南星、天竺黄等平肝熄风祛痰；远志、菖蒲、郁金、木香等宣窍利气通络，但以丸、散调服为宜，因需长期服用。

肾虚精亏：因肾虚精气不能上承所致。证见心悸气短，腰膝酸软，音哑失语。治宜滋阴补肾利窍。方用黄饮子去肉桂、附子等药补肾添精，加杏仁、桔梗、木蝴蝶等开音利窍。

肝阳上亢：痰邪阻窍，可用天麻钩藤饮或镇肝熄风汤加菖蒲、远志、胆南星、天竺黄、蝎尾等以平肝潜阳，化痰开窍。

（三）口眼㖞斜

如单纯口眼㖞斜者，多由风痰阻络。治宜祛风、除痰、通络。方用牵正散加味。方中白附子祛风化痰，镇痉通络，僵蚕、全蝎熄风化痰，镇痉散结。

脑血管病的中医内病外治疗法

一、什么叫脑血管病？

脑血管病是由于各种原因，特别是在高血压、脑动脉硬化症的基础上，突然产生的急性脑血液循环障碍，临床最常出现头痛、头晕、意识障碍等全脑症状和偏瘫、失语等局灶性疾病。

二、脑血管病有何危害和特征？

脑血管病是危害人民健康、威胁人体生命、影响劳动能力的一种常见病、多发病，二十世纪七十年代以来引起越来越多人的重视。脑血管病发病快、恢复慢，死亡多，致残重，给病人、家庭、社会造成的痛苦和损失很大。因此，脑血管病可以称得上是病中之最。

三、脑血管病有何分类和病理特点？

脑血管病一般分为两大类。

一类是缺血性脑血管病，是因脑动脉本身的病变，如脑动脉硬化，致使局部脑血管变窄或完全阻塞，或形成血栓，造成该部分脑血流供应中断，病理上出现脑组织的软化坏死。平时所说的脑血栓形成、脑栓塞，都属于缺血性脑血管病。这类脑血管病占脑血管病总数的60%左右。

另一类是出血性脑血管病，是由于血压长期升高，脑部硬化的小动脉形成了粟粒样大小的瘤样扩张（称为微动脉瘤）。当血压因某种原因突然升高时，可以引起微动脉瘤破裂，于是发生脑出血。脑出血又称脑溢血，与蛛网膜下腔出血病都属于这一类。出血性脑血管病约占脑血管病总数的40%左右。

四、脑血管病的生理解剖特点与脑血管病的发生有何联系？

脑的正常生理功能必须依靠良好的血液供应来维持，如果没有相应的血管网络把血液输送到脑的每一处，就无法保障脑部氧和营养物质的供应，所以脑部的血管分布极为丰富，心脏的每一次跳动都通过紧连着它的主动脉将血液输向大脑（见图1）。

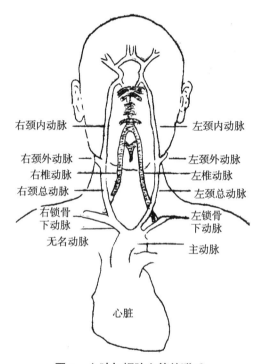

图1　心脏与颅脑血管的联系

进入颅脑的大血管主要有两对，一对叫颈内动脉，组成颈内动脉系统；一对叫椎动脉（见图1、图2），组成椎-基底动脉系统，两个系统之间有丰富的侧枝循环，共同构成了脑血管网络。

颈内动脉系统：在颈部左右两侧各有一条粗大的动脉（用手能触到它的跳动）叫颈总动脉，由颈总动脉分出通向颅内的主要分支叫颈内动脉，其管径是

4～5mm。颈内动脉进入颅内分出两个主要分支，即大脑前动脉（供应大脑内侧面）、大脑中动脉（供应大脑外侧面），还有一些小分支，共同构成颈内动脉系统，主要供应大脑前五分之三部位的血液。大脑中动脉是颈内动脉的一个最大分支，是供应大脑半球血液最多的一支动脉，也是发生"事故"最多的地方——脑出血或脑血栓多发生在这支动脉，故有"出血动脉"之称（见图3）。尤其在内囊部位，动脉几乎呈直角拐弯，所受的血流冲击力大，更是"多发事故地段"。当该部位出血时，出现典型的"三偏"症状，即偏瘫、偏盲、偏身感觉障碍。

椎动脉是由于行走在颈椎两侧的横突孔内而得名。椎动脉进入颅内后，在大脑底部左右两侧的椎动脉汇合成一条粗大的基底动脉，故称基底动脉，它主要是供应大脑后五分之二部位的血液，椎－基底动脉易发生供血不足。

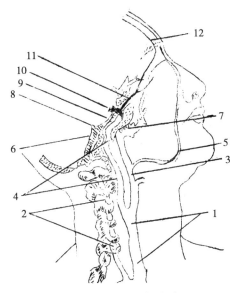

图2　颈内动脉及椎动脉

1.颈总动脉；2.椎动脉；3.颈外动脉；4.颈内动脉；5.颌外动脉；6.基底动脉；7.颌内动脉；8.大脑后动脉；9.后交通动脉；10.大脑中动脉；11.眼动脉；12.眶上动脉

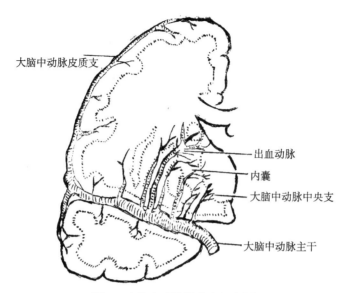

图3 大脑中动脉的分支示意图

五、脑血管病的好发部位有何区别？

脑血管病的本质是脑部动脉或支配脑的颈部动脉发生病变，从而引起局灶性脑血液循环障碍，导致急性或慢性脑损伤。脑血管破裂就发生脑出血，脑血管阻塞就发生脑梗死，都属于脑血管疾病。因两者发病机理不同，故好发部位也有所不同，从大的方面来说，有脑内血管发病部位的区分，称为脑内病变与颈内病变。

六、哪些脑血管容易发生破裂出血呢？

脑出血指的就是脑实质内的出血，是深入脑实质的中央支，最常见的和最好发的部位是支配基底节、内囊部位的大脑中动脉分支——中央支（也称豆纹动脉），此占高血压出血的55%。内囊部位（见图3与图4）是支配全身肢体运动、感觉神经传导及视觉纤维经过的枢纽部位，故当内囊出血时，神经纤维及其传导受到损害，病人

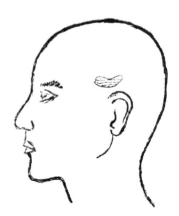

图4 内囊在头颅表面的投影区

就出现"三偏"症状。

七、哪些脑血管容易发生阻塞呢？

脑血管内壁血栓形成或栓子阻断了血流导致脑血管闭塞，病变可发生在脑部所有的主要动脉及其分支，但最常见的是颈内动脉血栓形成，约占50%～60%，左侧多于右侧，血栓形成部位多见于颈动脉窦或颈内、外动脉交叉处。脑血栓形成后引起相应的脑组织缺血、坏死，病人可出现患侧视觉障碍和对侧肢体偏瘫及感觉减退，或有失语症。近年的研究进展表明，颈内动脉疾病，特别是颈内动脉粥样硬化与阻塞性脑血管疾病有较密切的关系。老年人颈动脉分叉部粥样硬化的发生率极高，60岁以上的老年患者几乎100%有纤维斑，在颈动脉分叉处斑块出血、坏死及形成血栓，使局部血液受阻狭窄或栓塞，就发生脑组织损害症状。

八、怎样预防脑血管病呢？

脑血管病是中老年人的常见病、多发病，虽然它的危害很大，但是人们对它也不是毫无办法的。只要我们掌握它的发病原因和原理，采取相应的预防措施，是可以限制其发病或减轻其发病的程度的。预防脑血管疾病，首先应控制导致脑血管病的危险因素。目前已公认的危险因素有高血压、糖尿病、高脂血症等，其他还有心脏病、吸烟、酗酒等。

九、为什么要把高血压列为控制的第一位呢？

几乎80%以上的脑中风病人都是由于高血压引起的，所以许多专家学者把高血压看作是脑血管疾病的一部分。实践证实，高血压患者与血压正常者发生脑血管病的比例约为7：1，即使没有症状的高血压患者，其发生中风的概率也比正常血压者高4倍。在高血压患者中，死亡原因以脑出血病占第一位，可见高血压是脑血管病的祸根。

十、高血压、脑动脉硬化与脑血管病有何关系？

如果说引起脑血管的主要原因是高血压，那么其主要病理基础就是动脉硬化。脑血管患者约70%有动脉硬化。脑动脉硬化主要发生在脑部的大动脉和中动脉，如颈内动脉、大脑前、大脑中、大脑后动脉，椎－基底动脉等。脑动脉硬化既可使血管狭窄、血栓形成，又使血管易于破裂出血。因此高血压是动脉硬化的原因之一，可加速动脉硬化的进程。当然，动脉硬化也可引起高血压。近年国内研究表明，脑缺血病人有高血压病史者占44.4%，脑出血病人有高血压病史者占81.5%，由此可见，防治高血压，对预防缺血性脑血管病和出血性脑血管病，都是非常重要的。

十一、治疗高血压为什么可以预防出血性脑血管病？

高血压已被公认为是脑血管病的最危险致病因素，不论出血性还是缺血性脑血管病，高血压都属于首要的危险因素。长期开展高血压的防治，坚持药物治疗和非药物治疗两种方法，已证明可以使脑出血明显减少。世界卫生组织也确认，脑血管病是高血压的主要并发症，强调开展高血压防治的好处是能够使脑血管疾病发病率减少。

十二、防治高血压目前存在哪些不足之处？

为减少高血压引起脑血管病的危险，坚持防治高血压会给患者带来很多好处，也是预防脑血管病的有效措施。但是目前也存在两点不足：①有的人不能长期坚持治疗，如何在短期内用药物降低血压及改变脑血管病的病理基础——脑动脉硬化，这是急需解决的问题之一；②近40年来国内外学者对高血压进行了广泛的研究，取得了不少进展，但抗高血压药物治疗效果有时不够满意，所引起的副作用也仍是一个令人十分困扰的问题。特别是西药的一些不良反应，早已为人们所熟知。如有些药物有降低心率、心输出量、心肌收缩力的副作用，可加重心力衰竭及发生危及生命的意外；有的药物易诱致溃疡病发作及大出血的可能；有的药物能引起忧郁症或易使人情绪悲观低落；有的药物可使性机能减退；有的药物可损害和加重肝肾功能。因此，开发新疗法和发展新途径，寻求简便易行、副作用少、疗效显著的治疗方法，是我们医务工作者今后应积极探索研究的方向。

十三、中医药学对脑血管病及高血压是如何认识治疗的？

现在中医学界一致认为中医学中的"中风""眩晕"病症相当于现代的脑血管病及高血压病。中医采取"辨证论治"的基本原则和方法，对该病在发生、发展过程中的每一个阶段的病理变化，围绕主症确定病因、病位、病性、病势等，根据证候采取相应的治疗方法。中西医学对此病的防治各有特长，将二者有机结合，相互取长补短，在临床实践中具有较大的指导意义和实用价值。

十四、中医对脑血管病的病因、病机是如何辨证的？

中医认为本病多由情志太过、饮食不节、劳累过度、气候变化等主要病因所诱发，此类病因或单一或相兼而发病。其主要病机有5点：①内风动越；②情志化火；③痰阻脉络；④气机失调；⑤血脉瘀滞。这些病因病机多导致脏腑不和，阴阳失调，使肾阴亏虚，肝阳暴胀，内风旋动，气血凝乱，夹痰夹火，横窜经脉，蒙蔽心脑而发生眩晕，猝然昏仆、半身不遂、语言不利诸症。

十五、本人对脑血管病是如何辨证治疗的？

对本病，国内有的学者以本虚标实立论，有的以上盛下虚治疗，有的以中经、中络、中脏、中腑区别掌握，有的以寒热虚实、阴阳错杂归纳用药，皆各有所长、各具特色。作者根据多年的实践，按中医学的观点将脑血管病分为风前病变与风后病变两个阶段立纲辨治。风前病变包括高血压病、脑动脉硬化等，风后病变包括各种出血性或缺血性病症等。风前病变多按肝血瘀热、脉络痹阻为主要矛盾证治；风后病变多按血脉瘀滞、痰浊凝聚、阻塞脑窍为主要病机证候。在治疗上采取内服药物与穴位外贴相结合的方法，即在风前病变期，内服凉肝通络汤（丸），配合穴位贴敷清脑通脉膏；在风后病变期，内服脑中风汤（丸），配合穴位贴敷中风回春膏，内外并治，思路新颖，用法独到，疗效显著。

十六、中风穴位贴敷有何科学道理？

为治疗脑血管病，作者40多年来进行了积极的多方面的探讨，通过大量艰苦细致的研究，在实践中发现人迎穴有通经络、调气血、通脑络、治眩晕、疗偏瘫、纠失语、利吞咽的作用。该穴属足阳明胃经，该经属胃络脾（见图5），该经脉起于迎香，挟鼻上行入内眦，交于足太阳经，下行沿鼻入上齿中，环口绕唇，下交承浆，再沿下颌经大迎下至人迎，入缺盆，下心膈，属胃络脾，行下肢外侧，终于足趾。本经络为气血生化之源，"迎五脏六腑之海，以养于人"。若足阳明胃经脉络不通，即易产生气血不和、血脉瘀滞、痰阻经脉等病理病症，影响脑部的神明与气机，故本经善治属气血不和、血脉瘀滞、痰阻经脉的神经与循环系统等方面的病症，以及头面、颈部、口舌、咽喉等本经穴位经脉线上的病症。人迎穴下的局部解剖是颈总动脉，中西医两种理论观点十分一致。所以人迎穴有通经络、调气血的作用，能主治风前病变与风后病变。又因为风前病变与风后病变两个阶段的病理机制和主要矛盾证候不同，所以我们就有风前、风后不同的治法方药和共同一致的穴位外贴治疗。这种治法思路既适应了脑血管病及高血压病的现实防治需要，依据现代医学的生理解剖特点和病理特征，又符合中医药的理论观点，具有明显的科学性、新颖性、先进性、实用性。

实践经验综论

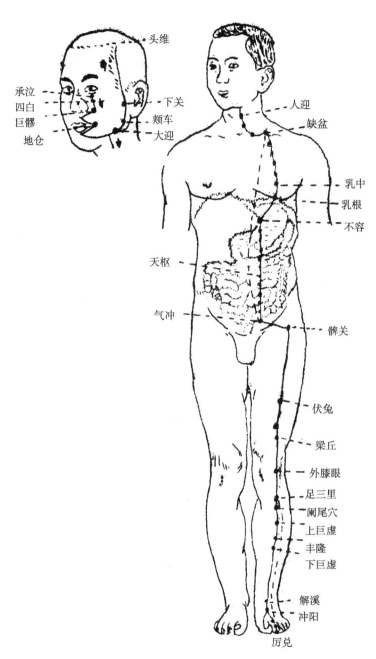

图 5　足阳阴胃经

十七、此种中医穴位贴敷、内病外治的疗效机理是什么？

我们研究发明的这种穴位贴敷法主有以下两点疗效机理：①经络传导，协调平衡：人迎穴属足阳明胃经的俞穴，是联络上下、运行气血的特定穴位，在此穴位上用药，能刺激经络传导，疏通气血，平衡阴阳；②药物性能，皮肤吸收。外治之法即内治之理。根据对脑血管病风前病变及风后病变的病理特征的中医学辨证认识观点，我们选取相应的药物，组成并制作为有特定作用的外治膏贴，使药物能通过皮肤吸收进入颈总动脉血管，以发挥药物的治疗作用。药物经皮肤渗透吸收后，可使局部血管扩张，促进血液的循环，增加脑血流的灌注，加强药物的吸收和转输，进而改善脑血管的硬化、狭窄、血栓形成或破裂出血，促进脑动脉的修复及调节功能。此两种机理共同作用于治疗脑血管病，因穴位或部位离头颈部、脑部病灶较近，能直达病所，比内服更直接起到治疗效果。

十八、此种穴位贴敷有何优点及特征？

本治疗有以下三方面优点：①专一地、选择性地作用于脑血管，凡患脑血管病，不论是风前病变或风后病变，不论是出血性或缺血性，脑组织的不同范围都存在着血液循环障碍，一般的药物难以达到发病部位，不论是以口服、肌注或静滴的方式，均不能特别满意地作用于脑损伤病灶；②能避免药物对内脏的药源性损害，本治法不经口服，内病外治，可避免对胃、肠、肝、肾等脏器的药源影响，无任何毒副作用；③无创伤、无痛苦，临床有进行颈动脉滴注治疗脑血管病的方法，但此技术操作有特殊要求，稍有不慎，易致动脉喷血晕厥休克的可能，故有其创伤性、局限性和危险性。而本治法内病外贴，不损伤皮肤，无任何痛苦，比较便利实用，易于病人接受。总之，本治法在中西医药理论的共同指导下，应用合理，方法科学，思路独特，安全可靠，工艺先进，清洁卫生，实用方便，是一种新型的独具中医特色的新疗法，是中医经络学说与现代医学相结合的新技术，是中医内病外治疗法的新发展，是预防和治疗脑血管病的一种新途径。

十九、如何具体应用本治法？

我们的运用经验是：人迎穴贴敷药膏，贴敷的最低时限是：高血压1个月；脑动脉硬化2个月；中风后偏瘫、失语等3个月。经临床统计，上述病症的治疗有效率在92.6%左右，深受患者的欢迎。

二十、此内病外治法取得了哪些成绩？

在各有关组织领导和同志们的大力关怀、支持与帮助下，截至目前，我们运用此种内病外治法取得了明显的阶段性成绩：①论文被中央级专业刊物发表，如《中医杂志》以较大篇幅发表了我们的论文，并被国内多家报刊转载，又被多篇论著引用，体现了比较重要的科学价值；②论文被多次选定参加国际国内学术会议交流，如1989年11月在北京第一届国际传统康复医学学术会议进行交流，1991年10月参加成都首届国际自然疗法学术会议交流，1992年5月在南京第二届全国内病外治法学术会进行交流；③论文获全国优秀论文奖，如1992年被评为齐鲁杯全国首届优秀论文二等奖，另有一论文获市级和省级优秀论文一等奖。我们在此方面的医疗实践和研究工作，已经取得了明显的社会效益，展示了良好的发展前景。

中风病预防常识

一、年龄与中风

据我国各地的统计数据，94%的中风患者是40岁以上的人，其中50岁以下的人仅占8%，50～80岁的人占86%。年龄愈大，中风发病的可能性也愈大，通常每增加10岁，发病率约增加一倍。不过年龄和中风的不同类型也有关系。如蛛网膜下腔出血者，往往年轻些，因为这种症状多半是先天性脑动脉瘤或脑血管畸形破裂所致；脑出血大多发生在50～69岁这个年龄段，而脑血栓形成多以60～79岁的老年人为多。但近年来，中风发病者有越来越年轻的趋势。

二、高血压与中风

高血压是公认的引起中风的首要危险因素，人们很自然就把高血压和中风病联系在一起，因为约80%以上的中风病人都患有高血压，而脑出血几乎大部分是由于高血压动脉硬化性血管破裂引起的。大量资料证实，血压升高水平和中风的发生成正比例关系，有人统计，收缩压超过25.75kPa（190mmHg），发生脑出血的危险性增加5倍。可见高血压已成为中风发作的祸根。

长期持续的血压升高，不仅机械地增加血管内压力，而且使脑部已经硬化的小动脉形成一种粟粒大小的微动脉瘤，这些微动脉瘤多发生在小动脉的交叉部位。当血压骤然升高时，瘤体可能破裂而引起脑出血。高血压还可以损伤动脉内皮肤细胞的超微结构，使血管壁渗透性增高，凝血机制增强而抗凝机制减弱，小动脉型的肌层发生透明变性，内膜增厚，管腔狭窄导致供血不足引发脑血栓。因此，不论是收缩压升高还是舒张压升高，不论是出血性还是缺血性中风，高血压都是中风的首要危险因素。所以，预防高血压和控制已升高的血压，都是预防中风的重要措施。

三、收缩压升高与中风

近代医学发展及大量临床观察证实，收缩压升高是导致脑中风与冠心病的重要因素，其危险程度甚至超过舒张压的升高。单纯收缩压升高的发生率随年龄的增长而增高，65岁以上老年人中约有40%～45%的人有血压高的问题，其中约有一半的人是收缩期型高血压，这是由于动脉粥样硬化导致大动脉弹性明显减退而产生的，因此对收缩压升高应予以足够的重视和有效的控制。对老年人单纯高血压的收缩压，最好控制在18.6kPa（140mmHg）左右，不要降得太低，以免影响脑部等重要器官的血液供应。

四、动脉硬化与中风

高血压虽然是中风的主要危险因素，但往往只在动脉硬化的情况下才具有危险性。动脉硬化是一种使许多内脏器官发生病变的全身性疾病。常见硬化的动脉有主动脉、冠状动脉、脑动脉、肾动脉和周围动脉等。约70%的中风病人都患有程度不同的脑动脉硬化。脑动脉硬化常见于脑的大动脉和中等动脉，如颈内动脉，大脑前、中、后动脉，椎－基底动脉等。受累的动脉内膜常形成粥样硬化斑块，使动脉内膜增厚，管腔狭窄。脑动脉硬化多发生在50岁以上的中老年人。因为脑动脉硬化既可使血管狭窄，血栓形成，也可使血管易于破裂出血，所以就成为中风的病理基础。

脑动脉硬化是进展缓慢的疾病，在早期可以没有任何症状，其发展结果会使部分病人发生脑供血不足、智能受损、性格变化等，严重者可发生脑动脉硬化性痴呆。

五、遗传与中风

中风与高血压一样具有明显的家族遗传性。研究表明，有中风家族遗传史者要比无中风家族遗传史者发病率高4倍。为什么在同样的不利环境因素下，有的人容易发生中风，有的人则不易发生中风呢？这就涉及到不同的人对中风的不同"遗传易感性"。具有高血压中风家族遗传史的人，即使血压正常，在其体内也发现某些遗传性标记的存在。如发现他们的葡萄糖糖耐量降低，血浆中能升压和使血管收缩的物质去甲肾上腺素等明显增多，血细胞膜离子转运表现异常，这些病理及生化方面遗传性的缺陷，表明了对中风的遗传易感性。因此，具有中风遗传体质的人，常成为中风的易患者。不过，有中风遗传体质的人并非一定都会发生中风，因为遗传因素并不是中风发病的唯一因素。但在现实生活中，对有中风遗传因素的高血压患者，还是应该特别重视采取有效的预防措施。

六、冠心病与中风

冠心病是冠状动脉粥样硬化性心脏病的简称，它和中风是两种不同的疾病，虽然两者动脉硬化的病理变化基本一致，但在发病因素、种族、营养状况和遗传等方面却有较多的差别。据科学统计，患有冠心病的人发生缺血性中风的概率要比无冠心病者高5倍，因此，冠心病也成为中风的一个危险因素。

心脑血管系统本是一个体系，当冠状动脉粥样硬化、血管狭窄时，心脏缺血，心脏输出血液量和循环血量就会减少，脑部的血液供应也就相对减少。导致心脏功能不全、心脏搏出量不足的各种原因，如频繁早搏、心房颤动、心脏房室传导阻滞、病态窦房综合征、心力衰竭和贫血等，都会影响到脑血液流量，这些现象发生于患有脑动脉硬化的老年人时，就会增加其发生中风的危险。少数人在心肌梗死后又发生中风或中风时合并心肌梗死，使病情更加严重。流行病学研究发现，在亚洲，中风要比冠心病多，而在欧美，冠心病多于中风，可见冠心病与中风的病因和发病机制是不同的。不过，冠心病增加中风的危险性这一事实却是客观存在的。

七、糖尿病与中风

临床实践已证实，糖尿病人发生中风者较多，尤其是脑血栓形成较多。这究竟是什么原因呢？糖尿病是由多种环境因素和遗传因素联合作用而发生的一种慢性高血糖状态。血液中葡萄糖含量过高，而调节血糖过高的胰岛素又分泌不足，于是就引起了糖、脂肪和蛋白质代谢紊乱。糖代谢紊乱，胰岛素不足，原来由葡萄糖转化为脂肪而贮存的量减少，脂肪大量分解为甘油三酯和游离脂肪酸，同时胆固醇合成旺盛，使血中的脂质特别是胆固醇增加。动脉壁内的脂肪沉着，可使全身微血管的内皮增厚，管腔缩小，还可促使主动脉、冠状动脉、脑动脉和肾动脉等大血管发生粥样硬化。动脉硬化是心脑血管病的病理基础。因此，糖尿病患者易发生动脉硬化，并常合并冠心病或中风。所以，预防糖尿病和积极控制血糖，可以减少发生冠心病和中风的危险性。

八、颈椎病与中风

人的颈部是由连接头部的颈椎所支撑的。颈椎共有 7 节，每节颈椎由椎体、椎弓、两侧的横突以及上、下关节突组成，在椎骨两侧的椎弓之间各有一个椎间孔，神经根就由此突出去支配肩和上肢的运动和传导感觉。在两侧横突上横突孔中各有一条供应脑部血液的椎动脉，在椎体之间则是由纤维环和中央的骨髓核组成的椎间盘。随着年龄的增长，颈椎逐渐老化，椎间盘的弹性减退，由于长期的摩擦和劳损，椎体边缘的骨质增生，就形成了骨刺（也称骨赘），此即引发颈椎病。患有颈椎病或颈椎骨质增生的老年人，当头部明显侧转时，骨刺压迫椎动脉，影响了脑部的血液供应，病人可发生头晕、恶心呕吐、耳鸣、视力障碍，甚至中风突然跌倒在地，此即为椎－基底动脉供血不足。

九、高血脂与中风

人的血液里脂肪过多，超过正常标准含量时称为高血脂。血液里的脂肪成分主要为胆固醇、甘油三酯等。正常人血液里的总胆固醇含量在 5mmol/L 以下，甘油三酯含量在 1.65mmol/L 以下，通常超过这些数字就归入"高血脂症"。血脂过高会使动脉内膜的脂质沉着，加速动脉硬化。因此长期摄入高脂肪饮食，不仅使人发胖，而且会引起动脉硬化和冠心病，所以医学界认为血脂高也是发生中风的危险因素。

十、蛋白质与中风

蛋白质是构成生命的物质,是人体中的重要营养成分。据调查表明,高蛋白饮食可降低中风的发病率,在动物实验中也得到了证实。高蛋白饮食可预防中风,特别是预防脑出血的机理,主要为通过含硫氨基酸改善血管弹性和促进钠盐的排泄,并可能调整中枢神经系统对血压的调节功能,增加钠盐从尿中排出。高蛋白饮食可延缓血管壁弹性减退,对脑血管健康有利。有研究发现,在某些山区或农村,因蛋白质的摄入量少,中风发生率远比蛋白质摄入较多的近海渔区高,因为鱼中硫氨基酸含量高,鱼蛋白为优质蛋白质,中老年人多增加鱼类饮食是有好处的。蛋白质与中风的关系已开始被人们所重视。

十一、盐与中风

盐是构成人体重要的矿物质,它维持着人体的正常渗透压和酸碱平衡,并使肌肉能处于正常生理生化的条件下工作,在人体的各个部位如细胞、组织液、消化液和肌肉等处都含有钠盐。缺少盐会使人软弱无力,脉搏增加,肌肉抽筋,甚至虚脱。过多的盐又会增加肾脏、心脏和血管的负担,加重浮肿,升高血压,并与胃癌的发病有关。世界卫生组织高血压专家委员会认为,盐与高血压病有关。调查也证实盐的摄入量和血压水平高低有关。太平洋某些岛上的土著居民习惯于无盐饮食,几乎没有高血压和中风患者。相反,日本北海道地区的人吃盐较多,每天约在 15～20g 以上,有的甚至高达 26～55g,其 84% 的成年人患有高血压,中风发病率也很高。盐会加剧血管损害和加速血压增高,并增加中风的死亡率。其实人每天仅需要 0.5g 盐就可满足生理机能。但在实际生活中,人们每天盐的摄入量至少在 10g 以上。现已证实,仅中度限盐即能有效降低血压。世界卫生组织建议高血压病人每天适宜的盐摄入量为 3～5g。目前医学界也普遍主张限制饮食中的钠盐,增加钾盐,认为这样做不仅对预防高血压和中风有效,而且有益于健康。

十二、钙与中风

钙可以预防高血压和中风，这一新的见解近年来已引起人们的关注。钙是人体必不可少的营养素，以往只知道缺钙会影响小儿生长发育，易使老年人发生骨质疏松。其实钙和高血压、中风以及心脏病、动脉硬化都有关系。钙质不足会导致维生素D及激素功能发生异常，血管壁吸收不良可引发动脉硬化，造成心肌梗死和脑出血。从因动脉硬化而死亡的患者尸体解剖中发现血管呈现钙质不足的征象。研究人员发现，适当地摄取钙，可以有效地预防脑中风。据对我国北京、上海、广州和拉萨等地50～54岁的1000名男女的尿样和血压进行检查，对尿中钙的含量进行化验分析后发现，钙的含量最少为拉萨人，平均血压是19.19/13.17kPa（145/99mmHg），而钙的含量最高的广州人的平均血压为13.3/8.3kPa（100/63mmHg）。饮食中每日增加钙1000mg，则高血压发病率可以降低40%～50%，同时有治疗高血压和预防脑中风的效果。从食物中补充钙质符合生理需要，含钙丰富的食物是奶及奶制品，因此老年人可以通过饮食疗法来补充钙质。

十三、吸烟与中风

吸烟对人体的危害已成为公认的事实。尽管世界性的劝阻吸烟运动正广泛展开，但在我国吸烟仍然成为健康的主要威胁。吸烟会引起慢性支气管炎、肺气肿，并成为肺癌的重要发病原因。

香烟的烟雾中一氧化碳浓度高达4%，一氧化碳会使皮内细胞的肌球蛋白收缩，使血管壁通透性增加，促使脂蛋白沉积于血管壁上，易形成动脉硬化。尼古丁有收缩血管的作用，可使血浆中的肾上腺素含量增加，使心跳加速，血压升高，导致动脉硬化。因而吸烟增加了脑动脉硬化的易患性和病变程度。吸烟者发生脑血栓形成的危险性增大。吸烟年数长，烟量大者比一般人发生中风的概率高205倍。因此劝君不吸烟这一忠告对于中老年人，特别是患有高血压、冠心病和动脉硬化的老年人更为重要。

十四、饮酒与中风

少量饮用低浓度的优质酒并不危害人体健康,而且有提神、助消化、御风寒、疏通经络、活血化瘀的作用。但有的人以饮酒为嗜好,甚至经常饮酒精浓度较高的烈酒,这就给健康带来了危害。酒的主要成分是酒精,即乙醇,是对人体各种组织细胞有损害作用的原生质毒素,能损害大脑细胞和麻痹大脑皮层。酒会使人的智力减退,胆固醇增加,促进动脉硬化,还会引起脑血管反应性变化,如心跳加快,血压升高。有饮酒史者比不饮酒者的中风发病率和死亡率都有明显提高,其程度与饮酒的次数和量及含酒精的浓度有关,酗酒引起心房颤动易导致突发脑血栓,饮酒还会刺激血管平滑肌使脑血管痉挛,产生脑缺血。每天酗酒的人,酒量大的人,特别是饮用高浓度酒的人,中风的可能性要比不饮酒者高一倍。值得注意的是,人一旦醉酒后,不仅语无伦次,而且有定向力障碍,很容易晕倒或跌倒,导致脑外伤或促发中风。

十五、肥胖与中风

一般来说,肥胖是指一个人的体重超过了正常标准体重的20%,当男性体内的脂肪占总体重的25%,女性体内的脂肪占总体重的30%～35%时也称为肥胖。人过肥或过瘦都影响健康。据观察肥胖者的突然死亡率要比一般体重者高1.86倍,比一般人发生中风的机会要多40%。古人说"肥胖者多中风"。中医认为肥胖者多气虚,气虚则津液不能输布全身,在局部形成痰浊,即所谓"痰阻经络",于是就发生了中风。从病理生理角度看,肥胖者新陈代谢率增加,常有内分泌代谢方面的紊乱,血液中的脂肪如胆固醇、甘油三酯增加,易形成动脉硬化。肥胖者易患高血压、冠心病、糖尿病和中风,但不是说肥胖者一定会发生中风,因为消瘦的人也会中风,只是肥胖者发生中风的概率大些。肥胖者一旦发生中风,其死亡率也比一般人高两倍。另外,肥胖者往往有高血压和中风的家族遗传史。因此,早期注意防治肥胖,不仅可对预防心血管病、高血压和中风有利,而且给健康也带来益处。

十六、脾气与中风

每个人都有自己的脾气和性格特点，有研究报道，脾气急躁者发生中风的概率要比安详者高 3.5 倍。急躁、好斗、竞争性强的所谓"动脉"型性格的人，发生冠心病、高血压和脑中风的概率也明显增大。一般认为，情绪易激动而又难以自抑的人，遇事急躁易发怒、不够冷静的人，或爱生闷气、焦虑、心事重重和思虑过多的人具有中风体质，都属于易患中风者。因为急躁脾气、紧张情绪、精神内疚、意外打击均使人处于精神紧张状态，引起交感神经兴奋，大量分泌肾上腺素和去甲肾上腺素，这样一方面直接使血压升高，促使脂肪加速分解，使血液内游离脂肪酸含量增加，易形成动脉粥样硬化；另一方面，交感神经兴奋可使血糖升高，也加速了动脉硬化。祖国医学十分重视七情，即喜、怒、忧、思、悲、恐、惊对疾病的影响。中医认为，怒发冲冠，怒极则血菀于上，可致目赤、神昏、暴厥。不过脾气和性格可以克服和改变，只要加强自我修养，学会控制情绪，改变不良的脾气，转化动脉型性格，对于预防心脑血管疾病，对于健康长寿都是重要的。

十七、歪嘴巴与中风

在人的脸部，左右各有一条面神经支配着脸部的肌肉活动。面神经就是第七脑神经，它负责控制脸部的各种表情活动，任何一侧面神经发生炎症或麻痹，脸部表情即出现不协调。如果左侧面神经麻痹，则该侧脸部的肌肉就会松弛无力，呈瘫痪状态，与右侧脸部相比之下，其表情就呈现为歪嘴巴。

面神经麻痹分为两类，一类叫中枢性面神经瘫痪（简称中枢性面瘫），就是病变的部位发生在面神经的大脑中枢部分，它的神经纤维是交叉对侧的，如果左侧病变则表现为对侧即右侧面神经瘫痪。另一类叫周围性面神经瘫痪（简称周围性面瘫），它的病变部位发生在面神经的周围部分，其神经纤维在神经交叉以下部位，因此如果左侧面神经麻痹就会出现左侧即同侧面神经瘫痪。中风所致的面神经瘫痪是属于中枢性的，也是交叉性的，面瘫痪与肢体瘫痪在同一侧。如果病人的面神经麻痹是属于周围性的，那么仅在患侧发生面瘫，而不伴有肢体瘫痪。而炎症引起的周围性面瘫可以发生在各种不同年龄，有时可以找到某种原因，如病毒性上呼吸道感染、中耳炎、腮腺炎、咽痛后发热、牙痛后营养面神经的血管网发生炎症等，当寒冷的刺激使血管痉挛及供血不足时也会发生面瘫。通常以周围性面瘫为多见，一旦出现歪嘴巴时，首先要鉴别一下是中风所致的中枢性面瘫，还是因炎症等原因所致的周围性面瘫，切勿惊慌，更不要把歪嘴巴都看成是由中风引起的。

十八、血瘀与中风

血瘀是中医的说法。早在两千多年前，祖国医学就认为中风与"血"有密切关系。中医认为，血液在体内运行表现为"流行不止、环周不休"。其循环状态是"如水之流"，在正常的生理条件下，"血脉流动，病不得生"，当"血行失度"则出现"脉不通，血不流"及"血气不至"等病理状态，这种血流不畅、血液瘀滞就叫作血瘀。缺血性中风古代称为"偏枯"，造成"偏枯"的原因主要与血瘀有关。在形成血瘀的病机上，中医有"内结为血瘀""污秽之血为血瘀""久病入络为血瘀""离经之血为血瘀"等学说。现代医学认为，"内结为血瘀"很像血栓形成的病理，缺血性中风表现为"血脉不通"与血液积蓄、血流滞缓、血液黏稠等血液循环障碍。实验室检查发现中风病人的血黏度增加，表现为"浓、黏、凝、聚"，表明属于血瘀。据调查，约80%的缺血性中风病人的血液呈高凝状态，证实祖国医学提出的"血瘀"理论是十分有价值的。目前应用丹参等许多中药进行"活血化瘀"治疗，为脑血栓形成开辟了新的独特的治疗方法。

十九、血压不高与中风

血压高容易中风的道理已是人所周知，但血压不高也会中风的道理却不甚了解。中风分为两大类：一类与高血压有直接关系，如脑出血等；另一类与动脉硬化有关，血压不高也可发生中风，如脑血栓形成等。要知道，有20%左右的中风病人是没有高血压病史的。缺血性中风既可以发生在高血压患者身上，也可以发生在血压不高的患者身上，因为有些血压不高的人脑血管也会硬化。有低血压及脑动脉硬化的老年人，晚间睡眠时血压比白天低，血流也变得缓慢，血小板聚集性也增高，纤维蛋白容易沉积，此时有可能发生脑血管阻塞，这就是"半夜卒中"，即老年人在清晨醒来时发现已中风。一种多发生于老年人的腔隙性脑梗死，就是由于动脉硬化使脑深部小动脉发生梗死而引起的。这种梗死的小血管直径只有 0.1～0.5mm，这类中风不一定伴有高血压。有些老年人患有冠心病、心功能不全、心律失常，因心脏不能有效搏血使脑血管不能得到充分的供血，有可能发生脑缺血或缺血性中风。当然，脑血管硬化的人并非都会发生中风，只有当动脉管腔狭窄达到 80%～90% 以上时才会影响脑血流量。

二十、天气变化与中风

有人说："西伯利亚是世界中风之都"，这可能与当地气候寒冷，而且居民喜欢饮用烈性酒有关。一些专家认为，中风在气候寒冷的地方比在气候温和的地方更普遍。中国神经流行病学研究调查表明，中风的死亡率在我国从北方地区到南方地区呈现出一种由高到低的地理分布梯度，即北方的中风发病率和死亡率比南方高。上海的调查数据表明，2月、7月、10月发生中风者较多，因为2月是最冷的季节，7月正值酷热，10月是由热转冷的季节，可见中风的发病与天气变化有密切关系。冬秋季中风发病率较夏春季高，因寒冷使交感神经兴奋，血管收缩，小动脉持续痉挛，血压升高，容易诱发中风。另外，老年人对外界天气变化的适应能力较差，当阴天、雷阵雨、冷空气侵袭、气温急剧下降、气压变化大、气温太高时都可使中风病人增加。天气变化成为中风的一种外在诱因，因此对中老年人及高血压患者加强御寒、保暖和防止中暑的措施是相当重要的。

二十一、用力过猛与中风

用力过猛或超量运动都会引起心脏收缩加强，心跳加快，心脏内血液输出量增加，从而使血容量增多，血流速度加快，血压上升。对于高血压患者及老年人来讲，突如其来的用力过猛可以导致血压的波动，有时甚至成为中风的诱因。用力过猛不仅会造成肌肉关节的损伤，有时还会发生骨折。但这毕竟只是"硬伤"，一旦因用力过猛而促发脑血管的破裂，则可能引起中风，这将是严重的甚至致命的"内伤"。如有个患高血压的中年男子，当其作俯卧撑运动时，因用力屏气和用力过猛，不幸发生脑出血。另一60岁的老年人，与其孙子逗玩，比赛谁穿衣快，因动作猛快而突发脑出血。据调查，包括搬动重物、大扫除过累、超量运动、用力大便、洗澡时间过长等，都有可能因用力过猛而诱发中风。因此，中老年人要避免用力过猛的任何动作，参加体育锻炼也要"量力而行"，切勿过量。

二十二、疲劳过度与中风

疲劳过度和情绪波动一样也是中风最常见的诱发因素之一。有人说过度紧张和劳累是"万病之源"不是没有道理的，因为过度疲劳会给机体带来一系列损害，使人体处于十分虚弱和被动的状态，抗病能力下降，免疫功能减弱。疲劳带来的体力和精力的耗损常引起全身不适，使人情绪容易波动，心情不平，精神不安，以及食欲减退，为疾病乘虚而入和突变的发生敞开了大门。如有位肥胖型的老人，长期患有高血压，某日白天忙于接待亲友，情绪较兴奋，晚间又接连观看喜爱的电视节目，直到晚11时才入睡，当时即感疲劳，清晨家属发现老人神志不清，送医院时诊断为脑出血。这位老人就是因疲劳过度而诱发中风的。过度疲劳主要指在工作、生活、学习和从事家务及其他活动时过分劳累，或在一项活动时超过自身所能负担的限度，如经常开夜车、睡眠不足、家务过重、旅途辛苦等。疲劳包括体力上和精神上的疲劳，两者常交织在一起而造成身心疲劳，并成为诱发中风的信号。

二十三、饮食不节与中风

因为进餐及饱食可以使人的血液中脂质增高，血液循环加快，心脏负担加重，对于患有高血压及动脉硬化的中老年人，可能会诱发中风。对一组中风病人的调查表明，在常见的20种诱发中风的原因中，进餐时发生中风列为第三位。饱餐后诱发中风列为第八位。一般来说，中风往往在一次进餐的量过多或饮食中油脂过多的情况下诱发。饮食不节指的是进餐的量过多，饮食中含动物脂肪和胆固醇较多，或不加节制地随心所欲大吃大喝、暴饮暴食、酗酒或醉酒等。有的中老年人在进餐中突然丢弃手中的筷子而跌倒，有的在饱食后即呕吐，以为是吃得太多引起消化不良，当一侧肢体活动不灵或神志不清时才意识到发生了中风。《内经》对饮食不节可引起中风早有论述,"击仆偏枯……肥贵人则高粱之疾也"。意思是吃丰富的食物即"高粱"可以突然中风,"击仆偏枯"指突然发生中风偏瘫。故中医提倡"食饮以时,饱食得中,食勿过饱"是很有道理的。

二十四、体位变化与中风

体位变化是指人体的体位突然改变时的反应。健康者或年轻人能适应各种体位的变化,身体有自行调节血管舒缩的功能,神经和内分泌系统也参与调节,因此不会发生任何不适。但是患有高血压或脑动脉硬化的中老年人,尤其是年迈者,对体位变化的调节和适应能力较差,血管舒张功能有障碍,当体位突然变化时,脑组织未能及时得到足够的血液供应,于是就出现脑供血不足的症状。有的中老年人患有颈椎病,进入大脑的椎动脉是经过颈椎横突孔的,当体位变化,椎动脉受压时,就会发生脑供血不足。有的人半夜起床小便时,因起床动作较快,体位由卧睡状态突然转为站立,血流动力学的变化使已患有动脉硬化者一时难以调节平衡,于是发生眩晕,甚至突然跌倒在地,这就是短暂脑缺血所致。曾有老人在弯腰低头系鞋带时突然发生中风。体位变化时,老年人很容易发生血压的波动,其幅度较大,收缩压平均可波动 40mmHg,舒张压可波动 20mmHg。老年人控制血管舒缩的神经内分泌调节功能失常,当体位变化时,可引起血压的突然升高或降低,使脑的血液循环发生紊乱,轻者引起脑血管一过性缺血,重者可诱发中风。因此患有高血压、脑动脉硬化症、颈椎病或心脏病的老年人,平常在体位变化时,动作要稳健缓慢些,不要过急过快,就能防止因体位变化而诱发的中风。

二十五、中医对中风先兆的阐述

中医对中风先兆的论述十分丰富,这是祖国医学几千年的宝贵经验。早在元代朱丹溪就已经指出"眩晕者,中风之渐也"。同时期的罗元益说"凡大指、次指麻木不用者,三年中有中风之患"。明代张三锡认为"中风者,必有先兆"。明代另一医家李用也强调"平人手指麻木,不时晕眩,乃中风先兆也"。这些都表明,中医很早就认为眩晕和肢麻是中风的一个先兆症状。但对中风先兆描述得最为详尽者，当推清代名医王清任，他以"记未病前之形状"，即指发病前的症状为题记录了中风的34种先兆征象。即"有云偶尔一阵头晕者，有头无故一阵发沉者，有耳内无故一阵风响者，有下眼皮一阵长跳动者，有一只眼渐渐小者，有无故一阵眼睛发直者，有眼前长见旋风者；有长向鼻中攒冷气管者；有上嘴唇一阵跳动者；有上下嘴唇凑发紧者；有睡卧口流涎沫者；有平素聪明忽然无记性者；有忽然说话少、有头无尾语无伦次者；有胳膊无故发麻者；有腿无故发麻者；有肌肉无故跳动者；有手指甲缝一阵阵出冷气者；有脚骨一阵发软向外扑倒者；有腿无故抽筋者；有脚趾无故抽筋者；有行走两腿如捣蒜者；有心口一阵气堵者；有头顶无故一阵发直者；有睡卧自觉身子沉者……"。王清任还提出"因不痛不痒，无寒无热，无碍饮食起居，人最易于疏忽"，提醒人们不要因为无明显的症状而疏忽，强调了预防中风的重要性。

高血压防治的误区

据2000—2001年全国抽样调查报告显示，我国35～74岁成年人高血压患病率为27%，估计全国有12982万高血压患者，高血压防治工作任重而道远，基层高血压防治任务更为艰巨。但是目前基层的一些医生、患者仍对高血压防治存在种种错误认识，给高血压防治工作带来不利影响。本文列举10种不正确的观点，供大家参考。

误区之一：对高血压概念认识模糊

由于基层专科专病资料匮乏，信息闭塞，对高血压的认识仍很模糊。有的基层医生甚至还在向高血压患者做这样的解释，你的年龄稍大，血压高点没关系，年龄每增长10岁，血压（收缩压）可增加10mmHg。有的还在沿用1979年郑州会议制定的高血压标准来判断血压水平，对高血压研究的进展知之甚少。由于概念模糊，使一些高血压患者失去了最佳治疗时机，出现了严重的阿尔茨海默病等。高血压有如此多的危害，所以必须要十分重视，严格控制血压，预防并发症的发生。

误区之二：对高血压的危害未引起重视

由于高血压起病慢，临床表现又非常隐匿，或没有症状，或只有轻微的头痛、头晕、视力模糊等症状，但一经休息，即可缓解，常不被引起重视。有的高血压患者，无视疾病存在，迟迟不愿进入"病人"角色，他们认为血压虽高，但不妨吃、不碍喝，别听医生吓唬人，甚至还说我的血压正合适，低了反而出毛病等。他们不知高血压对人体的危害是日积月累的，如果不注意控制血压，时间一长，高血压就会给人体造成这样的危害：可以胀破血管引起脑出血，可以使小动脉痉挛，动脉硬化，引起脑梗死；可以发展为高血压心脏病、心衰；可以造成肾损害和尿毒症，还可以引起视网膜出血及老年性痴呆等。高血压有如此多的危害，所以必须要十分重视，要严格控制血压，预防并发症的发生。

误区之三：从惶恐不安到急于求成

有的高血压患者，看到亲友、熟人、同事因高血压病致残或丧生，便惶惶不可终日，对自己的病异常敏感，格外关心，向医务人员刨根问底，向病友"咨询取经"。有的甚至翻阅大量的书籍，渴望弄清疾病来龙去脉，企图主动把握病情，而不是顺从医生的治疗。有的患者常常一天测量好几次血压，甚至对正常的血压波动也耿耿于怀，寝食难安，使自己陷于"风声鹤唳，草木皆兵"的困境之中。更有甚者，情绪急躁，急于求成，西药、中药、偏方、验方来者不拒，恨不得于朝夕之间将病治好。他们恨病吃药，却常因血压骤降或药物的不良反应引出很多麻烦。面对这样的患者，医师要做耐心细致的疏导工作，因为精神紧张本身就是引起高血压的一项危险因素，而惶恐心态所带来的危害已超过了高血压本身。医生应该让患者明白，高血压是一个逐渐发生的过程，一般长达几十年，所谓"冰冻三尺，非一日之寒"，这么长时间形成的高血压，一朝一夕要降到正常是不可能的，也是不允许的，初诊者宜缓慢降压。

误区之四：用药不规律，断续治疗

高血压是终生疾病，目前对高血压尚无彻底根治的办法，需长期规律服用降压药来控制血压。但有的患者服药，三天打鱼两天晒网，极不规律，常是在感到不舒服时才去量血压，如果高了就服点药，症状轻了，自己就把药停了，甚至以为完全康复了，连血压也不再复查。他们根本就不懂，血压是量出来的，而不是感觉出来的这个道理。有的甚至因工作忙而"无暇"就诊，有的高血压患者经服药后血压"正常"了，怕血压再继续下降，就擅自停药。有的则因服药后稍有不良反应就停止治疗，或有的因经济拮据而被迫中断用药，只是在觉得身体实在熬不住时才去找医生……这样断续治疗，量量、高高、吃吃、停停、又高高……使血压长期处于大幅度波动之中，长此下去，必然会对心、脑、肾造成不同适度的损害。所以确诊的高血压患者要持续用药，血压正常后继续服用维持量，不会使已正常的血压再下降，而是防止血压反弹。

误区之五：不按医嘱服药，随心所欲

服降压药是治疗高血压的主要手段，只有遵照医嘱服药，才能达到控制高血压的目的，但有的高血压患者却不是这样。他们服药不遵医嘱，随心所欲。不是因工作忙而忘记服药，就是不管三七二十一，每天例行公事，吃够片数，吃够次数就算完事。如应该早起7点服的药8、9点钟也下不了肚，要不就两次并作一次服，或者晚上闲下来，干脆把一天的药补服了事，严重地背离了治疗高血压的"时辰用药法"，违背了血压在一天内变化的规律，反而形成血压在升高的时候降不下，而不需要降的时候却一再下降，从而导致脑中风的发生，尤其是对轻度高血压患者的危害更大。

误区之六：一味追求好药或盲目加大剂量

经常有高血压患者由于服药方法不对头，血压控制不理想，就提出这样的问题，能不能给我用点好药，将血压快点降下来。他们不了解降压治疗应用一线药物，要从小剂量开始，逐渐加大剂量至血压降到理想水平，血压迅速下降反而是非常危险的道理，而要求应用所谓好药或加大剂量，速战速决，这是不对的。那么，什么是好药呢？目前国际上是这么认为的：①单用至少可使1/2的病人有效；②服用方便（如一天服一次或数天服一次）；③对电解质、糖、脂肪代谢无影响的；④对生活质量没有或很少有影响；⑤直接作用于阻力血管；⑥可防止或逆转左室肥厚。中国高血压防治指南所列出的一线降压药都是"好药"，但高血压的用药要通过医生对病情和伴随疾病状况的分析来决定，具体情况具体对待。

误区之七：赶时髦，跟着广告按图索骥服药

随着科技的发展，新的降压药不断出现，这无疑是件好事，但那些令人目不暇接的药品广告，却给一些高血压患者带来了困惑。由于他们求医心切，医

生开的降压药他们认为没用,当看了某些新降压药广告后,就迫不及待地购买服用。有时还拿来向医生咨询:医生,这是广告里说的药,你给我开药让我吃行吗?曾有这么一位患者,他一边吃医生给开的硝苯地平,一边又拿着广告介绍的三精司乐平,弄得人哭笑不得。殊不知,这种同类药品作用相加,虽然血压下降了,不良反应也随之增加了。作为患者,求治心切可以理解,但一定要在医生的指导下,购买服用医生针对病情开的降压药,切勿擅自购买服药,以免发生意外。

误区之八:用药互相攀比,不懂高血压个体化治疗

也有这样的高血压患者,在就诊时发现自己与其他患者服用的药物不一样,就提出疑问,同是高血压患者,为什么给他用的药和我用的药不一样,甚至怀疑医生有厚此薄彼的作法。这是患者不了解高血压治疗的个性化用药原则而产生误解,因为每个高血压患者的血压水平和所患高血压的类型不尽相同,个人身体素质又有差异,还有有无并发症等问题,所以用药就不尽相同。目前,可用于降压的药物有几十种,高血压患者用药存在一个匹配对号的问题,即使是用相同一种药,也还存在一个用药量的问题。甲病人可能要用一片,乙病人可能半片就行,这是医生根据病人情况,"量体裁衣"综合考虑确定的,不能一概而论,医生也应在治疗实践中,逐步找出个体化的最佳用药方案、规律和经验。

误区之九:不改变生活方式,过分依赖药物

有的高血压患者,不仅遵医嘱服了药,而且视药如命,但是,却没有在生活方式的改变上下功夫,烟照吸、酒照喝,还美其名曰:"经常吸支烟,赛过神仙""酒可舒筋活血""要解馋,辣和咸"。以致肥甘之品照吃不误,早睡晚起不运动,这样,病是看了,药也吃了,但血压还是降不下来。其实,生活方式的改变,对血压的降低及减少高血压并发症同样重要,还望高血压患者从改变生活方式做起。

糖尿病用药七大误区

误区之一：治疗糖尿病只要按时服用降糖药就没问题。

大部分高血压患者都清楚，在服用降压药的同时，需要定期监测血压，以调整用药的剂量与时间。糖尿病的治疗也是如此，血糖的控制是终身的。一般情况下，当患者在医生的指导下，将血糖控制到了一个理想的水平之后，血糖有时候还会因某些情况而出现波动，尤其是在某些特殊的情况下，如较严重的感染、精神压力以及运动过量、进食减少等，血糖可能会出现过高或过低的现象。因此要求患者在按时服药的同时，还要定期监测血糖的变化，在医生的指导下，注意生活方式及用药规律，长期稳定地控制好血糖。

误区之二：口服降糖药饭前、饭后服都一样。

目前运用于临床的口服降糖药有多种，不同的降糖药有不同的作用机理和作用环节，每种药物有着不同的服用时间，而不能一概而论统统饭前或饭后服用。否则，一方面达不到应有的降糖效果；另一方面又可能造成低血糖的发生。常用的需在饭前服用的药物有磺脲类药物，如美吡达、达美康；需与第一口饭同时服用的药物为 α-糖苷酶类，如拜唐平等，双胍类药物，如二甲双胍、格华止等，为克服胃肠道反应可在进餐时或饭后服用；噻唑二酮类，如文迪雅等，则可酌情选择服用时间。降糖药物治疗方案一旦经医生拟定之后，就应长期坚持，如果实在因特殊原因而误服，也不必过于紧张，更不应想当然地补服或加服，可以考虑监测一下当时的血糖水平，再酌情处理。

误区之三：口服降糖药会损害肝脏和肾脏，能不用就不用。

部分降糖药确实可以引起肝脏转氨酶的升高以及胆汁瘀积性黄疸，但总体来说口服降糖药对肝肾功能的影响不大，况且人的肝脏和肾脏有着强大的解毒、排毒功能，所以担心因降糖药损肝、损肾而不敢用药实在没有必要。糖尿病患者在初次就诊时，医生往往会对病人的肝肾功能进行系统的检查，再根据每位患者的具体情况选择合适的药物，并建议患者进行定期的肝肾功能检查。这样一来，临床上真正因降糖药物而出现严重肝肾功能损害的病例，可以说是极少见的。

误区之四：只要能降血糖，用哪一种药都行。

对于降糖药物的选择，医生会根据患者的具体病情，考虑单独药物或多种药物的联合治疗。并非只要能降糖，用哪一种药都可以。因某些药物，如磺脲类药物，虽能有效控制血糖，但在治疗后 1～3 年左右可能会失效，为避免失效，应适时地交替使用不同药物。如病情未能控制，还需加用其他药物，甚至改用胰岛素。

误区之五：胰岛素是"毒品"，一旦使用会成瘾，动物胰岛素与人胰岛素无区别。

通过检测，一旦确认缺乏胰岛素或口服降糖药不能控制好血糖的糖尿病患者，都应在医生指导下应用外源性胰岛素来控制血糖，其目的是防止高血糖的毒性作用及并发症的发生、发展。那种认为一旦用上胰岛素就会"成瘾"的想法是没有根据的。其实胰岛素是人体内存在的正常激素，缺乏胰岛素的糖尿病人需补充，控制好之后可以减量，甚至有的病人可以改服口服药物。目前临床上使用的胰岛素分为两类：一类为从动物体内提取的胰岛素，纯度可达99%，由于动物的胰岛素结构与人类胰岛素有着一定的差异，这就使得动物胰岛素在使用后，久而久之较易形成抗体，降糖作用减弱，甚至可能出现过敏反应；另一类是用现代分子生物技术合成的人胰岛素，纯度高，抗性小，一般不产生抗体，且有着更高的作用效率。虽然，单从治疗的角度来说，人胰岛素优于动物胰岛素，但是动物胰岛素较人胰岛素更为便宜经济，病人可以在医生指导下，权衡效价，选择合适的类型。

误区之六：糖尿病的治疗只需降血糖就行。

血糖增高是糖尿病的重要诊断指标，但在糖尿病的治疗上绝不是仅仅降糖就可以了。糖尿病患者在血糖升高的同时，往往伴随着血压的升高和血脂代谢的紊乱。由于高血压、血脂异常可引起动脉硬化、冠心病、中风等一系列急慢性并发症，所以，为预防并发症的发生和发展，糖尿病治疗不能单纯降血糖，而应监测血压、血脂等的变化，加用相应的药物。

误区之七：血糖降得越好越快，血糖恢复正常就是痊愈。

许多糖尿病患者以为自己的血糖是一下子升高的，其实，血糖升高是逐渐发生的，只是由于人体具有一定的耐受力，在病症发展的初期阶段，往往不能觉察，所以，当病症被觉察时，血糖的变化实际上已经持续了很长一段时间，就像本已绷紧的弹簧突然下降，是无法马上适应的。所以，最好是促使血糖稳步下降。因此，就目前治疗水平来看，糖尿病患者经过一段正规治疗，特别是配合适宜的饮食控制，血糖降至正常，临床症状消失了，甚至不用药也可将血糖维持在正常范围，患者以为自己的糖尿病已被治愈而轻易中断治疗，这种做法是完全错误的。有类似经历的患者会发现，用不了多久，血糖的水平又会"高高在上"。所以在治疗时一定要遵照医嘱，不要相信那些所谓快速降糖、根治糖尿病的广告，应做好打持久战的思想准备，如此糖尿病患者才能够得到真正的健康。

脑血管病的预防常识

一、情绪波动易脑病

大量实验和临床实例都证实，情绪激动时可引起人体的一系列变化，大脑皮层及丘脑下部掌管全身血管舒缩中枢处于兴奋状态，引起全身小动脉的持续收缩痉挛，心跳加快，血压升高，具有升压和血管收缩作用的肾上腺素和去甲肾上腺素分泌增加，血液黏稠度增高，血管内压力增大，容易发生中风。在给动物施加强烈的精神刺激试验中，观察其超微结构，发现脑血管内出现大量血小板黏附、聚集及释放反应。同时发现脑血管内有血小板血栓，血管内皮细胞层出现断裂现象。这些都可导致动脉粥样硬化及脑血栓形成。生气、吵架、紧张、焦虑等都会成为中风的诱因，在日常生活中屡见不鲜。如有些人因争吵而不幸中风，有些老年人因惊吓和忧虑而突然中风，这些例子不胜枚举。因此，要注意防止情绪的过分激动和学会情绪的自我控制。

二、中风的警报——一过性脑缺血发作

一过性脑缺血发作，又称短暂性脑缺血发作，表现为暂时性的一侧肢体麻木，肌力弱，活动不灵活，甚至单瘫或偏瘫；有的为说话障碍，单眼突然失明；有的出现眩晕，呕吐，眼球震颤，很像梅尼埃病；有的可出现短暂性的性格改变、意识丧失或猝倒发作。但这些症状和体征出现的时间是短暂的。短的几分钟，长的一般不超过24小时。虽然发作可以反复出现，但症状能完全消失而没有任何后遗症。这一系列的表现很像中风，但比中风要轻，而且很快就会恢复。正由于这些特点，人们又称它为小中风。

小中风的出现或反复发作是一个警报，表示将要发生大中风，即完全性中

风。有的人小中风发作2～3次后就发生了中风，有的人发作数十次才中风。一般讲发作次数越多，发作间隔时间越短，则发生完全性中风的可能性就越大。小中风的发生也有一个演变过程，表现为症状由轻变重，次数由少到多，由量变到质变。其病理基础是高血压和动脉硬化。由于脑血管狭窄，脑供血不足，当血压下降或脑血管痉挛，血液粘稠，血流缓慢，或微栓子脱落堵塞某血管时，都可引起一过性脑缺血发作。如果反复发作，使脑血管狭窄，缺血和缺氧，不仅损害脑功能，而且有可能因血管的突然堵塞而发生中风。

三、头痛突然加重可能是中风先兆

头痛是最常见的症状之一，可以因发烧而引起，也可以因偏头痛、三叉神经痛、鼻咽部疾病而引起。高血压患者常常会出现头痛的症状。头痛的有无和程度轻重，不一定与血压的高低相一致，因为有的人血压虽高但不一定有头痛症状，一些青年高血压患者，血压升高程度虽不大但头痛较明显。不过，当高血压、动脉硬化患者突然发生剧烈头痛时，应引起警惕，可能是中风来临前的先兆。部分脑出血患者在发病前数小时到数天可出现不同程度的头痛。据调查，中风发生前出现头痛者占中风病人的三分之一。也有不少病人在发病时发生剧烈的头痛。发病前突然发生剧烈的头痛时，首先要想到蛛网膜下腔出血的可能，表现为全头部或局限于头部某处，呈放射性、刀割样、爆炸样头痛。脑出血的头痛虽无蛛网膜下腔出血那样突然和严重，但发病前也有加剧和持续的性质，表现为与平时的头痛异样感。高血压患者中约半数会出现不同程度的头痛，表现为沉重感或间歇性钝痛性质，有的为压迫感和搏动性头痛，常伴有颈后部牵拉或绷紧感，头痛多在早晨和中午发生，活动后逐渐减轻，一般很少出现剧烈的头痛。因此，当高血压病人突然头痛加剧，可能提示颅内压力增加，这时要引起注意，可能是中风来临前的信号。

四、血压波动要当心中风

血压是推动血液在动脉血管内向前流动的动力，也是血液作用于动脉血管壁上的压力，它是由心脏收缩力与排血量、动脉管壁的弹性及全身各部小动脉的阻力所形成的。正常人的血压并不是一成不变的，在不同的生理状态下，受到各种环境因素刺激时，血压都可能上下波动，如休息或睡眠可使血压下降，而情绪激动或体力活动可使血压上升，气候变化，姿势改变，身体缺氧等也可引起血压的波动。一天中收缩压的变动一般在20～40mmHg，最大的可达65mmHg。但对患有高血压病者尤其是老年人来说，血压较大幅度的上下波动常会带来危险信号。因为血压剧烈波动常成为中风的诱因，血压升高不仅可以机械性地增加脑血管的压力，而且出现了血液动力学变化，使已经硬化的血管壁发生病变，有的可能发生血管破裂而出血。血压过低时，则影响脑的供血供氧，使血流缓慢，容易发生脑血栓。因此血压忽高忽低、过高过低都有发生中风的可能。传统的看法认为，舒张压的升高表示血管弹性减退，具有一定危险性，而收缩压的波动影响不大。但据近代研究，收缩压的升高与波动也同样具有危险性，特别是对老年人，其主要危险是发生中风。收缩压的波动影响了脑动脉的压力和供血。当血压不稳定或升高时，都应作为一种警报而加以注意，及早采取防治措施。

五、老年人突然眩晕要警惕中风

眩晕是一种常见的不适症状，表现为主观感觉异常，轻者头昏，有头重脚轻感，重者感到周围景物转动或自身旋转。常伴有恶心、呕吐、站立不稳等。许多原因都会引起眩晕，但老年人的突然眩晕常提示有脑缺血的可能，所以要警惕中风。老年人眩晕发作，睁眼时房子转动，闭眼时感到自身在旋转，不能站立行走，并常伴有恶心呕吐、耳鸣，时常被认为是内耳眩晕症，即梅尼埃病。其实老年人的眩晕症常是椎-基底动脉供血不足引起的，椎动脉是一对通过颈椎横突孔进入颅脑血管，在颅腔的延髓与脑桥交界处合并成基底动脉，基底动脉发出一支内听动脉，供给内耳血液，当脑动脉硬化等病变引起内耳供血不足时，就影响了内耳管理人体平衡调节的功能，于是引起眩晕症。所以，老年人突然或反复发生眩晕症时，应想到可能是椎-基底动脉供血不足，要立即送医院诊治，以防中风。

六、血压过低有时也会突然中风

人们只知道血压高可能导致中风，其实血压过低也可能发生中风。因为血压过低时可造成脑组织缺血，血流缓慢，容易发生血小板聚集及血黏稠度升高而形成脑血栓。低血压或脑动脉硬化较明显的老年人，因晚间睡眠时血流变慢，血液黏稠度增加，血小板与纤维蛋白容易沉积，加上睡眠时血压又比白天低，使脑组织供血不足而引起脑血管阻塞，常发生清晨醒来时肢体偏瘫的脑血栓形成。有的老年人由于心脏功能不全，冠状动脉供血不足，发生心律失常尤其是心房纤维性颤动时，心脏就不能有效地搏血，此时血压偏低，就有可能发生缺血性中风。缺血性中风可以发生在高血压伴有动脉粥样硬化的病人身上，也可以发生在仅有动脉硬化而血压不高或血压过低者身上。因此，老年人患有动脉硬化者血压不宜过低，高血压病人在降压治疗时也要避免降压过低。

七、肢体麻木要小心中风

祖国医学关于肢体麻木是中风先兆的描述较多，明代李中梓强调，"平人手指麻木，不时晕眩，乃中风先兆须预防之。"元代罗天益指出，"凡大指次指麻木或不用者，三年中有中风之患。"现代医学认为，大脑不但支配人的运动功能，也掌管人的感觉功能，人体皮肤上的感觉器，受外界刺激后产生的信号，经过神经通路像走台阶一样，一级又一级地传导到大脑皮层掌管感觉的司令部，通常左侧大脑皮层接受右侧面部和肢体所感受到的外界刺激，呈现交叉性反应。在这个传导通路上，无论在哪一级出了毛病，都会出现感觉不灵或麻木。整个上肢或一侧下肢，半边脸出现麻木感，可能毛病发生在脑组织中的传导通路或大脑皮层，常因脑血液循环障碍、供血不足而引起感觉不灵，此时要小心中风。高血压和脑动脉硬化病人出现肢体麻木、面麻、舌麻，都可能是因为脑供血不足，使肢体和肌肉供血不足，所以，一旦出现这些部位的麻木都要小心中风。不过，肢体麻木也与血压升高、血管收缩或精神紧张等有关。因此不要笼统地把肢体麻木都看作是中风的先兆而造成紧张情绪，而应由医生全面分析。

八、老年人性格反常可能是中风信号

老年人性格反常常与脑动脉硬化有关。脑动脉硬化使脑的血液循环发生障碍，在脑缺血的早期不产生明显的症状，或仅仅健忘，近事容易忘记，有的表现为性格急躁，固执，爱发牢骚，怀疑心重等，或因一点小事而纠缠不清甚至发脾气。这种性格上的变化，本人并不意识到，而多为家属所察觉。当老年人性格一反常态，并且伴有眩晕、头重、头痛等症状时，可能为一过性脑缺血发作，也可能是发生中风信号之一。中医早已描述，"有头无尾，语无伦次者为中风先兆。"曾有一位60多岁的男性老人，平时爱好养花，待人和气，关心老伴，常陪老伴去看病，自己很健康，血压也不高，但近日来突然表现为沉默寡言，时感头晕头重，并有失眠，几天后忽然讲话增多，高谈阔论，家属认为其性格反常，因语无伦次而认为是老年人精神病的早期表现，但去看医生时老人很合作。一周后病情有新的进展，出现左侧肢体活动不灵，小便不能控制，即住院治疗，检验脑脊液正常，X线检查有脑萎缩现象，住院后先兴奋后转入嗜睡，医生诊断为脑血栓形成，经用中医活血化瘀及改善脑功能药物治疗，病情好转，但两个月后复发，因合并感染治疗无效而病故。这位老人的中风与他人不同之处就是性格反常为最早表现，呈现慢性脑缺血症状，所以老年人性格反常时也要防止中风的发生。

九、鼻出血也是应注意的中风信号

许多原因可以导致鼻出血。鼻出血可以由鼻腔本身的疾病如鼻炎，鼻息肉，鼻的肿瘤、畸形等引起，也可因血液病，如血小板减少性紫癜、白血病、再生障碍性贫血等全身性疾病所致。但高血压患者发生的所谓高血压性鼻出血是比较常见的，其特点为出血量多，不易止住，出血时血压较高。高血压性鼻出血多伴有较明显的动脉硬化，当血压突然升高时，血管容易破裂，如果破裂在脑部血管，就发生脑出血；而发生在鼻黏膜的血管破裂就引起鼻出血。通常人的鼻黏膜血管十分丰富，是人体最表浅、最薄弱的血管，硬化的鼻黏膜血管往往经受不住血压急剧升高的冲击。故当高血压病人出现鼻出血时，常反映了血压波动较大，控制较差，要引起注意。有报告称，高血压患者如果反复鼻出血，有可能在半年内发生脑出血，因此鼻出血也就成为一个值得注意的中风信号。一旦鼻出血，也不必太过惊慌，除局部止血外，主要为有效控制血压。

颈动脉斑块的中医药证治指南

一、颈动脉粥样硬化的发病率

大量的研究资料表明，颈动脉粥样硬化斑块是引发缺血性脑卒中的常见病因，在 40～49 岁的人群中，有 56% 的人有颈动脉斑块；在 50～80 岁的人群中，有高达 63% 的人存在颈动脉斑块。统计资料显示，约 2/3 的脑梗死与颈动脉粥样硬化狭窄斑块有关。因此，对于颈动脉粥样硬化及斑块的预防和治疗研究尤为重要。

二、颈动脉粥样硬化斑块是在颈部动脉粥样硬化的基础上产生的

动脉粥样硬化是在动脉血管壁上沉积了一层像蜡样的脂质类物质，使动脉弹性减低、管腔变窄的病变。当这些蜡样的沉积物质一块一块形成时，就成为动脉粥样硬化斑块。这些斑块早期是平齐血管内膜的，通常顺着血管纵向分布；如果继续发展，斑块就慢慢在管壁上向内突入，引起动脉内壁不同程度的狭窄，再然后如果有诱发因素，动脉斑块破裂，就会形成血的栓子或整个血管被血栓堵塞。动脉血管狭窄就会引起脑供血不足的相应症状，血栓脱落堵塞脑血管就引起脑梗死风险。

三、颈动脉粥样硬化斑块狭窄的检查方法

1. 脑血管造影（DS 动脉）：即数字减影脑血管成像技术，是诊断颈动脉狭窄的标准，但属创伤性检查，并应用碘造影剂，需要时用。

2. 螺旋细胞 T 血管造影（细胞 T 动脉）：价位高，需要时用。

3. 磁共振血管成像（MR 动脉）：价位高，必要时用。

4. 颈动脉超声：既可显示血管的解剖图像，又能提供动态的血流动力学信息；既可检测粥样硬化及内膜增厚等早期病变，又可全面评价病变的发展进程及严重程度；既能准确地定位定量，又有效、方便、价廉、无创，且可重复检测，有重要的实用意义和临床价值，为颈动脉粥样硬化斑块及狭窄检查的首选。每 3 个月做一次检查。

四、颈动脉病变检查常见征象

颈动脉超声根据颈动脉硬化程度分为：①内中膜增厚——颈动脉管壁内膜和中膜增厚超过 1.0mm；②颈动脉斑块——内中膜增厚超过 1.2mm 为斑块形成，斑块大小常用"长度 mm× 厚度 mm"表示；③血管狭窄——斑块严重到一定程度，就会导致血管狭窄，狭窄程度一般以百分率表示，常分为 < 50%，50% ～ 69%，70% ～ 99%，100%（完全堵塞）。

五、颈动脉斑块形态特征

颈动脉超声检测后的报告术语区别：低回声——斑块实质"虚亏"；强回声——斑块实质"充盈"；混合回声——斑块实质"虚实相兼"。研究表明，颈动脉硬化斑块回声的高低强弱与颈动脉硬化斑块的稳定性、病情轻重及危险与否，不存在线性的对应关系和规律。

六、颈动脉斑块的好发部位

在颈动脉血管壁上沉积的蜡样脂类物质形成斑块时，就是动脉粥样硬化斑块，主要发生在颈总动脉分叉处侧壁及弯曲处的内侧壁和颈动脉窦部，这些部位的血液受血管角度的影响常形成湍流等非层流状态，从而易使内膜受损，有利于脂质沉积和血小板聚集，形成粥样病变及斑块。

七、颈动脉硬化斑块形成的危险因素

1. 高血压是促进动脉硬化及斑块发生发展的重要因子。高血压致使血液冲击血管内膜，导致管壁增厚、管腔变细。血管壁内膜受损后容易使胆固醇、脂质沉积，产生或加重动脉粥样硬化斑块的形成。

2. 年龄增长、吸烟、血脂异常尤其是低密度脂蛋白（坏胆固醇，LDL-细胞）升高、糖尿病、缺乏锻炼、肥胖、饮食不健康等，这些因素都会使动脉粥样硬化斑块提前出现或加速发展，造成颈动脉狭窄或堵塞，引发脑血管中风病。

八、颈动脉斑块的危险性

颈动脉斑块是颈动脉硬化的表现特征。若斑块形成并存在，易影响脑血流的灌注。若斑块较大，可导致颈动脉狭窄甚至闭塞，可导致脑动脉供血不足并产生头晕、头蒙、头沉、头闷等相应症状。若斑块整块或部分脱落，就形成了血流中的栓子，随血流到达大脑堵塞脑动脉，就发生脑栓塞。若堵塞时间短，会出现短暂的一过性的语言不利、头晕、眼前发黑或晕厥、肢体麻木。若经常性脱落细小的血栓，易造成多处小血管梗死，致使发生血管性痴呆。

判断颈动脉硬化斑块的危险性，需根据血流动力、脂质代谢、硬化及狭窄程度、斑块大小多少等综合评估，全面分析。

九、颈动脉斑块的治疗

颈动脉斑块的治疗，包括中西医药物治疗、非药物治疗和预防控制各种心脑血管疾病危险因素。

1. 防控干预。颈动脉斑块无论大小，无论是否造成了血管腔狭窄，均应立即进行生活方式的多种干预，包括改善饮食结构、控制饮食、增加运动、多参加体力活动、减轻体重、戒烟限酒、积极合理地控制血压、血脂等。

2. 中医药治疗。

3. 西药治疗。若颈动脉斑块导致颈动脉明显狭窄（＞50%），应接受他汀类药物治疗，将 LDL- 细胞控制在 1.8mmol/L 以下，并配合服抗凝剂（阿司匹林）。

4. 非药物治疗。①外科手术治疗；②微创介入治疗；③穴位贴敷治疗。

十、颈动脉斑块及狭窄的外科手术治疗及优势

颈动脉粥样硬化产生的斑块导致颈动脉管腔狭窄，多发生在颈总动脉分叉处和颈内动脉起始段，有些颈动脉斑块狭窄性病变甚至可能逐渐发展至颈动脉血管完全闭塞。

颈动脉狭窄程度在 50% 以上且有明显临床症状者、或狭窄程度达 70% 以上的患者，应积极选择外科手术治疗。此手术称为"颈动脉内膜剥脱术"，是通过在颈部手术切口，将颈动脉内的斑块和血栓剔除的方法。该治法的优点是：技术比较成熟，手术效果确定，术后恢复较快，国内外大中城市广泛开展。

十一、颈动脉内膜剥脱术的缺点

1. 严重的脑卒中、偏瘫的手术并发症，发生率 8%。
2. 有周围吞咽神经损伤及心脏意外情况的并发症。
3. 手术全麻对患者的心、肺、肝、肾功能有影响。
4. 术后患者还易再次出现颈动脉狭窄。

十二、动脉斑块及狭窄的微创介入治疗及优点

此种治法称为"颈动脉支架植入术"，是有望替代颈动脉内膜剥脱术的一种治法，只需在局麻或轻度全麻下，做股动脉穿刺，将金属支架植入狭窄的颈动脉内支撑狭窄部位，起到使管腔血流通畅的目的。其优点是：创伤较小，恢复较快，对年龄较大、身体条件较差者比较适宜。

十三、颈动脉支架植入术的缺点

1. 存在脑卒中、偏瘫的危险。
2. 颈动脉血管过度迂曲或病位过低过高,输送装置无法通过。
3. 手术费用较昂贵。
4. 存在手术后再狭窄的问题。

十四、颈动脉斑块狭窄的治疗:创伤还是无创伤干预

随着对此病症临床研究认识的不断提高和经验积累,专家学者们的共识是,当患者有明显症状且颈动脉狭窄超过 70% 时,则必须采取以上任何一种创伤手术进行干预,因为脑卒中高危人群风险大,后果严重,必须依靠手术解决问题。反之,则应采取积极的无创伤性治疗。无创伤性治疗包括中西医药物内服和外治疗法,因外科手术和介入手术存在较大风险,临床普及应用受到一定限制,又因中西医药物内服属无创性服用,是对颈动脉斑块狭窄的最基础的干预治疗方法。

十五、西药内服治疗颈动脉斑块狭窄的特长与问题

积极合理地应用他汀类药物是治疗颈动脉斑块狭窄的经典应用方法。

特长:①稳定斑块:通过改善血管内皮功能、拮抗炎症反应,抑制血管平滑肌细胞增殖等作用,发挥稳定斑块的作用;②逆转斑块:强化他汀治疗,有效降低低密度脂蛋白、胆固醇,阻止动脉粥样硬化,使斑块体积缩小。

问题:①肝功能损伤:常见血氨基转移酶升高;②对老年人及肾功能不全患者有影响。

十六、中医学认识颈动脉粥样硬化斑块

古今医家对颈动脉粥样硬化斑块病症没有具体明确的记载和认识。根据此病症的临床表现,从历代医学典籍上来看,虽没有相对应的疾病名称,但可相

似于中医学的"眩晕"、"头痛""中风""脉痹""痴呆"等病证,其病因病机历来也无明显专门阐述,但大多从痰、瘀、虚立论。

经过长期的临床实践,结合对古今文献的理论学习,参考现代中西医药专家的科学研究,我们认为本病的病因病机属血脉瘀滞、痰浊凝聚、正气亏虚、脉络瘀结,累及心(脑)、肝、脾、肾,表现出痰瘀互结、虚实兼挟之病理特征。

十七、治疗颈动脉斑块的中医药实践

我们以中医理论为指导,宏观着手,整体处理,辨证施治,内外合治,探索采取内服外贴相结合的方法。在人迎穴贴敷"中风回春膏",并配合内服君药大剂量应用组方配伍辨证的汤药、膏药、自制中成药等技能用法,开展了长时间的专题科研、临床治疗及推广应用,对颈动脉斑块的缩小、消散、逆转取得了较大的进展,收到了显著的临床疗效和社会效益。

十八、治疗颈动脉粥样硬化斑块的常用辨证方药

1. 常用方剂:血府逐瘀汤、天麻钩藤饮、丹栀逍遥汤、补阳还五汤、地黄饮子、当归四逆汤、阳和汤、左归饮、抵当汤、大黄牡丹汤、涤痰汤、柴胡疏肝散、温经汤。
2. 常用药物:当归、川芎、丹参、郁金、赤芍、桃仁、丹皮、三七、土鳖虫、水蛭、蜈蚣、地龙、牛膝、寄生、杜仲、山茱萸、熟地黄、枸杞子、黄芪、党参、白芥子、益母草、土茯苓、白蒺藜。
3. 君药大剂量应用组方配伍辨证内服。
4. 常见证候类型:气滞血瘀型、痰瘀互结型、气虚阳亏型。

十九、治疗颈动脉粥样硬化斑块的常用穴位及经脉原理

1. 实践中发现,应用人迎穴治疗颈动脉粥样硬化斑块有明显的临床疗效,人迎穴有通经脉、调气血、通脑络、开脑窍、治眩晕、疗偏瘫、纠失语、消斑块、利吞咽的功效作用。人迎穴下局部解剖是颈总动脉及其分出的颈内动脉与

颈外动脉的交叉处，故在此穴位用药，能治疗颈动脉粥样硬化斑块。

2. 人迎穴属中医足阳明胃经，该经属胃络脾，起于迎香穴，挟鼻上行入内眦，交于足太阳经，下行沿鼻入上齿中，环口绕唇，下交承浆，再沿下颌经大迎下至人迎，入缺盆，下心膈，属胃络脾，行下肢外侧，终于足趾。

3. 特征。本经络及穴位为气血生化之源，迎五脏六腑之海，以养于人。若足阳明胃经脉络不通，易产生气血不和、血脉瘀滞、痰阻经络、瘀水互患等病理病机，影响脑部的气血、神明与气机，故本经脉及穴位擅长治疗神经与循环系统方面的病症，以及颈部、头面、口舌、咽喉等本经穴位经脉循行路线上的病症。中医学的基本理论观点和现代医学的生理解剖及病理特点各有不同，又相互一致，具有明显的科学性、相通性。

二十、穴位贴敷的机理

人迎穴贴敷"中风回春膏"治疗颈动脉粥样硬化斑块狭窄有三点疗效原理。

1. 穴位刺激，局部敏感。穴位是中医经络循行路线上分布的沟通脏腑、联络内外、运行气血的反应点，刺激这个穴位，就会产生"麻困胀痛"等感觉，穴位局部就发生了特异性效应，另外，此穴位属现代医学之颈动脉窦，外在加压就会产生降压作用。

2. 经络传导，通达调节。人迎穴属足阳明胃经的重要腧穴，在此穴位上用药，触发了穴位的敏感作用，进一步刺激该经脉的经络传导，疏通上下，运行气血，畅达腠理，脏腑内外。

3. 药物效能，渗透吸收。"中风回春膏"的药物具有活血化瘀、蠲痰降浊、消斑散结、通络开窍的功能效力，贴于人迎穴后，对穴位局部进行了贴封闭合，刺激皮肤汗孔开放，继而吸收药效，通达颈动脉及颅内外血管。

二十一、中风回春膏的药物组成及功效

我们研制发明的穴位贴敷外治膏"中风回春膏"，由10多种药物组成，具有活血化瘀、蠲痰降浊、消斑散结、通络开窍、通阳醒神之功效。主要用于血脉瘀滞、痰浊凝聚、痰瘀互结、脑络瘀阻、神机不用之病机证候。故能主治颈

动脉斑块，除此之外，还能主治脑

血管中风偏瘫及语言障碍（运动性失语、感觉性失语、命名性失语、混合性失语）和吞咽困难、颈颅动脉硬化及狭窄、脑血管痴呆、顽固性头痛、难治性眩晕、假球性麻痹、顽固性失眠等。

二十二、颈动脉穴位贴敷的优点

1. 无创伤。不论采取颈动脉剥脱术或是颈动脉微创介入手术，或是在颈动脉加压滴注治疗脑血管病，这些技术操作都有特殊的要求，稍有不慎，都会影响血压波动，出现轻则动脉喷血、晕厥、休克的现象，重则出现脑卒中及偏瘫的病症，有明显的创伤性和危险性。本治法是在颈动脉人迎穴贴敷，内病外治，不损伤皮肤、无创伤痛苦，无意外病症的担忧。

2. 无毒副作用。颈动脉穴位贴敷的膏贴药效，不经口服，通过穴位刺激、经络传导和皮肤吸收，外治内病，完全可避免对肝、肾、胃、肠等脏器的影响，无药源性损害，无任何毒副作用，病人易于接受。

3. 无比专一。在颈动脉人迎穴贴敷治疗颈动脉硬化斑块狭窄，鉴于局部的解剖和人迎穴的特异性、敏感性，膏贴药效不可选择地专门治疗颈动脉血管及颅脑血管疾病，具有无可比拟的专一性。

二十三、颈动脉穴位贴敷的特征

我们应用"中风回春膏"在人迎穴贴敷治疗颈动脉硬化斑块狭窄，是在中医药理论指导下，突出中医辨证施治的临床诊病特色，发挥中医"简便廉验"无创伤、无副作用的技术优势，治法创新先进，学术观点科学，论治思路独特，应用合理有效，方法安全可靠，实用简练便利，是一种独具中医特色优势的新疗法，是中医经络学说与现代医学相结合的新技术，是中医内病外治应用的新发展，是预防和治疗颈动脉硬化斑块狭窄及脑血管疾病的一种新途径、新方法。